Frischoperiertenstation und Intensivpflege

Frischoperiertenstation und Intensivpflege

Prof. Dr. med. Peter SATTER
Chirurgische Klinik und Poliklinik
Klinikum Essen der Ruhr-Universität Bochum

Prof. Dr. med. Rafael DUDZIAK
Institut für Anästhesiologie der Universität Düsseldorf

Mit 123 Abbildungen und 23 Tabellen

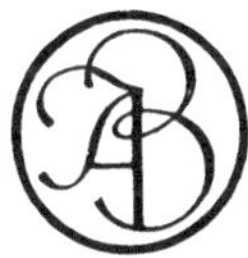

JOHANN AMBROSIUS BARTH LEIPZIG 1971

ISBN-13: 978-3-642-86779-8 e-ISBN-13: 978-3-642-86778-1

DOI:10.1007/ 978-3-642-86778-1

Softcover reprint of the hardcover 1st edition 1971
Verlagslizenz Nr. 285-125/46/71
Gesamtherstellung: Graphischer Betrieb C. G. Röder, Leipzig
ES 17 G · Bestell-Nr. 793 283 3

Vorwort

Neue Kenntnisse der Pathophysiologie von Operation und Trauma und darauf beruhend konsequent durchgeführte postoperative Behandlung sind neben verbesserter Operations- und Narkosetechnik die Grundlagen oft erstaunlicher Heilerfolge der modernen Chirurgie. Als im Jahre 1958 in der damals neu erbauten Chirurgischen Klinik der Medizinischen Akademie Düsseldorf unter Herrn Prof. Derra eine Wachstation ihren Betrieb aufnahm, standen wir am Beginn einer Entwicklung, die in den folgenden Jahren einen ungeahnten Aufschwung nahm und noch in keiner Weise abgeschlossen ist. Heute, 12 Jahre später, glauben wir berechtigt zu sein, unsere Erfahrungen in der postoperativen Behandlung einem größeren Kreis zugänglich zu machen und damit einen Leitfaden zu bieten, welcher es allen auf einer Frischoperiertenstation Tätigen ermöglichen soll, unsere Erfahrungen zum Wohle ihrer eigenen Patienten zu benützen.

Das vorliegende Buch ist das Ergebnis einer langen und erfolgreichen Zusammenarbeit von Anästhesisten und Chirurgen. Diese Zusammenarbeit findet ihren äußeren Ausdruck in der Tatsache, daß beide Autoren für das Gesamtwerk und nicht für einzelne Teilkapitel verantwortlich zeichnen. Bewußt knapp gehalten soll dieses Buch aus der Praxis entstanden auch der Praxis dienen. Nach einer Einleitung über Aufbau und die Einrichtung einer Frischoperiertenstation sind die Kapitel über die allgemeinen Maßnahmen, d. h. Lagerung, Temperaturkontrolle, Schmerzbekämpfung, Infektionsprophylaxe, Ernährung, Flüssigkeits- und Elektrolythaushalt sowie die eigentliche Patientenüberwachung mit Kontrolle der Hirnfunktion, des Herz-Kreislauf-Systems und der Atmung so verfaßt, daß sie als praktische Richtlinien zur postoperativen Überwachung eines Patienten mit Erkennung und Behandlung der häufigsten und wichtigsten Komplikationen dienen können.

Ein eigener Abschnitt ist Intensivbehandlung von Neugeborenen, Säuglingen und Kleinkindern gewidmet, während die auf einer Frischoperierten- oder Intensivpflegestation durchzuführenden wichtigsten operativen Maßnahmen den Schluß bilden.

Das Zustandekommen dieses Buches verdanken wir in erster Linie einem Manne, der frühzeitig die Bedeutung einer intensiven postoperativen Behandlung erkannte, daraus durch die Errichtung einer Frischoperiertenstation die Konsequenzen zog und durch seine Persönlichkeit dafür sorgte, daß der enge Kontakt zwischen Anästhesie und Chirurgie auf diesem, für den Operationserfolg so bedeutungsvollen Gebiet erhalten blieb,

Herrn Prof. Dr. med. Dr. med. h. c. Dr. med h. c. E. Derra,
dem wir dieses Buch zum 70. Geburtstag auf den Gabentisch legen.

Unser Dank gilt weiter den ärztlichen Mitarbeitern der Chirurgischen Klinik und der Anästhesieabteilung der Universität Düsseldorf, den Schwestern, insbesondere den langjährigen Stationsschwestern Eleonore Kahabka, Elfriede Swoboda und Erna Pleusz, den Pflegern, medizinisch-technischen Assistentinnen u. v. a., deren selbstlose und aktive Arbeit auf der Station die Grundlagen für dieses Buch gestalten halfen. Neben Fräulein I. Schneller, welche als Sekretärin unermüdlich immer wieder korrigierte Manuskriptseiten schrieb, gilt der Dank auch unseren Frauen, die durch nimmermüde Einsatzbereitschaft ebenfalls wesentlichen Anteil an der Erstellung des Manuskriptes hatten. Nicht zuletzt danken wir dem Verlag Johann Ambrosius Barth mit seinen Mitarbeitern für die jederzeit erwiesene Unterstützung.

P. Satter/R. Dudziak

Essen—Düsseldorf, Dezember 1970

Inhaltsverzeichnis

Definition und Aufgabenbereich

Unter Intensivbehandlung werden alle therapeutischen Anstrengungen verstanden, die sich darauf konzentrieren, die lebenswichtigen Elementarfunktionen, wie Atmung, Kreislauf und Stoffwechsel, aufrechtzuerhalten, wiederherzustellen oder teilweise künstlich zu ersetzen (POULSEN). Prinzipiell muß man drei, in ihrem Aufgabenbereich unterschiedliche Behandlungseinheiten voneinander trennen: Aufwachraum, spezielle Frischoperierten- oder Wachstation und Intensivbehandlungsstation.

Aufwachraum

In unmittelbarer Nähe des Operationssaals gelegen, erfolgt in ihm die postoperative Kontrolle von Bewußtsein, Kreislauf und Atmung bis zum Abklingen der Narkosewirkung. Der *kreislaufstabile, spontanatmende und ansprechbare* Patient wird dann wieder auf die allgemeine chirurgische Bettenstation gebracht.

Frischoperierten- oder Wachstation

Diesen speziellen Behandlungseinheiten innerhalb eines bestimmten klinischen Fachgebiets (Chirurgie, Gynäkologie, Neurochirurgie, Pädiatrie, interne Medizin usw.) obliegt bei operativen Fächern die postoperative Überwachung meist unter Einschluß der Aufwachphase von Patienten nach großen Eingriffen mit zu erwartenden oder bereits vorhandenen Komplikationen von seiten des Herz-Kreislauf-Systems, der Atmung, des Magen-Darm-Trakts oder der Nierenfunktion. In den übrigen Fächern sind sie meist bestimmten Spezialgebieten der einzelnen Fachdisziplinen vorbehalten (Herzinfarkt, Beatmungspatienten bei Poliomyelitis usw.).

Intensivbehandlungsstation

Sie dient der Überwachung und Behandlung länger andauernder Komplikationen hinsichtlich Kreislauf, Atmung, Stoffwechsel, Nierenfunktion und Zentralnervensystem. In ihr finden Patienten Aufnahme mit Tetanus, Poliomyelitis, im Coma diabeticum oder Coma uraemicum und mit tiefer Bewußtlosigkeit nach Schädel-Hirn-Traumen.

Prinzipiell sollte die Trennung von Wachstation für einzelne Fachgebiete und zentrale Intensivbehandlungsstation für sämtliche Institutionen eines medizinischen Komplexes gewahrt oder angestrebt werden, doch wird dies in erster Linie von der Größe der einzelnen Kliniken sowie von den räumlichen und finanziellen Möglichkeiten bestimmt.

Da sich die Aufgabengebiete von Frischoperierten- und Intensivbehandlungsstation außerdem oft ergänzen und überschneiden, ist eine gemeinsame Abhandlung der einzelnen Probleme gerechtfertigt.
An kleineren und mittelgroßen Kliniken (100 bis 200 Betten) hat sich die Einrichtung einer Kombination von Frischoperierten- und Intensivbehandlungsstation durchaus bewährt.

Aufbau und Einrichtung

Lage

Der Aufwachraum soll sich wie die Frischoperiertenstation in unmittelbarer Nähe der Operationsabteilung befinden, um dem Frischoperierten längere Transportwege zu ersparen. Die Intensivbehandlungsstation dagegen soll außerhalb des Operationsareals im Zentrum des gesamten klinischen Komplexes eingerichtet werden. Günstig erweist sich auch eine Lage in der Nähe der zentralen Laboratorien und der Röntgenabteilung. Andernfalls empfiehlt sich ein eigenes kleines Laboratorium bzw. eine Röntgenfilmentwicklungsanlage. Die Fenster sollen möglichst gegen Norden, Nordost oder Nordwest gerichtet sein.

Aufbau

Bei überwiegender Benutzung als Frischoperiertenstation mit größerem Durchgang und damit kürzerer Verweildauer der einzelnen Patienten haben sich größere Grundeinheiten (4 bis 6 Betten in einem Raum) bewährt. Die einzelnen Patienten sollen jedoch zumindest optisch voneinander abgeschirmt werden können, z. B. durch verstellbare Wände, Vorhänge oder halbhohe Sichtschutzvorrichtungen aus Papier. Die Vorteile des größeren Saals liegen in der gleichzeitigen Überwachung mehrerer Patienten durch eine Pflegeperson und in kürzeren Wegen. Auch ist bei Komplikationen die erfolgreiche Behandlung nicht durch Zeitverlust und Platzmangel beeinträchtigt. Der Nachteil liegt in dem meist unvermeidlichen Lärm durch Beatmungsmaschinen, Pulsmonitoren und vor allem in der Unmöglichkeit, die manchmal notwendig werdenden Wiederbelebungsmaßnahmen von anderen Patienten fernzuhalten. Das dadurch entstehende psychische Trauma kann oft erhebliche Ausmaße erreichen und den weiteren postoperativen Verlauf dieser Patienten negativ beeinflussen.

Die andere Möglichkeit ist die Einzelbox, wobei durch Trennung mit halbhohen Mauersockeln und Doppelglasscheiben bei einem vorgeschalteten Schwesternbeobachtungs- und Arbeitsplatz trotz der Aufteilung in Einzelboxen eine simultane Beobachtung von mehreren Patienten durchgeführt werden kann (Abb.1). Durch zwischen den Doppelglasscheiben laufenden Jalousien ist bei Bedarf eine optische Trennung möglich. Diese räumlich und finanziell aufwendigere Lösung ist für Intensivbehandlungsstationen

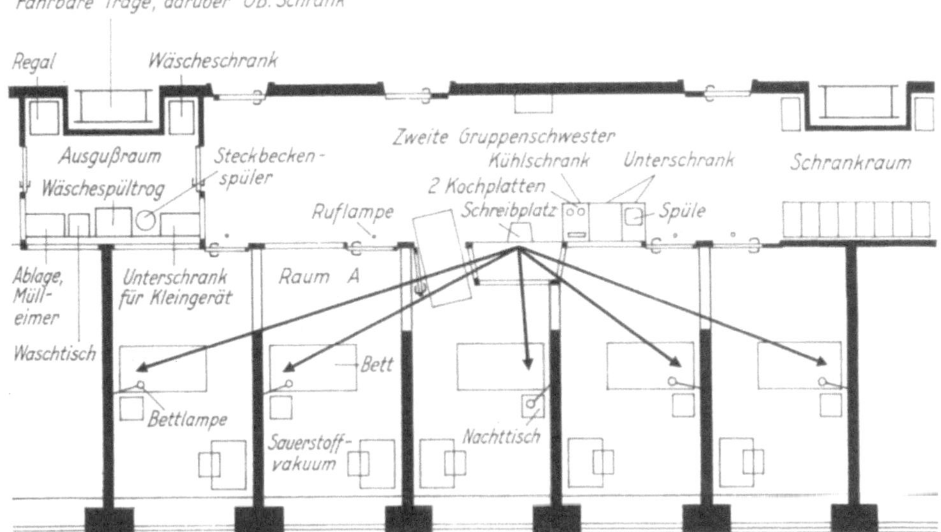

Abb. 1 Grundriß einer Intensivbehandlungsgruppe für 4 Patienten (Düsseldorf, Baujahr 1957)

und vor allem für Beatmungspatienten vorzuziehen. Bei einer kombinierten Station sollte man eine Zwischenlösung von einem größeren Beobachtungssaal (4 bis 6 Betten) und mehreren Einzelboxen anstreben.

Größe

1 bis 2 Betten je Operationssaal für den Aufwachraum, 6 bis 10% der gesamten Bettenzahl für die Frischoperiertenstation und etwa 3% der Bettenzahl für eine Intensivbehandlungsstation sind das Optimum. Um eine effektive Überwachung der einzelnen Patienten zu gewährleisten, soll eine funktionelle Behandlungseinheit 10 bis 12 Betten nicht übersteigen. Bei größerem Bedarf sind zwei oder mehrere *kleine gleiche* Einheiten einer großen absolut vorzuziehen.

In Mehrbettzimmern soll je Bett eine Grundfläche von etwa 9 m^2, in der Einzelbox von etwa 12 m^2 zur Verfügung stehen. Es ist jedoch zu bedenken, daß infolge des großen technischen und pflegerischen Aufwands bei der Behandlung von Frischoperierten und Schwerkranken eine Vielzahl von Apparaten, Geräten und Medikamenten erforderlich ist. Entsprechende Lager- und Wartungsräume für diese Apparate, Aufenthaltsräume für Ärzte und Pflegepersonal, ein Nachtdienstzimmer sowie ein Warte- und Sprechzimmer für Angehörige der Patienten sind außer allen sonst auf einer Krankenstation erforderlichen Nebenräumlichkeiten zusätzlich einzuplanen. Die Zahl und Grundfläche der Nebenräume einer Intensivbehandlungsstation müssen daher die der eigentlichen Behandlungsräume noch übersteigen; die Grundfläche liegt bei etwa 20 m^2 je Patient.

Technische Einrichtung

Da eine Frischoperierten- oder Intensivbehandlungsstation in der Lage sein muß, ohne zusätzliche Hilfsmittel die postoperative und Langzeitüberwachung von Patienten ebenso durchzuführen wie auftretende Komplikationen zu erkennen und erfolgreich zu behandeln, ist hierfür eine Reihe von technischen Hilfsmitteln erforderlich.

Überwachungsgeräte

Die Möglichkeiten einer elektronischen Überwachung von Patienten sind heute fast unbegrenzt. Es hat sich jedoch gezeigt, daß die klinische Überwachung des Patienten durch geschultes Pflegepersonal mit keinem Apparat zu ersetzen ist. Der Einsatz elektronischer Überwachungsgeräte bietet eine zusätzliche Möglichkeit der kontinuierlichen Kontrolle vitaler Funktionen, wie Atmung, Herzfrequenz und Temperatur, stellt aber in keiner Weise eine Arbeitsentlastung dar. Diese Geräte sind in der Lage, die entsprechenden Werte zu registrieren und zu speichern. Bei einem willkürlich festzusetzenden kritischen Wert für Herz- oder Atemfrequenz geben sie optische und akustische Warnsignale. Es überschreitet den Rahmen dieses Buches, auf Einzelheiten der elektronischen Patientenüberwachung einzugehen.

Heute stehen uns prinzipiell zwei Methoden der Patientenüberwachung zur Verfügung:

1. *Zentrale Überwachung.* Dabei sind am Bett nur die Anschlüsse für die Kabel angebracht, und in einer Zentrale stehen die Abfragegeräte. Die Schwester kann von dieser zentralen Stelle aus die Meßdaten aller Patienten überblicken und durch Fernsehkameras den Patienten auch optisch kontrollieren.

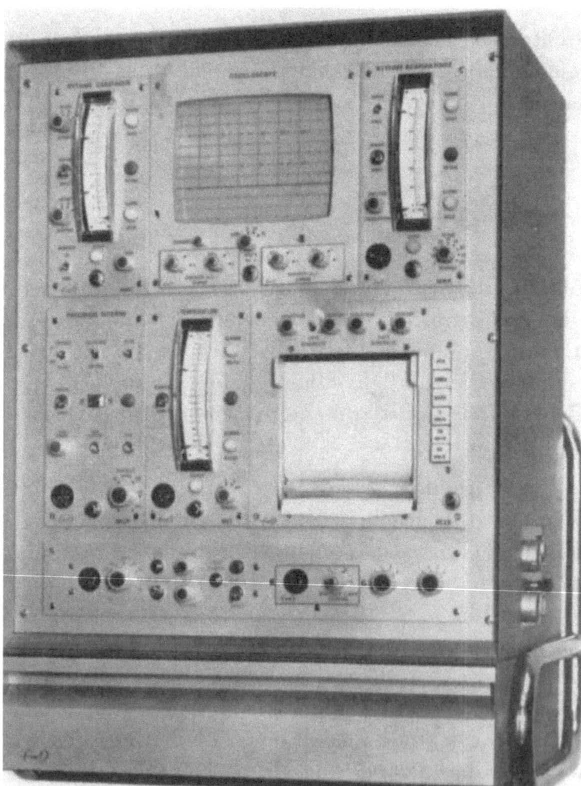

Abb. 2 Individuelles mobiles Überwachungsgerät für Puls, Temperatur und Atmung

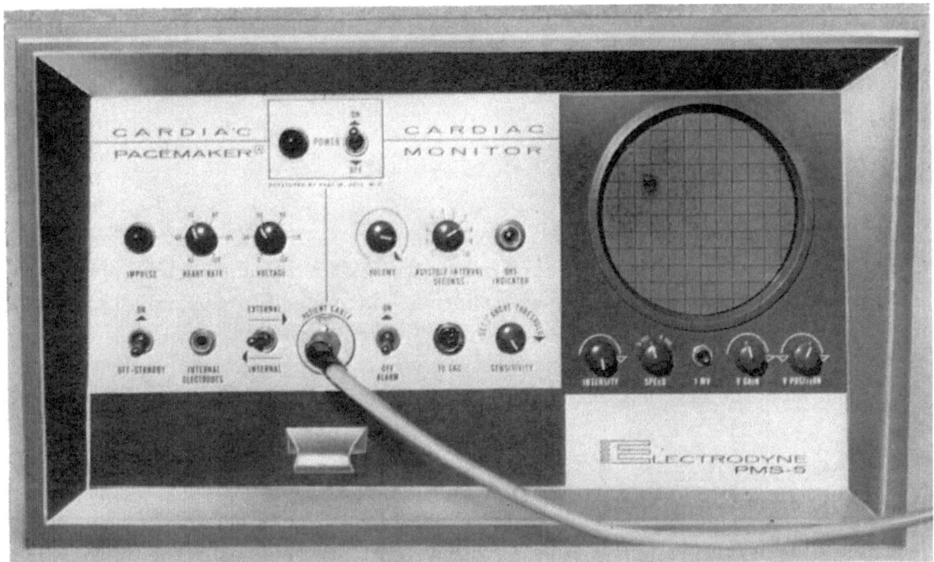

Abb. 3 Mobiles Überwachungsgerät der Herztätigkeit mit Schirmbildoszillograph, akustischer und optischer Anzeige der Herzfrequenz und eingebautem, bei Asystole automatisch einsetzendem Schrittmacher

2. *Individuelle oder periphere Überwachung.* Es kommen mobile Geräte zum Einsatz die am Patientenbett stehen und auch dort abgelesen werden.

Eine Kombination beider Methoden besteht in individuellen Meßgeräten am Patientenbett mit Anschluß an ein zentrales Abfragegerät, an dem durch einen Wählschalter der jeweilige Patient überwacht werden kann. Diese Form der Patientenkontrolle ist unseres Erachtens derzeit die beste, da durch den Einsatz von individuellen Geräten der Kontakt zum Patienten erhalten bleibt und durch die Möglichkeit einer zentralen Abfragestation die exakte Registrierung bei Komplikationen möglich wird.

Ein Bandspeichergerät fixiert automatisch das Elektrokardiogramm in den letzten 60 Sekunden vor Einsetzen des Warnsignals. Abbildung 2 zeigt ein individuelles Überwachungsgerät für Atmung, Puls, Elektrokardiogramm und Temperatur. Steht bei bestimmten Patienten die Überwachung der Herzfunktion im Vordergrund, so hat sich uns leicht ein transportables Gerät bewährt, das neben der fortlaufenden optischen und akustischen Registrierung der Herzaktion bei Asystolie automatisch durch einen eingebauten Schrittmacher die Stimulation des Myokards übernimmt und ein Warnsignal abgibt (Abb. 3). Die automatische Messung des Blutdrucks auf unblutigem Weg bei unruhigen Patienten vor allem im Grenzbereich bei Zentralisation des Kreislaufs ist technisch noch nicht einwandfrei gelöst, und man muß in solchen Fällen die direkte Registrierung in einer Arterie über Druckdose und Manometer heranziehen (s. S. 63).

Die apparative Ausrüstung wird vervollständigt durch Elektrokardiogrammsechsfachschreiber, Elektroenzephalograph, Gleichstromdefibrillatoren, vollständigen Narkoseapparat, Respiratoren zur kontrollierten und assistierten Beatmung, Luftbefeuchtungsaggregate, Sauerstoffzelte, Inhalatoren, fahrbare Operationslampe, Bettwaage, mobile Temperaturmeßgeräte, Pneumothoraxapparat, Motorsauger, Gerät zur Bestimmung des Blutvolumens und thermostatisch kontrollierter Kühlschrank zur Aufbewahrung von Blutkonserven.

Laboratoriumseinrichtung

Befindet sich das zentrale Laboratorium nicht in unmittelbarer Nähe der Station, so soll auf dieser ein eigenes Laboratorium eingerichtet werden, in dem die wichtigsten Untersuchungen, wie Hämatokrit, Hämoglobin, Serumelektrolyte, Blutgasanalysen, Kreuzproben und Harnuntersuchungen, durchgeführt werden können.

Eine automatische *Röntgenfilmentwicklungsanlage* erspart viel Zeit und Weg, da die Aufnahmen stets im Bett und mit fahrbaren Apparaten angefertigt werden müssen.

Instrumentarium

Sämtliche Instrumente müssen für spezifische Zwecke (Venae sectio, Tracheotomie, Pleurapunktion usw.) einzeln steril verpackt und sofort erreichbar sein. Die Sterilisation ist alle 14 Tage zu wiederholen. Zwei Hauptgruppen postoperativer Komplikationen müssen sofort und effektiv behandelt werden können: *Akutes Herz-Kreislauf-Versagen* und *akute respiratorische Insuffizienz*. Dazu sind auch zwei unterschiedliche Sätze von Instrumenten erforderlich. Das zur Behandlung des akuten Kreislaufversagens notwenige Instrumentarium besteht im wesentlichen aus Thorakotomiebesteck, Defibrillator, verschiedenen Infusionslösungen und Medikamenten. Das Thorakotomiebesteck soll neben den eigentlichen Instrumenten 2 bis 3 Paar Operationshandschuhe verschiedener Größen sowie Masken, Mützen, Kittel, Abdecktücher oder -folie, Tupfer und einen Saugansatz mit Schlauchverbindung enthalten.

Zur Behandlung der respiratorischen Insuffizienz bewährte sich ein spezieller Notfallkasten, der alle erforderlichen Instrumente zur Freimachung der Atemwege, Intubation und künstlichen Beatmung enthält.

Zur instrumentellen Einrichtung einer Frischoperierten- oder einer Intensivbehandlungsstation gehören ferner O_2-Insufflationsgeräte (Nasenschläuche, Masken, Trichter), ein vollständiges steriles Instrumentarium zur Narkosebronchoskopie und Tracheotomie, mehrere steril verpackte Instrumentensätze für Pleurapunktion, -drainage, Venae sectio, Kavakatheter usw.

Medikamente

Sie sind prinzipiell alphabetisch geordnet und möglichst zentral aufzubewahren. Dies gilt auch für Narkotika und Suchtgifte. Jede Behandlungseinheit muß über einen eigenen Medikamentenschrank verfügen. Ohne Anspruch auf Vollständigkeit soll die nachfolgende Aufstellung einen Überblick der gebräuchlichsten Medikamente auf einer Frischoperierten- oder Intensivbehandlungsstation geben:

Antibiotika, Sedativa und Anästhetika mit ihren Antidota, Muskelrelaxanzien mit ihren Antidota, Herz- und Kreislaufmittel (Strophanthin, Lanatapräparate, Digitalis, Adrenalin und -abkömmlinge, Betarezeptorenblocker, Arterenol, Noradrenalin, Hypertensin, Effortil, Phenhydan), Antihypertensiva (Arfonad, Serpasil, Rausedan), Diuretika (Furosemid), Nebennierenrindenhormone, Antitoxine (Diphtherie, Tetanus), Hämostyptika (COHNsche Fraktion I, Fibrinogen, Kalzium, Protamin, ACC 76, Reptilase, Tachostyptan, Vitamin K u. a.), Antikoagulantien (Heparin, Dikumarine), Fibrinolytika (Streptokinase), Antifibrinolytika (Epsilonaminokapronsäure-EAC, Epsikapron, Trasylol, Contrykal, Anvitoff).

Infusionslösungen

Elektrolytlösungen und Konzentrate verschiedenster Art, insbesondere 1molare Kaliumchloridlösung, K-Mg-Aspartat, normale und hochkonzentrierte Zuckerlösungen (5, 20 und 40%), Glukose, Lävulose, Xylit, Sorbit; Plasmaexpander (Rheomacrodex, Infukoll M 40, Macrodex, Haemaccel); Pufferlösungen: Azidose (Natriumbikarbonat 1 Mol, THAM 0,3 Mol, Alkalose (n/10 normale Salzsäure, Lysinchlorid [17,34%], Natriumchlorid [5,85%], Arginin; Mannitol (20%), Aminosäuregemische, Fettemulsionen, pasteurisierte Plasmaproteinlösungen (PPL), Albuminlösungen (5 und 20%), Plasma- und Serumkonserven sowie die Möglichkeit, jederzeit Zitrat- oder Frischblut zu beziehen.

Bett

Es soll leicht fahrbar und nicht zu breit sein. Kopf- und Fußende müssen individuell hoch und tief gestellt werden können. Das Kopfende soll für Intubationszwecke ent-

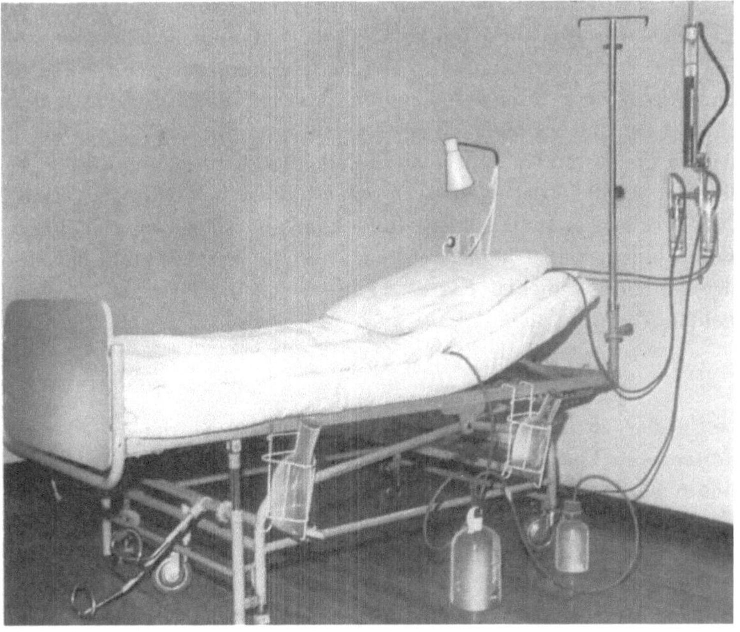

Abb. 4 Fahrbares Bett mit abnehmbarem Kopf- und Fußteil, Ständer für Infusion bzw. Transfusion, Ableitungsgefäße für Urin und Magensaft, 2 Wandanschlüsse für zentrale Sauerstoffanlage, BÜLAU-Drainage mit Überlaufgefäß und Anschluß an die zentrale Niedervakuumanlage

fernbar sein. Vorteilhaft ist eine elektrisch betriebene Dekubitusmatratze, die abwechselnd die Querrippen 1, 3, 5, 7 und 2, 4, 6, 8 aufbläht. Am Bett sind Halterungen für Infusionsständer, sowie Harn- und Drainagebehälter angebracht (Abb. 4). Neben dem Bett sollen sich verschiedene Wandanschlüsse befinden. Sechs elektrische Steckdosen an zwei unabhängige Stromkreise angeschlossen, zwei Anschlüsse an eine zentrale Sauerstoffanlage ein Druckluftanschluß für Beatmungsapparate, ein oder zwei Anschlüsse an einer Niedervakuumanlage für kontinuierliche Saugdrainagen, ein Anschluß für eine Hochdrucksauganlage zur Säuberung der Atemwege, bei zentraler Patientenüberwachung Wandanschlüsse für kontinuierliche Registrierung von Elektrokardiogramm, Puls, Atmung und Temperatur. Der Hochdrucksauganschluß kann durch einen fahrbaren Motorsauger ersetzt werden.

Personal

Ärzte

Während der *Aufwachraum* in den Aufgabenbereich der Anästhesieabteilung gehört, sollte die spezielle *Frischoperierten-* oder *Wachstation* unter Leitung des entsprechenden Fachvertreters stehen. Aber auch hier wird nur durch die enge Zusammenarbeit mit dem Anästhesisten eine erfolgversprechende Therapie möglich sein.

Die *Intensivbehandlungsstation* mit ihrem inhomogenen Krankengut sollte dagegen der Leitung eines Anästhesisten anvertraut werden, wobei für die einzelnen Patienten der jeweilige Fachvertreter als Mitbehandelnder herangezogen werden soll. Auf einer Frischoperierten- oder Intensivbehandlungsstation sollten jederzeit, d. h. Tag und Nacht, sowohl ein Chirurg als auch ein Anästhesist anwesend sein. Dem leitenden Arzt bzw. dessen Stellvertreter muß auch die alleinige Entscheidung über Aufnahme bzw. Entlassung aus der Frischoperierten- oder Intensivbehandlungsstation überlassen bleiben. Nur bei strenger Indikationsstellung kann eine solche Spezialeinheit ihre Aufgabe sinnvoll erfüllen. Sie ist keineswegs dazu da, als letzte Station bei moribunden Patienten deren unvermeidlichen Exitus zu überwachen oder unbequeme Pflegefälle zu übernehmen.

Schwestern

Neben der Oberschwester und stellvertretenden Stationsschwester soll je *Patient* mindestens eine *Vollschwester* vorhanden sein. In diesem Schlüssel sind Urlaub, Krankheit und nachtdienstfreie Tage enthalten, so daß tatsächlich etwa eine Schwester auf zwei Frischoperierte kommt. Jeder Beatmungspatient muß eine obligatorische Sitzwache für 24 Stunden haben; demnach ist hier ein Schwesternschlüssel von 2:1 zu fordern.

Damit sich die Vollschwestern ganz ihrer verantwortungsvollen Aufgaben widmen können, muß ausreichend *Hilfspersonal für Reinigungsarbeiten* zur Verfügung stehen. Eine *Sekretärin* kann viel Arbeitskraft für Patienten frei machen. Zusätzlich sollen mindestens zwei examinierte *männliche Pflegepersonen* ständig auf einer Frischoperierten- oder Intensivbehandlungsstation anwesend sein.

Für etwa 6 Patienten ist eine *Heilgymnastin* einzuplanen; ebenso soll eine medizinisch-technische Assistentin immer zur Verfügung stehen.

Arbeitsweise und Ausbildung

Der Schichtdienst von 8 Stunden mit Überlappung der Schichten um jeweils 1 Stunde hat sich als vorteilhaft erwiesen, da die Patientenübergabe exakter und besser vor sich gehen kann und außerdem in dieser Zeit die doppelte Anzahl von Schwestern stoßweise spezielle Aufgaben erledigen kann, wie Umbetten, Füttern. Jede Vollschwester soll einen oder mehrere Patienten fest zugeteilt bekommen und für *»ihren oder ihre«* Patienten verantwortlich sein, diese ihre Nachfolgerin übergeben und auch bei der Visite über »ihre« Patienten berichten. Der physischen und psychischen Belastung dieser Schwestern sollte man durch häufigen Wechsel des Personals und entsprechende Freizeit Rechnung tragen. Die speziellen Aufgaben der Schwestern erfordern jedoch eine zusätzliche Ausbildung. Neben den bereits etablierten Spezialschwestern, wie Operations- und Anästhesieschwestern, soll nach HOSSLI die Intensivbehandlungsschwester – als weitere Spezialausbildung – kommen und entsprechend honoriert werden. Dieses gut geschulte Stammpersonal von Intensivbehandlungsstationen soll dann von jüngeren Kräften und Schwesternschülerinnen in ihrer Arbeit unterstützt werden, um diesem noch in der Ausbildung stehenden Personal die so wichtige Behandlung und Pflege Schwer- und Schwerstkranker näherzubringen. Damit werden der Personalmangel auf den Intensivbehandlungsstationen gemildert und das Ausbildungsprogramm des übrigen Pflegepersonals wesentlich erweitert.

Betrieb

Für das reibungslose Funktionieren einer Intensivbehandlungsstation ist die strenge Einhaltung einer gewissen Routine von grundlegender Bedeutung. Nur wenn pflegerische Maßnahmen, Therapie und Nachrichtenübermittlung in ein, wenn auch modifizierbares Schema eingeordnet werden, erhalten die Patienten die bestmögliche Überwachung und Behandlung. Bedingt durch das unterschiedliche Krankengut, durch eine Vielzahl an Operateuren und durch die Tatsache, daß verschiedene Komplikationen oft in das Aufgabengebiet verschiedener Fachvertreter fallen, sollte *jede Therapieanordnung* nur das Resultat einer gemeinsamen Beratung sein.

Prinzipiell sollten die zweimaligen täglichen Visiten zumindest vom Chirurgen und Anästhesisten gemeinsam durchgeführt werden. Da sich eine Therapiebesprechung in der Praxis oft nicht abhalten läßt, muß dem Leiter der Abteilung die Entscheidung über Therapievorschläge von außenstehenden Kollegen vorbehalten bleiben.

Mündliche Anordnungen dürfen prinzipiell nicht erfolgen und ausgeführt werden. Jede Therapieverordnung muß auf einem bestimmten Verordnungsblatt mit Uhrzeit und Namen des verordnenden Arztes *schriftlich* fixiert werden. Die Durchführung der Anordnung wird dann ebenfalls *schriftlich* mit Uhrzeit und Unterschrift der entsprechenden Schwester belegt.

Postoperative Verordnungen:

Name ____________

(mit Ausnahme von Transfusion, Infusion bzw. sonstiger Flüssigkeitszufuhr)

1. Temperaturregulation:

   ab ____________ °C Wadenwickel

   ab ____________ °C Irgapyrin, Wofapyrin ____________ ml intramuskulär

2. Herzglykoside:
3. Diuretika:
4. Analgetika:
5. Antibiotika:

Datum Uhrzeit	Art der spezifischen Verordnung	Unterschrift des Arztes	Uhrzeit gegeben	Unterschrift der Schwester

Abb. 5 Allgemeines Verordnungsblatt für Analgetika, Kardiaka usw. mit Angabe der Uhrzeit von Verordnung und Durchführung

Nur so besteht die größtmögliche Sicherheit, daß Medikamente nicht vergessen oder doppelt gegeben werden. Abbildung 5 zeigt ein solches Verordnungsblatt.

Ähnliche Verordnungsblätter werden für Blut- und Flüssigkeitsbilanz und bei Beatmungspatienten geführt. Die Verordnungsblätter sind der besseren Übersicht wegen in verschiedenen Farben gehalten: allgemeines Verordnungsblatt in Orange, Blutbilanz in Rot, Flüssigkeitsbilanz in Weiß.

Die Verordnungsblätter müssen immer am Krankenbett vorliegen, um jederzeit einen Einblick in den aktuellen Status des Patienten und den Stand der Therapie zu gewähren. Zur besseren Übersicht kann man die verschiedenen Formulare nebeneinander auf einem entsprechend langen Brett mit einer Klammer befestigen. Das Blatt für die Flüssigkeitsbilanz wird täglich gewechselt; die übrigen Bilanz- und Verordnungsblätter werden kontinuierlich weitergeführt. Puls, Blutdruck, Atmung und Temperatur werden als Verlaufskurve je nach Bedarf in bestimmten Abschnitten auf einer normalen Fieberkurve gezeichnet, sofern nicht ein Mehrfachschreiber die gemessenen Werte direkt notiert. Die übrigen Befunde (Hämoglobin, Hämatokrit, Elektrolyte, Blutgasanalysen, Blutvolumen u. a.), die nur 1- bis 2mal in 24 Stunden registriert werden, werden auf der normalen Fieberkurve aufgetragen und sind dadurch in ihrem Verlauf besser zu überblicken.

Allgemeine Maßnahmen

Lagerung

Die Lagerung des Patienten erfolgt *zunächst* auf dem Rücken, die Knie sind leicht gebeugt, die Beine etwas erhöht, und der Oberkörper ist bis zu 25° aufgerichtet. Das Hochlegen der Beine erleichtert den venösen Rückstrom aus den unteren Extremitäten, während sich durch leichtes Aufrichten des Oberkörpers bei thorakotomierten Patienten das Blut am tiefsten Punkt der Pleurahöhle ansammelt, wo normalerweise die Thoraxdrainagen liegen (Besonderheiten der Lagerung bei Bewußtlosen und künstlicher Beatmung s. S. 57).

Jede gewaltsame Fixierung des Patienten an das Bett durch Festbinden ist zu vermeiden. Nach Wiedererlangung des Bewußtseins soll mit einer aktiven Atmungs- und Bewegungstherapie begonnen werden. Diese Behandlung, die bereits präoperativ durch entsprechende Unterweisung eingeleitet werden muß, stellt für Herz und Kreislauf keine Belastung dar und ist bei allen Patienten vorzunehmen. Patienten mit mangelnder Fähigkeit zu selbsttätiger Bewegung müssen 6 Stunden postoperativ passiv, beginnend mit Rechtsseitenlage, zweistündlich um 180° hin- und hergedreht und in dieser Stellung durch Kissen fixiert werden.

Temperaturkontrolle und -regelung

Temperaturkontrolle

Der Wärmeregulationsmechanismus eines Menschen wird durch Operation, Trauma und Narkose gestört oder ganz außer Funktion gebracht und setzt mit abklingender Narkosewirkung wieder ein. In der Regel erfolgt durch jede Operation eine mehr oder

Abb. 6 Mobile Temperaturmeßgeräte für ein oder mehrere Meßstellen

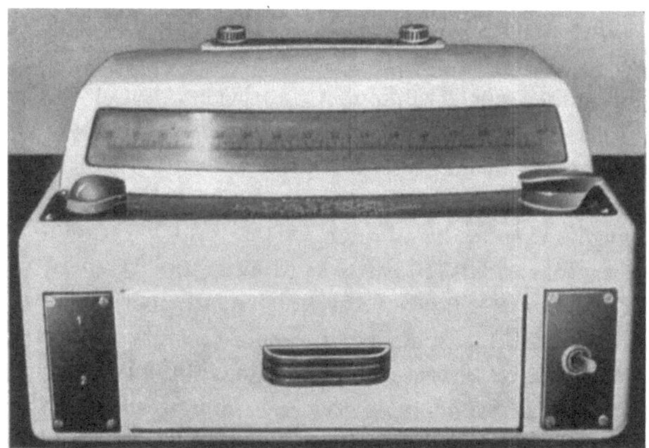

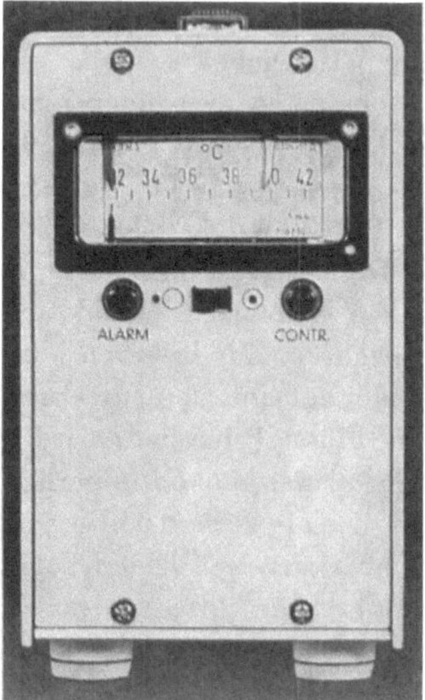

minder starke Auskühlung des Patienten, die bei länger dauernden abdominalen Operationen etwa 1 °C und bei thorakalen Eingriffen etwa 2 °C beträgt. Kinder, besonders Säuglinge, kühlen bedeutend stärker und schneller ab und müssen in der postoperativen Phase dahingehend besonders genau überwacht werden. Diese normale Auskühlung kompensiert der Körper nach Beendigung der Wärmeregulationsblockade durch die Narkose in relativ kurzer Zeit. Eine besondere Unterstützung durch Erwärmung des Patienten ist meist nicht erforderlich. Je nach Ausmaß der Operation bzw. des Traumas schießt die Gegenregulation oft über ihr Ziel hinaus, und es kommt schon in den ersten postoperativen Stunden zur Hyperthermie. Deshalb ist in der postoperativen Phase eine kontinuierliche Temperaturkontrolle am besten über ein rektales Thermoelement wünschenswert, dessen Daten ein Punktdruckschreiber zentral registriert und bei Überschreiten eines einstellbaren Grenzwerts ein Warnsignal abgibt. Ist keine zentrale Meßanlage vorhanden, so haben sich kleine mobile Temperaturmeßgeräte bewährt (Abb. 6). Die richtige Lage der Temperaturfühler ist öfter zu kontrollieren, und die gemessenen Werte müssen zunächst halbstündlich als Verlaufskurve in das Kurvenblatt für Temperatur, Atmung und Blutdruck eingetragen werden. *Die Thermoelemente müssen wöchentlich durch Vergleich mit geeichten Quecksilberthermometern auf ihre Genauigkeit geprüft werden.*

Temperaturregelung

Jede Temperatursteigerung führt unabhängig von ihrer Ursache zum Anstieg des Stoffwechsels, damit zu vermehrtem O_2-Verbrauch, erhöhtem Kalorienbedarf und zum Anstieg des Herzzeitvolumens. Um diese Mehrbelastung des schwerkranken Organismus zu vermeiden, wird man versuchen, die Temperatur des Patienten auf der für den menschlichen Körper optimalen Höhe um 37 °C zu halten. Dies geschieht durch Kombination von physikalischen Methoden und Medikamenten.

Bei jeder physikalischen Unterkühlung muß das neurovegetative System medikamentös blockiert werden.

Dazu dienen Phenothiazine in Verbindung mit Pethidin. Tritt bei ungenügender vegetativer Blockade Kältezittern auf, so bedeutet das eine Mehrbelastung des Herz-Kreislauf-Systems und wirkt außerdem dem therapeutischen Zweck der Abkühlung entgegen. Dies muß durch entsprechende Medikation, d. h. Verstärkung der Blockade, unterdrückt werden. Während man sich in der postoperativen Phase mit einer Normalisierung der Temperatur (37 bis 38 °C) begnügt, ist bei bestimmten Indikationen, wie schwere Schädel-Hirn-Traumen mit tiefer Bewußtlosigkeit oder hypoxische Schäden des Zentralnervensystems, Peritonitis und Sepsis eine *therapeutische* Hypothermie indiziert. Sie ist aber nur dann sinnvoll, wenn die Körpertemperatur auf 33 bis 34 °C gesenkt wird. Temperaturen unter 33 °C sollen vermieden werden, da in diesem Temperaturbereich das Herzminutenvolumen stark vermindert ist und die Gefahr eines Herzversagens bzw. Kammerflimmerns besteht.

Praxis der Temperaturregelung

Als physikalische Maßnahmen kommen gekühlte Luft (Kühlzelt), feuchte Wickel oder Eisbeutel in Betracht. Gut bewährt haben sich Kühlelemente, die im Kühlschrank gelagert, die Temperatur über einen längeren Zeitraum zu halten vermögen. Diese Kühlelemente werden ab −5 °C hart, sonst sind sie modellierfähig und passen sich der Körperoberfläche an. Der direkte Kontakt von Eisbeuteln und Kühlelementen mit der Haut ist durch Zwischenlegen einer Stoffunterlage zu vermeiden. Bevorzugte Applikationsorte sind die Leistenbeugen und Achselhöhlen, da die hier unter der Haut liegenden Blutgefäße einen guten Wärme- bzw. Kälteaustausch ermöglichen. Die einfachste Methode der Oberflächenunterkühlung ist die Anwendung von *Alkoholwickel* und *Ventilatoren.* Durch die dabei entstehende Verdunstungskälte ist in der Regel eine Temperatursenkung auf Normalwerte zu erreichen. Wichtig ist dabei, daß die Alkoholwickel stets feucht gehalten werden (alle 20 bis 30 Minuten begießen) (Tab. 1).

Tabelle 1 Behandlungsschema

Temperatur	physikalische Methoden	Medikamente
über 37,5 °C	Patient nur mit Laken bedecken	keine
über 38,5 °C	Senkung der Umgebungstemperatur durch Öffnen der Fenster oder Kühlung im Sauerstoffzelt, eventuell Alkoholwickel	Antipyretika (Novalgin, Metapyrin, Irgapyrin, Wofapyrin, Butazolidin)
über 39 °C	Alkoholwickel, lokale Eisapplikation in Leistenbeugen und Achselhöhlen	neurovegetative Blockade mit Atosil Prothazin, 1 mg/kg Körpergewicht, Dolantin spezial, Dolcontral, 1 mg/kg Körpergewicht

Bei therapeutischer Hypothermie ist neben der neurovegetativen Blockade eine stärkere allgemeine Sedierung des Patienten am besten mit Valium, Faustan, 0,2 mg/kg Körpergewicht, vorzunehmen.

Schmerzbekämpfung

Nur der schmerzfreie Patient ist in der Lage, in der postoperativen Phase aktiv zu seiner Genesung beizutragen, *Unruhe muß nicht immer ein Zeichen von Schmerzen sein.* Bevor ein Analgetikum gegeben wird, müssen andere Ursachen der Unruhe ausgeschlossen werden.

Zerebrale Hypoxie oder beginnende CO_2-Intoxikation verursacht ebenfalls eine mitunter beträchtliche Unruhe des Patienten, und eine zusätzliche Gabe der immer auch zentral depressiv wirkenden Analgetika kann den Zustand noch vertiefen. Zur Schmerzbekämpfung stehen im wesentlichen zwei Hauptgruppen von Medikamenten zur Verfügung:

Sedativa

Hierzu gehören in erster Linie Neuroleptika (Megaphen, Propaphenin, Atosil, Prothazin, Droperidol), Tranquillizer (Librium, Valium, Faustan) sowie Hypnotika. Der sedative Effekt der Neuroleptika unterscheidet sich von dem der Hypnotika dadurch, daß er nie mit Schlaf (Narkose) einhergeht. Der Patient bleibt erweckbar. Die Wirkungsdauer beträgt jedoch 2 bis 5 Stunden. Der Effekt von Hypnotika und Analgetika wird verstärkt, ohne daß die zentral-depressiven Erscheinungen ebenfalls zunehmen. Daher ist die Kombination dieser Medikamente mit Analgetika sinnvoll. Neuroplegika senken den Blutdruck.

Alle Hypnotika (Barbiturate) verursachen bei höherer Dosierung eine Depression des Atemzentrums. Bei alten Patienten und Kindern wirken Barbiturate manchmal erregend.

Analgetika

Hierzu gehören Alkaloide der Morphinreihe und synthetische Präparate (Dolantin, Dolcontral, Polamidon C, Cliradon, Fentanyl u. a.). Analgetika wirken *schmerzstillend*, *erregend* und *depressiv* auf das Atemzentrum.

Alle, auch synthetische Analgetika führen zur Sucht!

Praxis der Schmerzbekämpfung

Jede regelmäßige Gabe von Analgetika ist streng kontraindiziert, da jeder Patient verschieden reagiert!

Bei postoperativer Schmerzausschaltung ist neben der Schwere des Eingriffs vor allem die Narkoseform von wesentlicher Bedeutung. Bewußt vereinfachend und auf diesen speziellen Zweck ausgerichtet, unterscheidet man drei Hauptnarkosegruppen:

1. *Inhalations- und intravenöse Narkosen, kombiniert mit Muskelrelaxantien.* Der Patient ist nach Beendigung der Operation und Narkose meist ansprechbar und im Vollbesitz seiner Reflexe. Die frühzeitige Verabreichung von Analgetika ist gestattet und angezeigt. Bevorzugte Präparate sind synthetische Medikamente ohne atemdepressive Wirkung (Dolantin spezial, Dolcontral, 1 mg/kg Körpergewicht). Der analgetische Effekt kann bei entsprechend verringerter Gesamtdosis durch simultane Gabe von Phenothiazinen (Atosil, Prothazin, 1 mg/kg Körpergewicht) verstärkt werden. Bei Bedarf ist Wiederholung der Dosis nach 4 Stunden möglich.

2. *Schmerzausschaltung durch Neuroleptanalgesie.* Die Analgesie wird bei dieser Narkoseform durch Fentanyl erreicht, während Droperidol, ein potentes Neuroplegikum,

das Zentralnervensystem dämpft. Abbau und Ausscheidung dieser Medikamente erfolgen über Leber und Nieren. Dadurch haben sie eine längere Verweildauer im Körper und wirken noch in die ersten postoperativen Stunden mit hinein. Die stark depressive Wirkung von Fentanyl auf das Atemzentrum kann durch Lorfan, 0,5 bis 1 mg, aufgehoben werden. Im Anschluß au diese Narkoseform dürfen Analgetika erst nach vollständigem Abklingen der Wirkung verabreicht werden, wobei die erste Gabe 50% der errechneten Normaldosis betragen soll (beim Erwachsenen Thalamonal – Mischung von 0,05 Fentanyl und 2,5 mg Droperidol je ml –, 0,5 bis 1 ml intramuskulär).

3. *Operationen in Oberflächenunterkühlung.* Nach einer Hypothermie und in der Aufwärmphase sind das Ansprechen auf Analgetika vermehrt und die depressive Wirkung auf den Kreislauf besonders ausgeprägt. Die erste postoperative Dosis von Analgetika soll auf 50% der errechneten Normaldosis reduziert werden.

Infektionsprophylaxe

Da es sich bei Patienten auf einer Wach- oder Intensivbehandlungsstation um Schwerkranke handelt, deren natürliche Abwehrkräfte oft auf ein Minimum reduziert sind, ist einer gezielten Infektionsprophylaxe besondere Aufmerksamkeit zu widmen.

Allgemeine Maßnahmen

Prinzipiell Besuchsverbot auf einer Wach- oder Intensivbehandlungsstation, zumindest für Patientenräume; Verbot des Betretens der Patientenräume mit Straßenschuhen oder -kleidung;

Verbot jeden Durchgangsverkehrs;

Desinfektion der Betten mit Matratzen nach jedem Patientenwechsel;

Desinfektion der Zimmer mit der gesamten instrumentellen Einrichtung nach jedem Todesfall, nach jedem Beatmungspatienten sowie in regelmäßigen vierteljährlichen Abständen;

regelmäßige Desinfektion von Luftbefeuchtern und Inhalationsapparaten;

regelmäßige Sterilisation aller auf der Station vorhandenen Instrumente;

regelmäßige Überprüfung der Filter einer Klimaanlage, da sich hier immer Schmutz und Bakterien anhäufen;

Benutzung von Einmalhandtüchern;

ausschließliche Verwendung von *sterilem destilliertem Wasser* zur Luftbefeuchtung, da in normalem Leitungs- oder einfach destilliertem Wasser Pseudomonas pyocyaneus vorkommt;

Ersatz des üblichen Verbandwagens mit Tupfern und Instrumentenbehältern durch individuelle Verbandpäckchen, einzeln verpackte Verbandinstrumente, Einmalkatheter u. a.

Besondere Maßnahmen

Wundpflege

Da nach 48 Stunden jede Wunde verklebt ist, sollte man den bei der Operation angelegten Schutzverband entfernen und die Wunde mit einem durchsichtigen, luftdurchlässigen, aufgesprühten Schutzfilm (Nobecutan) bedecken. Dies ermöglicht jederzeit eine rasche Kontrolle der Wundverhältnisse und das frühzeitige Erkennen einer sich anbahnenden Infektion.

Infizierte Wunden und infizierte Wäsche oder Verbandmaterial dürfen niemals mit bloßen Händen angefaßt werden!

Einmalplastikhandschuhe bieten eine ideal einfache und preiswerte Lösung.

Intravenöse Zugangswege

Sie stellen die häufigste Eintrittspforte für oft tödliche septische Komplikationen dar. Bei jedem Anlegen einer Infusion bzw. beim Wechsel des Infusionsgeräts ist die Spitze des Infusions- oder Transfusionssystems ebenso steril zu behandeln wie die Öffnung an der Kanüle bzw. am Katheter! Jedes Anfassen mit den Fingern ist untersagt. Eine sterile Mullplatte unter der Kanülen- oder Katheteröffnung vermeidet den Kontakt mit der Haut.

Blasenkatheter

Sie sollen nicht länger als 48 Stunden liegenbleiben. Wegen der Gefahr einer aszendierenden Infektion, die hauptsächlich bei Harnstauung leicht auftritt, müssen Blasenkatheter dauernd abgeleitet werden.

Tracheotomierte oder künstlich beatmete Patienten sind besonders infektionsgefährdet und bedürfen spezieller Behandlung (s. S. 116).

Antibiotikaprophylaxe

Eine besondere Form der Infektionsprophylaxe ist die ungezielte Gabe von Antibiotika. Die routinemäßige Verabfolgung von Antibiotika ist abzulehnen, da sie eine postoperative Wundinfektion nicht zu verhindern vermag. Die meisten Untersuchungen über die Wirkung der Antibiotikaprophylaxe stammen jedoch aus der Zeit vor Einführung der synthetischen Breitbandpenizilline und der auch gegen penizillinasebildende Staphylokokken wirksamen Penizilline, so daß in neuerer Zeit das Pendel wieder in die andere Richtung zu schwingen beginnt. Trotzdem sollte der Satz »Antibiotika sind bei normalen aseptischen Operationen unnötig« als Richtschnur dienen.

Indikation

Unter gewissen Voraussetzungen ist eine Antibiotikaprophylaxe jedoch angezeigt, z. B. bei *Operationen* in bereits infizierten Gebieten,
mit Einpflanzung von körperfremdem Material,
mit abnorm langer Exposition größerer Wundflächen,
an Patienten mit reduziertem Allgemeinzustand und damit verminderter Abwehrkraft,
an Lungen,
am Dickdarm,
an Geweben mit gestörter Durchblutung, bei stark verschmutzten Verletzungen und bei Verbrennungen.

Erreger

Die häufigsten Erreger von Wundinfektionen sind Staphylokokken, meist aus dem Nasenrachenraum des Krankenhauspersonals, gramnegative Bakterien (Kolibakterien u. a.), Streptokokken und in stark verunreinigten Wunden noch Clostridien (Tetanus-

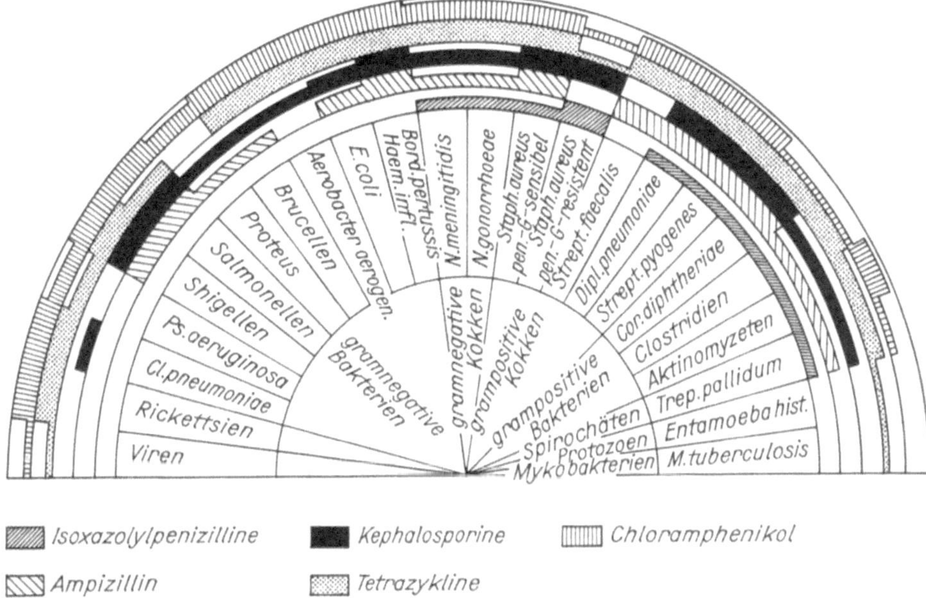

Abb. 7 Wirkungsspektren der wichtigsten Antibiotika

und Gasödembazillen). Aber auch seltene Keime, wie Aerobacter aerogenes und Soorpilz kommen als Infektionserreger in Betracht. Infektionen des Tracheobronchialsystems werden insbesondere bei tracheotomierten und beatmeten Patienten oft durch Pseudomonas pyocyaneus aus Wasser in Respiratoren, Befeuchtungsapparaten und Sauerstoffsprudlern hervorgerufen.

Eine besondere Form einer meist deletären Darminfektion ist die Staphylokokkenenterokolitis, die durch Überwuchern der antibiotikaresistenten Staphylokokken ausgelöst wird. Abbildung 7 und Tabelle 2 geben einen Überblick der wichtigsten Infektionserreger und der spezifisch wirksamen Antibiotika (Stand: 1968).

Praxis der Antibiotikaprophylaxe

Ist die Antibiotikaprophylaxe indiziert, so sollte sie nach bestimmten Richtlinien erfolgen. Prophylaxe heißt vorbeugen. Die Therapie muß deshalb auch schon 24 Stunden präoperativ einsetzen. Die Zeitdauer der Antibiotikaprophylaxe hängt von den jeweiligen Begleitumständen des Einzelfalls ab. In der Regel genügen bei nicht verunreinigten oder besonders infektionsgefährdeten Wunden 3 bis 4 Tage.

Die Prophylaxe soll möglichst alle in Frage kommenden Keime erfassen und die Antibiotika hoch genug dosiert werden.

Bakterizide Antibiotika soll man intermittierend hoch dosieren, um eine hohe Gipfelkonzentration im Serum zu erzielen (6stündliche Stoßtherapie).

Bei ***bakteriostatischen Antibiotika*** soll ein gleichmäßig hoher Spiegel über 24 Stunden erhalten bleiben. Will man Antibiotika kombinieren, so ist zu beachten, daß nur bakterizid wirkende Antibiotika einen synergistischen Effekt ausüben. ***Die gleichzeitige Verwendung bakterizider und bakteriostatischer Mittel wird wegen möglicher antagonistischer***

Tabelle 2 Antibiotikaübersicht: Handelsname, Dosierung, Anwendungsweise (nach W. IRMER und G. LINZENMEIER)

Allgemeinbezeichnung	Handelspräparate	Applikationsart	Dosierung Erwachsene/die	Indikation für Keimart	Bemerkungen
penizillinaseempfindliche Penizilline					
Benzylpenizillin	Penicillin G (zahlreiche Präparate)	i.m. i.v. (Infusion)	1–2 Mega (1 Mega = 0,6 g) 10–20 Mega bis 80 Mega	grampositive Keime und Neisserien, z. B. Staph. aureus, Strept. pyogenes, Diploc. pneumoniae, Clostridien	Dosis bei Ausscheidungsstörung vermindern! Unwirksam gegen Enterokokken und gramnegative Stäbchen bei Dosierung unter 20 Mega
Phenoxymethylpenizillin	Penicillin V	oral	0,6–1,2 Mega und mehr		
Phenetizillin	Oralopen, Pen-200	oral	375–750 mg (= 0,6–1,2 Mega)		
Propizillin	Baycillin, Oricillin, Trescillin	oral	420–840 mg (= 0,6–1,2 Mega)		
Ampizillin	Amblosin, Binotal, Penbrock	oral i.m. i.v.	2–6 g	alle grampositiven Kokken (auch Enterokokken), dazu viele Koli- und Proteusstämme	unwirksam gegen Ps. pyocyanea und die meisten Stämme von Klebsiella-Aerobacter
penizillinasewiderstandsfähige Penizilline					
Methizillin	Cinopenil	i.m. (i.v.)	4–6(–8) g	resistente Staphylokokken	Phlebitis; i.v. rasche Ausscheidung!
Oxacillin	Cryptocillin, Stapenor	oral i.m. i.v.	2–6 g		unwirksam gegen Enterokokken und gramnegative Keime
Cloxazillin	Gelstaph	oral i.m., i.v.	1–2 g		
Dicloxazillin	Constaphyl, Dichlor-Stapenor, Stampen	oral i.m., i.v.	1–2(–3) g		
Kephalosporine					
Zephalothin	Cefalotin Keflin	i.m., i.v.	2–6(–12) g	resistente Staphylokokken und gramnegative Keime, wie Koli-, Proteus- und Klebsiellabakterien (Resistenzbestimmung!)	»penizillinasefestes Ampizillin!«
Zephaloridin	Cephaloridin Kefspor	i.m., i.v.	2–3 g		

Tabelle 2 (Fortsetzung)

Allgemein-bezeichnung	Handels-präparate	Applika-tionsart	Dosierung Erwachsene/die	Indikation für Keimart	Bemerkungen
Tetrazykline					
Tetrazyklin	Achromycin, Hostacyclin, Tetracyn, Tetralysal, Tetracyclin	oral i. m.	1(–2) g	grampositive und -negative Keime nach Resistenz-bestimmung	unwirksam gegen Proteus und Ps. pyocyanea, oft auch Klebsiella–Aerobacter
Chlortetra-zyklin	Aureomycin	oral	1 g		
Oxytetra-zyklin	Terramycin, Terravenös	oral i.v.	1 g 250 mg		
Rolitetra-zyklin	Reverin	i.v.	275 mg		
Demethyl-chlortetra-zyklin	Ledermycin	oral	600 mg		
Methylen-hydroxy-tetrazyklin	Rondomycin	oral	600 mg		
Doxyzyklin	Vibramycin	oral	200 mg		
Chloramphenikol					
	Chloro-mycetin, Chloronitrin, Leukomycin, Paraxin	oral i.m. i.v.	1(–3) g	grampositive und -negative Keime, evtl. Resistenz-bestimmung	unwirksam gegen Ps. pyocyanea. Gute Liquor-diffusion
Polymyxine					
Polymyxin B	Polymyxin B	oral i.m.	4 × 1 Mega (= 4 × 100 mg) 1,5–2,5 mg/kg in 2–4 Dosen/die	gramnegative Keime, insbesondere Ps. pyocyanea	unwirksam gegen grampositive Keime und Proteus, Therapiedauer 4–10 Tage, Colistin in Notfällen i.v.
Colistin	Colistin	oral i.m. (i.v.)	bis 8 Mega (keine Resorption!) bis 6 Mega (1 Mega = 33,3 mg) Colistinbase		
Oligosaccharide					
Streptomyzin Dihydro-streptomyzin	zahlreiche Präparate	i.v. i.m.	1 g	Tuberkelbakterien, gramnegative Keime (nur bei Resistenz gegen andere Substanzen)	in der Allgemeinchirurgie nie länger als 10 Tage verwenden; schnelle Resistenzsteigerung; Nebenwirkungen auch bei Kombinationspräparaten (mit Penizillin) beachten

Tabelle 2 (Fortsetzung)

Allgemein-bezeichnung	Handels-präparate	Applika-tionsart	Dosierung Erwachsene/die	Indikation für Keimart	Bemerkungen
Obligosacharide					
Neomyzin	Bykomycin Myacine	oral lokal	1–2(–4) g		unwirksam gegen Entero-, Strepto- und Pneumo-kokken
Framyzetin	Soframycin	lokal		resistente Sta-phylokokken, Keime nach Resistenz-bestimmung	Darmentkeimung (mit Bacitracin) vor Dickdarm-operationen (?) und bei Coma hepaticum (Leber-zirrhose) sowie portokavaler Anastomose zur Vermeidung der Ammoniak-vergiftung; Vor-sicht bei Aus-scheidungs-störungen; parenteral nur in Notfällen
Kanamyzin	Kanamycin Kanamytrex Resistomycin	(i.m./ i.v.)	1(–2) g		
Aminosidin	Gabbromycin	(i.m./ i.v.)	2 × 0,5 g		
Paromomyzin	Humatin	oral	2 g		
Gentamyzin	Refobacin	i.m. (i.v.) lokal	2 × 40 mg!	resistente Sta-phylokokken, gramnegative Keime nach Resistenz-bestimmung	auch gegen Ps. pyocyanea und mehrfachresi-stente Keime der Klebsiella-Aerobactergruppe wirksam, Vorsicht bei Ausschei-dungsstörungen

Effekte nicht empfohlen. Bei unkritischer Kombinationstherapie muß wegen Unterdosierung vieler Fertigpräparate nachteilig mit der Zunahme mehrfach resistenter Keime und Superinfektionen gerechnet werden.

Prinzipiell sollte eine länger dauernde Antibiotikatherapie nur nach gesicherter bakteriologischer Diagnose und entsprechender Resistenzbestimmung durchgeführt werden.

Beim Nierenversagen ist die Ausscheidung bestimmter Antibiotika vermindert. Dies muß bei der Therapie berücksichtigt werden. Einige Antibiotika sind kontraindiziert. Tabelle 3 gibt eine schematische Übersicht über Verweildauer und Dosierung von Antibiotika bei normaler Nierenfunktion und Anurie.

(Flüssigkeits- und Elektrolytbedarf s. Flüssigkeits- und Elektrolyttherapie S. 36.)

An Vitaminen ist in erster Linie Vitamin C für die Wundheilung von Bedeutung, während Vitamin B beim Glukoseabbau als Katalysator wirkt.

Tabelle 3 Verweildauer und Dosierung der wichtigsten Antibiotika im Blut

Antibiotikum	normale Nierenfunktion		Anurie	
	Verweildauer	Dosierung	Verweildauer	Dosierung
Ampizillin	60–120 Min.	0,5 g alle 6 Std.	4–6 Std.	0,5 g alle 12 Std.
Chlortetrazyklin	5–6 Std.	250 mg alle 6 Std.	7–11 Std.	(250 mg alle 1–2 Tage)
Chloramphenikol	2–4 Std.	500 mg alle 12 Std.	2–4 Std.	500 mg alle 24 Std.
Colistin	1,5–2 Std.	1 g alle 8 Std.	12 Std.	(0,5 g alle 3–4 Tage)
Erythromyzin	1–2 Std.	250–500 mg alle 6 Std.	5 Std.	250–500 mg alle 12 Std.
Gentamyzin	2 Std.	80 mg in 24 Std.	bis 12 Std.	(40 mg alle 1–2 Tage)
Kanamyzin	4 Std.	1 g alle 24 Std.	4–5 Tage	(1 g alle 3–4 Tage)
Penizillin	30–60 Min.	je nach Indikation	7–10 Std.	50% der üblichen Dosis
Streptomyzin	2–3 Std.	0,5 g alle 24 Std.	2–4 Tage	(0,5 g alle 3–4 Tage)
Tetrazyklin	8 Std.	250 mg alle 6 Std.	4–6 Tage	(250 mg alle 1–2 Tage)

Die Antibiotika in ( ) sind bei Anurie zu vermeiden. Bei spezieller Indikation können sie jedoch in der angegebenen Dosierung zugeführt werden.

Ernährung

Drei Hauptfragen sind bei jeder Ernährung eines Patienten zu beantworten: Wieviel, was, wie? Zugeführt werden müssen:

1. Kalorien in Form von Kohlenhydraten, Eiweiß und Fett;
2. notwendige Flüssigkeitsmenge;
3. Bedarf an Elektrolyten, Vitaminen und Spurenelementen.

Kalorien

Der normale Kalorienbedarf des menschlichen Körpers beträgt in Ruhe 1 kcal/kg Körpergewicht/Stunde.

Für bestimmte Leistungen muß ein Mehrbedarf hinzugerechnet werden:

Bettruhe 5% Aufstehen 10% Fieber je °C 10%
Trauma, klein 20% Trauma, groß 40%

Diesen Kalorienbedarf zu decken, ist Aufgabe der Ernährung. Prinzipiell stehen dazu drei Hauptenergielieferanten zur Verfügung: Kohlenhydrate, Fett und Eiweiß. Da diese Grundnahrungsmittel neben ihrer Aufgabe als Kalorienlieferant für den Stoffwechsel des Menschen auch bestimmte spezifische Funktionen besitzen, ist für eine optimale Ernährung deren Kombination in einem bestimmten Verhältnis erforderlich. Optimal soll sich die notwendige Kalorienzahl aus *50 bis 60% Kohlenhydraten, 20 bis 25% Fett und 15 bis 20% Eiweiß* zusammensetzen. Bei parenteraler Ernährung ist diese Kombination wegen der spezifischen Probleme einzelner Kalorienträger oft nicht möglich.

Art der Zufuhr

Für den präoperativ nicht unerernährten Patienten, der postoperativ am nächsten Tag wieder oral ernährt werden kann, stellen sich keine Probleme. Die Zufuhr der notwendigen Flüssigkeitsmenge in Form von 5- oder 10%igen Zuckerlösungen reichen aus, um diese Zeitspanne ohne Gefahr für den Organismus zu überbrücken. Anders ist es bei Patienten, die voraussichtlich über längere Zeit nicht in der Lage sind, zu essen und zu trinken. Dabei kann man für die Praxis zwei Patientengruppen unterscheiden:

Patienten mit fehlendem Schluckreflex und normaler Darmtätigkeit (Bewußtlose, Intubierte, Beatmungspatienten usw.);

Patienten mit Störungen der Darmtätigkeit per se oder infolge ausgedehnter Operationen am Verdauungstrakt.

Sondenernährung

Patienten mit fehlendem Schluckreflex und normaler Darmtätigkeit sollen möglichst bald auf mehr oder weniger natürlichem Weg über eine Magensonde ernährt werden. Die Sonde wird sofort nach Aufnahme des Patienten gelegt, um zunächst als Aspirationsprophylaxe der Ableitung von Luft und Magensaft zu dienen. Künstlich beatmete Patienten sind dabei trotz Intubation besonders aspirationsgefährdet (MENDELSOHN-Syndrom).

Sondenlage

Sie ist für die Ausnutzung der zugeführten Nahrung von Bedeutung, da je nach Lage verschiedene physiologische Verdauungsvorgänge ausgeschaltet werden. Liegt die Sonde im Magen, dann besteht die Gefahr der Überfüllung, des Erbrechens und der Aspiration. Die Verwertung der verabreichten Nahrung liegt dagegen bei 95%. Sie sinkt bei Lage im Duodenum auf 90% und im oberen Dünndarm auf 85%. Dafür ist die Aspirationsgefahr durch zugeführte Nahrung geringer.

Praxis der Sondenernährung

Erst nach Einsetzen von hörbarer Peristaltik darf die Nahrungszufuhr vorgenommen werden. Mit Traubenzuckerlösung beginnend, auf dünnen Haferschleim übergehend, kann in steigendem Maße eine kalorisch wertvolle Sondennahrung gegeben werden. Die Zufuhr soll nicht als Dauertropf, sondern besser in stündlichen kleinen Einzelportionen erfolgen. Liegt die Sonde im oberen Dünndarm, soll man die Einzelportionen mit HCl-Pepsin im Brutschrank vorverdauen.

Neben der von der Industrie gelieferten und sowohl hinsichtlich Zusammensetzung als auch Kalorienzahl variablen Sondennahrung besteht die viel zuwenig genutzte Möglichkeit, jede normale Kost oder Diät durch Zerkleinern in einem Haushaltsmixer sondengängig zu machen.

Die Stuhlregulierung erfolgt durch Rezinusöl, 3mal täglich 1 Eßlöffel, via Sonde.

Parenterale Ernährung

Der Kalorienbedarf des menschlichen Organismus muß auch bei längerer parenteraler Ernährung, die bei Patienten mit Störungen der Darmtätigkeit angezeigt ist, gedeckt werden.

Venöser Zugang

Bei parenteraler Ernährung ist ein genauer Infusionsplan wesentlich. Ist das oberflächliche Venennetz gut ausgebildet, dann kann das Einbringen von relativ dünnen Metall- oder Plastikkanülen, die alle 24 Stunden gewechselt werden, weitgehend Thrombosierungen verhindern. Die Venen können meist nach 2 Tagen wieder benutzt werden. Andernfalls kann man Venenkatheter durch Punktion oder Freilegung über eine Armvene oder die V. anonyma in die obere Hohlvene einlegen (s. venöser Zugang S. 167).

Aufbau der parenteralen Ernährung

Die spezifischen Eigenschaften der einzelnen Bausteine des Organismus – Kohlenhydrate, Fett und Eiweiß – machen im Hinblick auf die parenterale Ernährung eine getrennte Besprechung notwendig.

Kohlenhydrate

Der Brennwert ist 4,1 kcal/g, der Normbedarf 2 g/kg Körpergewicht.

Bei der parenteralen Ernährung müssen wir zwischen einer kalorischen und einer stofflichen Funktion der Kohlenhydrate unterscheiden.

Die Eignung verschiedener Kohlenhydrate als Kalorielieferant bei der parenteralen Ernährung hängt ab von der Ausnutzbarkeit, der Umsatzgeschwindigkeit und der möglichen Geschwindigkeit der Zufuhr. Kohlenhydrate dienen in erster Linie als Energiespender, doch ist ihre Anwesenheit zur Eiweißsynthese und zum Fettaufbau ebenso notwendig. Als Kohlenhydrate stehen Glukose, Fruktose sowie die beiden Polyalkohole Sorbit und Xylit zur Verfügung. Glukose kann nur in Anwesenheit von Insulin, dann aber gleichmäßig in allen Gewebe umgebaut werden. Glukosezufuhr ist immer dann indiziert, wenn die Muskulatur oder das Hirn rasch mit Kohlenhydraten zu versorgen ist. Jeder hypoglykämische Zustand muß daher mit Glukose behandelt werden. Fruktose wird in erster Linie in der Leber ab- und umgebaut, dort allerdings rascher als Glukose und ohne Insulin. Fruktose ist daher bei Glykogenverarmung der Leber in der postoperativen Periode bei Leberschäden oder Diabetes vorzuziehen. Will man Glukose in der parenteralen Ernährung durch ein anderes Kohlenhydrat ersetzen, so muß dieses die Fähigkeit haben, in ausreichendem Umfang in Glukose, Leberglykogen und Zwischenprodukte des Glukosestoffwechsels umgesetzt zu werden.

Sorbit ist ein 6wertiges Polyol (Hexit), das sich von den reduzierenden Zuckern (Fruktose, Glukose) dadurch unterscheidet, daß es keine reduzierenden Gruppen (Keto- bzw. Aldehydgruppe) hat. Sorbit wird insulinunabhängig in der Leber durch das Enzym Sorbitdehydrogenase zur Fruktose oxydiert. Die entstehende Fruktose wird dann ebenfalls insulinunabhängig im Energiestoffwechsel weiter verwertet oder in der Leber zur Glykogenbildung verwendet. Daher ist Sorbit als Kohlenhydrat für Diabetiker sehr geeignet und hat überdies eine Leberparenchymschutzwirkung.

Indikationen: Lebererkrankungen, Diabetes.

Kontraindikationen sind derzeit nicht bekannt.

Xylit ist ein 5wertiger Alkohol, der auch als normales Stoffwechselzwischenprodukt auf einem Nebenweg des Glukosestoffwechsels vorkommt. Er wird hauptsächlich in der Leber, der Niere und den Erythrozyten verwendet. Obwohl Xylit schnell metabolisiert wird, erzeugt er keinen Blutzuckeranstieg, wei er z. B. nach Infusionen von Fruktose auftritt. 5 Minuten nach der Applikation von Xylit beträgt sein Verteilungsvolumen 30 l, d. h., schon rund die Hälfte der zugeführten Xylitmenge ist in die Zellen eingeschleust. Mit 4,06 kcal/g ist er ein guter Kalorienspender. Er unterdrückt die von Hormonen wie Noradrenalin oder Glukagon induzierte Lipolyse im Fettgewebe. Außerdem schützt er im Cholinmangel vor einer Fettleberzirrhose und hat bemerkenswerte Effekte auf Ketose und diabetisches Koma. Er beseitigt azetonämisches Erbrechen bei Kindern. Eine Infusionsgeschwindigkeit von 0,5 g Xylit/kg Körpergewicht/Stunde soll nicht überschritten werden.

Generell sind der Anwendung von allen Kohlenhydraten durch die Entstehung von Venenwandreizungen und die relativ niedrige Nierenschwelle Grenzen gesetzt. Eine Konzentration bis zu 10% wird meist ohne Venenreizung vertragen, doch ist der Kaloriengehalt einer solchen Lösung gering. Zur Deckung des Gesamtbedarfs von etwa 2000 kcal/die für einen normalen Patienten wären danach 10 l 5%ige oder 5 l 10%ige Glukoselösung erforderlich. *Die intravenöse Kohlenhydratzufuhr ist kalorisch immer unzureichend*! Um bei parenteraler Ernährung die notwendigen Kalorien einzuverleiben, muß man daher auf andere Energiequellen zurückgreifen.

Fette

Der Brennwert ist 9,1 kcal/g, der Normalbedarf 2 g/kg Körpergewicht/die.

Fett hat mit 9,1 kcal/g einen hohen kalorischen Wert. Es wird relativ langsam aus dem Serum geklärt, weshalb eine tägliche Menge von maximal 2 g/kg Körpergewicht nicht zu überschreiten ist. Fett verbrennt im Feuer der Kohlenhydrate! Die Anwesenheit von Heparin fördert die Serumklärung. Für die parenterale Ernährung steht Fett als 10-, 15- oder 20%ige emulgierte Lösung zur Verfügung. Da die emulgierten Fettpartikelchen kleiner als 1 μ sind, ist eine Fettemboliegefahr ausgeschlossen. Der kalorische Wert ist hoch. 10%ige Fettemulsion in 5%iger Glukoselösung (Lipofundin, Intralipid) 1100 kcal/l, 15%ige Lösung 1600 kcal/l.

Indikationen. Jede längere parenterale Ernährung.

Kontraindikationen. Fettinfusionen sind bei Koagulopathien, akuten Leberschäden, nephrotischem Syndrom, Diabetes mellitus, Schwangerschaft (erste 3 Monate), schweren Schädel-Hirn-Traumen, Schock, Ileitis regionalis, Colitis ulcerosa und organmanifestierter Arteriosklerose (Angina pectoris, zerebrale Durchblutungsstörungen) kontraindiziert.

Nebenwirkungen. Frühreaktionen treten bei 1 bis 3% zu Infusionsbeginn auf und bestehen in Flush-Syndrom, Dyspnoe, Schüttelfrost, Urtikaria, Brechreiz und Blutdruckabfall. Diese Nebenwirkungen können meist durch langsamen Infusionsbeginn vermieden werden, sind passager und ohne ernste Konsequenzen. Spätreaktionen nach einer länger dauernden Fetttherapie sind Ausdruck der Fetteinlagerung in Leber und retikuloendothelialem Gewebe.

Infusionstechnik. Die Maximalmenge beträgt 3,8 g/kg Körpergewicht/die.

In einer Infusionsserie sollen beim Erwachsenen nicht mehr als 1500 g Fett, höchstens 75 g/die, verabreicht werden!

Der Infusionsbeginn erfolgt mit 500 ml 5%iger Glukoselösung, dann wird auf Fettemulsion unter Zusatz von 5 IE Liquemin (Heparin) je ml (500 ml = 2500 IE = 0,5 ml Liquemin, Heparin) übergegangen. Beginnend mit 5, dann allmählich bis zu 30 Tropfen/Minute zunehmend, soll die Einlaufgeschwindigkeit nicht über 5 ml/kg/Stunde liegen. Nach der Fettinfusion werden wieder 5%ige Glukoselösung und Aminosäurengemische zugeführt. 4 Stunden nach beendeter Fettinfusion soll eine makroskopische Beurteilung der Serumklärreaktion durch Stehenlassen von 5 bis 6 ml Venenblut erfolgen. Trübes Serum beweist eine verlängerte Klärung und Übersättigung des Blutes. Bis zur nächsten Infusion soll ein Intervall von 24 Stunden eingeschaltet werden.

Eiweiße und Aminosäuren

Der Brennwert ist 4,1 kcal/g/die, Normalbedarf 2 g/kg Körpergewicht/die.

Aminosäuren sind der Hauptbestandteil der menschlichen Zelle und zum Aufbau der verschiedenen Gewebe (Wundheilung, Blutneubildung) unbedingt erforderlich. Bei Belastung durch Operation und Trauma steigt der Bedarf bis auf das Doppelte. Die Bluteiweißkörper dienen neben der Austauschfunktion zwischen Nahrung und Organeiweiß zur Erhaltung des kolloidosmotischen Drucks (Albumin und Globulin), dem Lipoidhaushalt (α- und β-Globuline), der Prophylaxe und unterstützenden Therapie schwerer Infektionen (γ-Globuline) sowie der Blutgerinnung (Fibrinogen, γ-Globuline). Außerdem werden sie als Energielieferant des Stoffwechsels nach Verbrauch der relativ geringen Glykogenreserven des Körpers von etwa 370 g beim Erwachsenen herangezogen. Erst zuletzt wird Fett mobilisiert und abgebaut. Bei jedem Eiweißzerfall wird Stickstoff frei und erscheint im Harn. 1 g Stickstoff entspricht 6 g Eiweiß = 25 g Muskel. Ein täglicher Verlust von 10 g Stickstoff (normale Ausscheidung) über 10 Tage ohne entsprechende Eiweißzufuhr bedeutet einen Verlust an Muskulatur von 2,5 kg. Die Kontrolle der Stickstoffbilanz $\frac{\text{N-Zufuhr oral und parental}}{\text{N-Ausscheidung im Harn}}$ ermöglicht einen Einblick in die Stoffwechsellage des Körpers. Erst bei positiver Stickstoffbilanz erfolgt ein Gewebsaufbau.

Indikationen zur Eiweißzufuhr. Eiweiß- oder Aminosäurenverabreichung ist indiziert, wenn der Körper Substanz aufbauen soll, eine orale Eiweißzufuhr aber nicht oder nicht ausreichend möglich ist. Die wichtigsten Indikationen sind mechanische Hindernisse im Magen-Darm-Trakt, Infektionen, Colitis ulcerosa, Peritonitis, Darmresorptionsstörungen, Verbrennungen und Anorexie.

Kontraindikationen zur Eiweißzufuhr. Dies sind alle Erkrankungen mit Anstieg des Reststickstoffs, wie Urämie, portale Hypertension.

Um Eiweiß oder dessen Bausteine parenteral zu verabreichen, bedient man sich *Blut, Plasma, Albuminlösungen* und *Aminosäurengemischen.*

1. *Blut und Plasma.* Sie müssen zunächst in ihre Bestandteile, die Aminosäuren, zerlegt werden, bevor sie als Bausteine neuerlich zur Verfügung stehen. Die Halbwertszeit beträgt für Plasma etwa 25, für Erythrozyten 30 bis 60 Tage. Schon aus diesem Grund kommen Blut und Plasma als Energielieferanten und Ersatzbausteine des Eiweißstoffwechsels nicht in Betracht. Hinzu kommen die Gefahren der Blut- und Plasmatransfusion, insbesondere die Hepatitis. Die Indikation zur Blut- und Plasmazufuhr besteht ausschließlich in gezieltem Ersatz bei isoliertem Blut- oder Plasmaverlust.

2. *Albuminlösungen.* Auch sie müssen bei einer Halbwertszeit von 25 Tagen erst in ihre Bestandteile zerlegt werden, um zur Eiweißsynthese herangezogen werden zu können. Sie sind in der Regel jedoch hepatitissicher. Das Hauptindikationsgebiet der Albuminlösungen ist daher die Substitution des Blutvolumens bei isoliertem Albumin- bzw. Plasmaverlust.

3. *Aminosäuren und Aminosäurengemische.* Sie bieten die Möglichkeit, die Gerüstsubstanzen des Eiweißstoffwechsels direkt und in richtigem Verhältnis einzuverleiben. Eine ausreichende Deckung des Aminosäurenbedarfs des Menschen verlangt ein bestimmtes Muster der essentiellen Aminosäuren im Angebot. Der Bedarf eines Erwachsenen an essentiellen Aminosäuren (70 kg) beträgt nach ROSE in mg/Tag:

Isoleuzin	545	Phenylalonin[3]	1100
Leuzin	595	Phenylalonin[4]	215
Lysin	425	Threonin	350
Methionin[1]	490	Tryptophan	175
Methionin[2]	315	Valin	630

1 In Abwesenheit von Zystin = summarischer Bedarf von Methionin + Zystin
2 In Gegenwart von Zystin = nicht zystinaustauschbarer Methioninbedarf
3 In Abwesenheit von Tyrosin = summarischer Bedarf an Phenylalonin + Tryptophan (ohne Angabe der Körpermaße berechnet)
4 In Gegenwart von Tyrosin = nicht tyrosinaustauschbarer Phenylaloninbedarf

Aber die alleinige Deckung des Bedarfs an essentiellen Aminosäuren genügt nicht. Untersuchungen, bei denen die essentiellen Aminosäuren als einzige Stickstoffquelle angegeben wurden, zeigten, daß man in diesem Fall hohe Mengen geben mußte, da die essentiellen Aminosäuren dazu auch den Stickstoff zur Biosynthese der nichtessentiellen Aminosäuren zur Verfügung stellen müssen. Eine ausschließliche Ernährung mit essentiellen Aminosäuren ist daher in einem hohen Maße unökonomisch.

Zum Eiweißaufbau benötigt der Körper jedoch neben den Grundsubstanzen zusätzliche Kalorien, idealerweise in Form von Kohlenhydraten 200 kcal/g Stickstoffzufuhr. Die von der Industrie gelieferten Lösungen enthalten Energielieferanten entweder in Form von Glukose (Aminosol, Alvesin) oder besser Sorbit (Aminofusin). Trotzdem ist die Verabreichung von Kalorienträgern in Form von Zuckerlösungen oder Fettemulsionen, die der Aminosäurezufuhr vorausgehen soll, wünschenswert. Die zusätzliche Gabe von anabolen Hormonen (Primobolan, Dianabol, Turinabol) fördert die Eiweißsynthese. Ein Teil der zugeführten Aminosäuren wird im Organismus direkt als Kalorienlieferant verbrannt. Durch die Nierenschwelle sind der Konzentration und Tropfgeschwindigkeit Grenzen gesetzt.

Infusionstechnik. Der Minimalbedarf beträgt 1 g/kg Körpergewicht/die. Die Tropfgeschwindigkeit soll nicht über 30 Tropfen/Minute, die Konzentration nicht über 5% liegen.

Zunächst werden Kalorienspender in Form von 5- bis 10%iger Glukoselösung oder Fettemulsion gegeben, dann erfolgt langsame Zufuhr des Aminosäurengemischs und anschließend wieder von 5%iger Glukoselösung.

Flüssigkeitshaushalt

Der menschliche Körper besteht zu 60% aus Wasser. Je nach Körperbau und Geschlecht verändert sich die Zusammensetzung. Tabelle 4 zeigt die Beziehung zwischen Flüssigkeitsräumen, Geschlecht und Körperbau in Prozenten des Körpergewichts.

Tabelle 4 (Angaben in %)

	Frau	Mann	Kind
Gesamtkörperwasser	54 (44–60)	60 (50–70)	77 (70–85)
intrazellulär	40 (30–45)	45 (35–50)	48 (45–50)
interstitiell	10 (10–15)	11 (10–18)	24 (20–28)
Plasma	4 (4–5)	4,5 (3,5–4,5)	5,5 (5–6)

Tabelle 5

Einfuhr		Ausfuhr		Intestinalkreislauf	
orale Flüssigkeit	1300 ml	Urin	1500 ml	Speichel	1000–1500 ml
in fester Nahrung	1000 ml	Stuhl	200 ml	Magensaft	2500 ml
Oxydationswasser	300 ml	Lungen	300 ml	Galle	750–1000 ml
		Haut	600 ml	Pankreassaft	1000 ml
				Darmsekrete	3300 ml
	2600 ml		2600 ml	etwa	8000–9000 ml

Diese rund 60% verteilen sich beim gesunden Menschen innerhalb des Körpers auf verschiedene Flüssigkeitsräume. Abbildung 8 orientiert über die Beziehung der einzelnen Flüssigkeitsräume zueinander. Einen Eindruck über den 24-Stunden-Umsatz von Flüssigkeit beim normalen Erwachsenen vermittelt Tabelle 5.

Die in den Intestinalkreislauf sezernierten Flüssigkeitsmengen werden normalerweise rückresorbiert. Bei Fisteln, liegenden Magen- oder Duodenalsonden und Durchfällen können jedoch beträchtliche Mengen an Flüssigkeit verlorengehen.

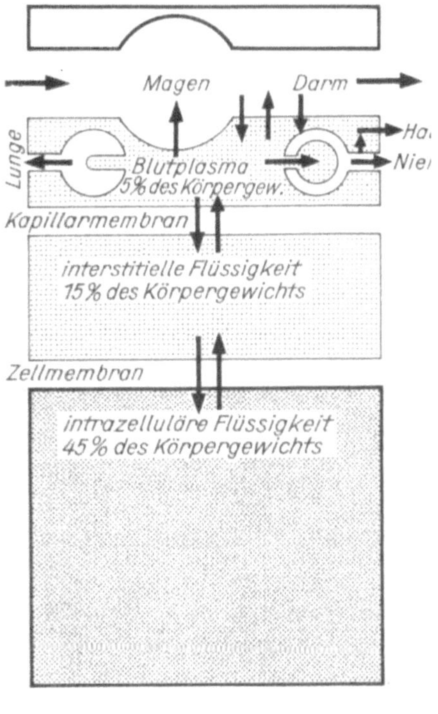

Abb. 8 Schema der Flüssigkeitsräume

Osmotischer Druck

Er ist für die Aufrechterhaltung des Flüssigkeitsgleichgewichts innerhalb des menschlichen Organismus von Bedeutung.

Osmolarität ist der osmotische Druck von 1 l Flüssigkeit mit einer bestimmten Anzahl von gelösten dissoziierten oder nichtdissoziierten Substanzen.

Osmolalität ist eine bestimmte Anzahl von gelösten dissoziierten oder nichtdissoziierten Substanzen in 1 l Wasser. Im normalen Serum beträgt sie 290 $\pm$ 5 mO.

Der Unterschied zwischen Osmolarität und Osmolalität ist im physiologischen Bereich relativ gering. Da die Messung mit dem Gefrierpunkterniedrigungsosmometer erfolgt, dieses jedoch die Osmolalität bestimmt, sollte man diesen Wert auch benutzen. Ist kein Gefrierpunktosmometer vorhanden, so kann man die Osmolalität aus der Natrium- und Kaliumserumkonzentration abschätzen:

$$\text{Osmolalität} = \text{Natrium in mval} + \text{Kalium in mval} \times 2.$$

Die Bedeutung der Osmolalität liegt in deren Einfluß auf die intrazelluläre Flüssigkeit. Normalerweise sind extra- und intrazelluläre Flüssigkeit im Gleichgewicht. Jede Änderung durch Zufuhr von hypertonen (Osmolalität über der der extrazellulären Flüssigkeit) oder hypotonen (Osmolalität unter der der extrazellulären Flüssigkeit) Lösungen führt, um das osmotische Gleichgewicht wiederherzustellen, zur kompensatorischen Änderung der intrazellulären Flüssigkeit. Ein normaler Gehalt an intrazellulärer Flüssigkeit ist aber für die Funktion jeder Zelle notwendig, weshalb der Aufrechterhaltung einer normalen Osmolalität und damit eines normalen osmotischen Drucks wesentliche Bedeutung zukommt.

Störungen des Flüssigkeitshaushalts

Diagnose und Therapie

Der menschliche Körper regelt seinen Flüssigkeitshaushalt über das Natrium. Die Bestimmung des Serumnatriumgehalts erlaubt deshalb einen Einblick in den Wasserhaushalt und gestattet bis zu einem gewissen Grad, ein vorhandenes Flüssigkeitsdefizit zu erkennen und zu berechnen. Eine Ungenauigkeit bildet lediglich der relativ breite Normalbereich von 135 bis 145 mval/l (Mittelwert 140 mval).

Berechnung des Flüssigkeitsdefizits aus dem Serumnatriumgehalt:

$$\frac{\text{Natrium-Ist} - \text{Natrium-Soll}}{\text{Natrium-Soll}} \times \text{kg} \times 0{,}2 = \text{Flüssigkeitsdefizit in l}$$

z. B. $\frac{150-140}{140} \times 70 \times 0{,}2 = 1\text{ l}$

kg $\times$ 0,2 = extrazellulärer Flüssigkeitsraum.

Neben Serumnatrium bietet der Hämatokrit eine weitere Möglichkeit der Orientierung über den Wasserhaushalt und ermöglicht mit der gemeinsamen Beurteilung des Serumnatriumgehalts eine Differentialdiagnose der verschiedenen Störungen.

Flüssigkeitsmangel

Isotoner Flüssigkeitsmangel

Ursache: gleichzeitiger Wasser- und Elektrolytverlust aus oder in den Magen-Darm-Trakt (Erbrechen, Fisteln, Ileus, Durchfälle usw.). Serumnatrium: normal. Harnausscheidung: vermindert. Hämatokrit: hoch. Therapie: Elektrolytlösungen in Glukose nach der Formel

$$\left(1 - \frac{40}{\text{Hämatokrit-Ist}}\right) \times \text{kg} \times 0{,}2 = \text{Defizit in l.}$$

Hypertoner Flüssigkeitsmangel

Ursache: ungenügende Flüssigkeitszufuhr bei Fieber, übermäßigem Schwitzen, ungenügender Anfeuchtung der Atemluft bei Sauerstoffzufuhr, Tracheotomie und künstlicher Beatmung. Serumnatrium: hoch. Harnausscheidung: vermindert. Hämatokrit: ansteigend. Therapie: 5,25%ige Glukoselösung unter Berechnung des Defizits aus dem Serumnatriumwert; Zusatz von Kaliumchlorid (40 bis 60 mval/24 Stunden).

Hypotoner Flüssigkeitsmangel

Ursache: ungenügende Zufuhr von elektrolytarmer Flüssigkeit bei relativ vermehrtem Elektrolytverlust (nach starkem Schwitzen, Durchfällen, unkritischer Diuretikatherapie). Serumnatrium: niedrig. Harnausscheidung: gering vermindert. Hämatokrit: erhöht. Therapie: Elektrolytersatz in Form einer Mischung von 3%iger Kochsalzlösung mit einem Drittel Natriumbikarbonat bis zur Normalisierung der Serumnatriumwerte nach der Formel Natriumdefizit = Natrium-Soll − Natrium-Ist × kg × 0,2.

Flüssigkeitsüberschuß

Isotoner Flüssigkeitsüberschuß

Ursache: Überwässerung mit physiologischer Kochsalzlösung bei geschädigter Nierenfunktion. Klinisch findet man Zeichen der Wasserretention und des Lungenödems. Serumnatrium: normal. Harnausscheidung: vermehrt. Hämatokrit: vermindert. Therapie: Flüssigkeitseinschränkung bei gleichzeitiger Kaliumzufuhr; Diuretika, Osmotherapie.

Hypertoner Flüssigkeitsüberschuß

Ursache: Zufuhr hypertoner Elektrolytlösungen und geschädigte Nierenfunktion (z. B. hypertone Kochsalzlösung zur Entwässerung bei Niereninsuffizienz). Serumnatrium: erhöht; Serumkalium: vermindert. Harnausscheidung: vermindert, hohes spezifisches Gewicht. Hämatokrit: vermindert. Therapie: isotone 5%ige Lävulose mit Kaliumzusatz.

Hypotoner Flüssigkeitsüberschuß (Wasservergiftung)

Ursache: Zufuhr von elektrolytfreien Lösungen nach größeren Verlusten von extrazellulärer Flüssigkeit (Glukoselösung nach Durchfällen, Schwitzen und Erbrechen). Serumnatriumgehalt: vermindert; Serumkaliumgehalt: vermindert. Harnausscheidung: zunächst Polyurie, dann Oligurie. Hämatokrit: erniedrigt. Therapie: unter Berechnung des Defizits mit Elektrolyten angereicherte Lävulose in geringer Menge und Diuretika.

Tabelle 6 gibt einen Überblick über die Störungen des Wasserhaushalts und Differentialdiagnose.

Tabelle 6

	Hämatokrit	Serum-natrium	Serum-kalium	Harnmenge
Normalwerte	40–42	135–145	3,8–4,5	1000–1500
isotone Dehydratation	+	n	n	—
hypertone Dehydratation	— (+)	(+)	—	—
hypotone Dehydratation	+	—	—	n
isotone Hyperhydratation	—	n	—	n
hypertone Hyperhydratation	—	+	—	+
hypotone Hyperhydratation	(—)	—	—	+ (—)

+ = erhöht, — = vermindert

Elektrolythaushalt

Dessen Regulation ist Aufgabe der Nieren. Tabelle 7 gibt Normalwerte der wichtigsten Elektrolyte im Serum, die Fehlerbreite der Laboratoriumsbestimmung, die normale Ausscheidung im Harn und den täglichen Bedarf an.

Tabelle 7

	Normalwert Serum mval/l	Fehlerbreite mval/l	Ausscheidung mval/l	Tagesbedarf mval/kg
Natrium	135–145	± 3 mval	80 mval	1,5 mval
Kalium	3,8–5,0	± 0,2 mval	50 mval	0,7 mval
Chlor	100–106	± 2 mval	100 mval	1,5 mval

Diagnose

Die Normalwerte stellen immer einen Normalbereich dar und können von Laboratorium zu Laboratorium verschieden sein. Es ist deshalb empfehlenswert, die eigenen Normalwerte für das jeweilige Laboratorium zu bestimmen und auf dem für die Weitergabe des Werts, bestimmten Formular einzutragen (Abb. 9). Nichts kann für einen Patienten gefährlicher sein, als ein falsches Laboratoriumsergebnis. Stimmen die Resultate nicht mit dem klinischen Bild überein, dann muß die Untersuchung wiederholt und der Patient erneut untersucht werden.

Der quantitative Ausgleich von Elektrolytstörungen erfolgt nach der Formel

$$\frac{\text{extrazelluläres Defizit}}{\text{in mval}} = \text{Elektrolyt-Soll} - \text{Elektrolyt-Ist} \times \text{kg} \times 0{,}2.$$

Bei vorhandener Störung sind die Ausscheidung im Harn ebenfalls zu bestimmen und eine Bilanz der Elektrolyte aufzustellen.

Name	Station	Datum

				Normalwerte
Serum:	K	______	mval	3,85 bis 5,0 mval
	Na	______	mval	140,0 bis 145,0 mval
	Kalzium	______	mg %	9 bis 11 mg%
Harn:	K	______	mval	
	Na	______	mval	
	Quotient	______		1 bis 2
	Kalzium	______	mg %	

______
MTA

Abb. 9 Formularblatt für Elektrolyte im Serum und Urin mit Normalwerten

Natrium

Da es zum Flüssigkeitshaushalt in enger Beziehung steht, wurde es bereits dort besprochen (s. S. 38/39).

Kalium

Vom Gesamtkaliumgehalt des Körpers von etwa 3500 mval befinden sich 98 bis 98% im intrazellulären Raum. Nur 2 bis 3% gehören dem extrazellulären Raum, von diesen etwa $^1/_3$ dem Plasma an. Dementsprechend können die Kaliumverluste geordnet werden:

1. primär intrazelluläre Verluste, entstanden durch Abgabe des intrazellulären Kaliums an die extrazelluläre Flüssigkeit (O_2-Mangel, verstärkter Abbau der körpereigenen Proteine, Erythrozytenzerfall in der Herz-Lungen-Maschine, zelluläre Dehydratation);
2. primär extrazelluläre Verluste (extrazelluläre Alkalose, diabetische Azidose, extrazelluläre hypotone Dehydrierung, Verluste durch den Verdauungstrakt) mit anschließendem sekundären intrazellulären Kaliumverlust.

Die unmittelbare Konsequenz der beschriebenen Kaliumverluste ist eine neue Elektrolytverteilung zwischen dem intra- und dem extrazellulären Raum. Pathophysiologisch kommt es unter diesen Umständen zu einer ernsthaften Störung des Ablaufs der biochemischen Elementarprozesse wie Erregung und Kontraktion sowie Störungen des intrazellulären Stoffwechsels.

Wenn auch der entscheidende Faktor das intrazelluläre Kalium ist und die Kontrolle des Serumspiegels nur in geringem Grad die wahren Verhältnisse reflektiert, so muß diese doch infolge des technisch großen Aufwands zur Bestimmung des intrazellulären

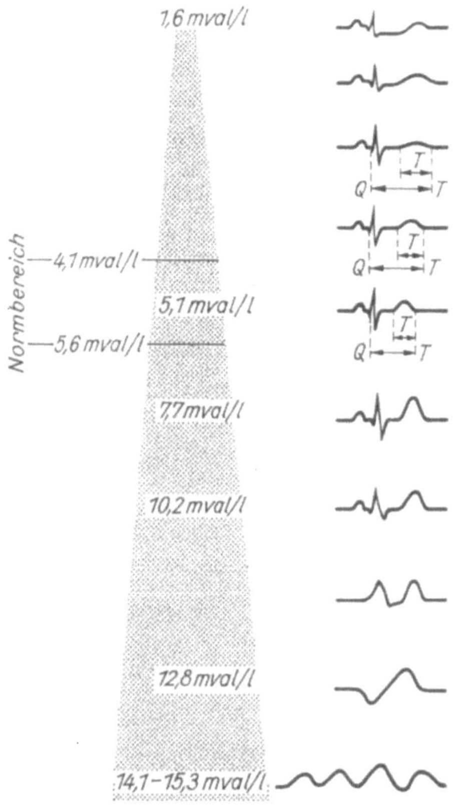

Abb. 10 Kaliämie und EKG

Kaliums in den meisten Fällen als Maß herangezogen werden. Eine weitere Methode zur Beurteilung des intrazellulären Kaliumgehalts ist das Elektrokardiogramm. Bei Kaliummangel nimmt das QT-Intervall zu, T wird immer mehr abgeflacht und die ST-Strecke gesenkt (Abb. 10).

Therapie. Ist der Organismus imstande, die eingetretenen Stoffwechselveränderungen noch zu regulieren, so ist die einfache parenterale Gabe von Kaliumchlorid die Therapie der Wahl. Die Erfahrungen zeigen jedoch, daß sich intrazelluläre Kaliumverluste, entstanden auf der Basis einer ungenügenden Sauerstoffversorgung der Gewebe (Herzinsuffizienz, Schockzustände jeglicher Art), durch die Substitution mit Kaliumchlorid nicht beherrschen lassen. Das therapeutische Problem liegt damit in der Wiederherstellung des intrazellulären Kationengleichgewichts, eine Aufgabe, die im Stadium eines O_2-Mangels nur durch selektive Einschleusung des Kaliums (und Magnesiums) in die Zelle erfüllt werden kann. Kalium-Magnesium-Aspartat ist eine solche Elektrolytschleppenverbindung mit einer spezifischen Affinität zum intrazellulären Raum.

Applikation und Dosierung. Je nach Art und Ausmaß der postoperativen Reaktionen des Organismus sowie nach Umfang des chirurgischen Eingriffs einerseits und dem Verhalten des Kaliumspiegels im Serum andererseits wird K-Mg-Aspartat entweder in Form einer Infusion oder einer konzentrierten Lösung angewandt. Infusionslösung (Inzollen) enthält in 500 ml Flüssigkeit 25 mval K-Aspartat sowie 12,5 mval Mg-Aspartat. Die konzentrierte Lösung enthält je 10 ml Flüssigkeit 2,775 mval Kalium und 1,390 mval Mg sowie Spurenelemente. Die Einflußgeschwindigkeit soll nicht über 20 mval/Stunde liegen, es sei denn, wenn dies unter EKG-Kontrolle wegen einer Digitalisüberdosierung oder einer Paralyse erforderlich ist (Behandlung der Hyperkaliämie insbesondere beim postoperativen Nierenversagen s. S. 48).

Die Berechnung des Kaliumdefizits erfolgt wie üblich nach der Formel

$$\text{Kaliumdefizit} = K_{\text{normal}} - K_{\text{ist}} \times \text{kg} \times 0{,}2,$$

wobei die so errechnete notwendige Kaliummenge für die ersten 24 Stunden verdoppelt werden kann, um dem täglichen Kaliumverlust durch die Urinausscheidung Rechnung zu tragen. Bei großen Operationen, insbesondere Operationen mit der HLM, werden Kaliummengen bis zu 50 mval Kalium/m² Körperoberfläche in 24 Stunden gegeben. Die Messung der intrazellulären Kaliumkonzentration verbessert die bisher in klinischen Untersuchungen üblichen Elektrolytbilanzierung wesentlich. Das intrazelluläre Kalium wird mit der Formel

$$K_i = K_{Ges} - \frac{K_e}{5} \times 1{,}25 \text{ mval/kg Feuchtigkeit}$$

berechnet, wobei K_i = Kalium intrazellulär, K_{Ges} = Gesamtkaliumgehalt des untersuchten Gewebes und K_e = Kalium extrazellulär (Serum) bedeutet. Das Gewebe wird durch eine Probeexzision bzw. Biopsie gewonnen.

Magnesium (Normalwert 1,5 bis 2 mval/l) ist ein notwendiger Bestandteil der meisten Enzyme, während *Kalzium* (Normalwert 4,5 bis 5,2 mval/l) sowohl für die Muskelkontraktion als auch für die Blutgerinnung notwendig ist. Erhöhter Kalzium- oder Magnesiumspiegel führt zu Lethargie, Übelkeit und Erbrechen; abnorm niedrige Serumkonzentrationen rufen dagegen Muskelspasmen und Tetanie hervor.

Postoperative oder -traumatische Veränderungen

Flüssigkeits- und Elektrolythaushalt sind eng miteinander verbunden. Die Regulation erfolgt zentral gesteuert und – hormonell von den Nebennieren über das Aldosteron beeinflußt – hauptsächlich durch die Nieren. Nach Operation oder Trauma werden Flüssigkeit und Natrium retiniert. Das Ausmaß hängt dabei sowohl von der Schwere des Traumas als auch vom präoperativen Zustand des Patienten und von der intraoperativen Flüssigkeitszufuhr ab.

Am 2. oder 3. postoperativen Tag kommt die Diurese, dann die Natriurie wieder in Gang und kompensiert durch Überschießen die mangelhafte Ausscheidung der ersten Tage. Unterstützt wird dieser Vorgang durch einen regelmäßig postoperativ vorhandenen Hyperaldosteronismus, der in seinem Ausmaß und in seinen Wirkungen mit der Größe des Traumas in Beziehung steht.

Da der gesamte Mechanismus in gewisser Weise von der Zufuhr abhängig ist, können eine gezielte Flüssigkeits- und Elektrolyttherapie in der postoperativen Phase etwa vorhandene Störungen ausgleichen.

Therapie

Für die Praxis unterscheidet man drei Gruppen von Patienten, die einer verschieden ausgerichteten Therapie bedürfen:

1. Patienten mit präoperativ *normalem* Elektrolyt- und Flüssigkeitshaushalt sowie postoperativ zu erwartender *normaler* Nieren- und Herzkreislauffunktion;

2. Patienten mit präoperativ *gestörtem* Elektrolyt- und Flüssigkeitshaushalt sowie postoperativ zu erwartender *normaler* Nieren- und Herzkreislauffunktion (Ileus, Vergiftungen, Verbrennungen usw.);

3. Patienten mit präoperativ *normalem* Elektrolyt- und Flüssigkeitshaushalt sowie postoperativ zu erwartenden *Komplikationen* von seiten der Nieren- und Kreislauffunktion (nach Operationen in extrakorporaler Zirkulation, präoperativ myokardial

Postoperative Flüssigkeitsbilanz

Name ____________________
Datum ____________________
bis zum nächsten Tag 7,00 Uhr

Verordnungen:

1. Harnmenge ersetzen durch

____

2. ________ m^2 ________ ml = ________ Glukose $5^0/_0$ bis morgen früh

____

____

____

Zufuhr			Ausfuhr			
Zeit		Menge	Zeit	Harnmenge	spezifisches Gewicht	Magensaft u. a.
Summe			Summe			
			Perspiratio insensibilis:			

Kommentar:

Abb. 11 Flüssigkeitsbilanzblatt für 24 Stunden

geschädigte Patienten, Patienten mit intraoperativen Komplikationen, nach erfolgreicher Wiederbelebung, nach ausgedehnten Operationen in extrakorporaler Zirkulation, nach Nierentransplantationen, nach Fehltransfusionen usw.).

Flüssigkeitsbilanz

Um eine postoperative oder -traumatische Beurteilung der Nierenfunktion und damit des Flüssigkeits- und Elektrolythaushalts zu ermöglichen, ist eine genaue Bilanz notwendig. Da die Nierenfunktion und damit die Ausscheidung normalerweise einem gewissen physiologischen Rhythmus folgen, soll zum Unterschied von der Blutbilanz die Flüssigkeitsbilanz täglich neu begonnen werden, am besten um 7 Uhr morgens, da zu diesem Zeitpunkt auch der Schichtwechsel der Schwestern vor sich geht und aus der letzten 24-Stunden-Bilanz die Flüssigkeitsmenge für die nächsten Stunden verordnet werden kann. Neben der Art der zuzuführenden Flüssigkeit ist vom Arzt auch die Einlaufgeschwindigkeit anzugeben. Abbildung 11 zeigt ein entsprechendes Flüssigkeitsbilanzblatt für 24 Stunden. Da selbst eine genaue Bilanz keinen absoluten Schutz vor zu geringer oder übermäßiger Flüssigkeitszufuhr darstellt, ermöglicht die tägliche Gewichtskontrolle der Patienten, die Flüssigkeitsbilanz zu überprüfen. Das Wiegen des Patienten gibt allerdings keinen Aufschluß darüber, in welchem der Räume sich die Flüssigkeit befindet, doch können damit wenigstens grobe Fehler des Flüssigkeitshaushalts erkannt werden. Nach einer Gewichtszunahme am 1. postoperativen Tag ist in den folgenden Tagen eine nach der Schwere des Traumas unterschiedliche tägliche Gewichtsabnahme von 150 bis 250 g normal. Zusätzlich ist die tägliche Flüssigkeitsendbilanz in eine für den gesamten Zeitraum laufende Bilanz einzutragen. Besonders wenn kein tägliches Wiegen oder keine täglichen Serumelektrolytkontrollen durchgeführt werden können, kann es leicht unbemerkt zur Überwässerung des Patienten kommen.

Zuzuführende Menge

Da in den ersten postoperativen 24 Stunden Natrium und Wasser retiniert werden, soll die Flüssigkeitszufuhr entsprechend eingeschränkt werden. Vom 1. Tag bis zum nächsten Morgen verbleiben in der Regel noch etwa 18 Stunden, weshalb die zu verabfolgende Flüssigkeitsmenge am Operationstag ungefähr die Hälfte des Flüssigkeitsbedarfs von 24 Stunden beträgt, also etwa 15 ml/kg Körpergewicht einschließlich der bereits während der Operation verabreichten Menge. In den folgenden Tagen kann dann der Normalbedarf von 25 bis 30 ml/kg gegeben werden.

Diese Werte gelten für Patienten der 1. Gruppe mit

normaler Temperatur,
normalem präoperativen Flüssigkeits- und Elektrolythaushalt,
normaler Nierenfunktion,
normaler Herz-Kreislauf-Funktion und
ohne zusätzlichen Flüssigkeitsverlust.

Bei Temperatursteigerung über 38 °C erhöht sich der Flüssigkeitsbedarf um etwa 10 ml/kg Körpergewicht je °C und bei starker Schweißsekretion um weitere 10 ml/kg. Diese zusätzlichen Flüssigkeitsmengen sollte man jedoch nach dem klinischen Bild dosieren. Abnorme Flüssigkeitsverluste durch Fisteln, Erbrechen, Durchfälle, beim

Ileus und bei Verbrennungen müssen bei der Bilanz gesondert in Betracht gezogen und quantitativ ersetzt werden. Bei Verlusten aus dem Magen-Darm-Trakt werden je nach dem Ausgangspunkt die Ersatzflüssigkeiten variiert, um der verschiedenen Zusammensetzung der Sekrete zu entsprechen. Der Ersatz soll mit diesen Lösungen Liter für Liter des zusätzlichen Verlusts erfolgen, wobei man bei fehlender Kontraindikation je Liter zuzuführender Flüssigkeit 20 mval Kaliumchlorid hinzufügen soll (Tab. 8).

Tabelle 8

Verlust von	5,25%ige Glukose	0,9%ige NaCl in Glukose	Natriumbikarbonat 1 molar
Magensaft	33%	67%	0
Dünndarm	20%	70%	10%
Galle	0	67%	33%
Pankreas	0	50%	50%

Bei Patienten der 2. Gruppe mit *präoperativ gestörtem* Wasser- und Elektrolythaushalt gelten diese Faustregeln nicht, und die Behandlung in der postoperativen Periode soll nach den auf Seite 38/39 angegebenen Richtlinien erfolgen. Eine Berechnung ermöglichen die Serumnatriumkontrolle, der Hämatokrit und das klinische Bild.

Bei Patienten der 3. Gruppe mit *präoperativ normalem* Wasser- und Elektrolythaushalt sowie postoperativ zu erwartenden oder bereits eingetretenen Störungen im Herz-Kreislauf-System und in der Nierenfunktion, die in erster Linie durch Überfüllung gefährdet sind, ist es angebracht, nur den Mindestbedarf zu decken und die weitere Zufuhr nach der Harnproduktion auszurichten. Wählt man die Harnproduktion als Basis für den Flüssigkeitsersatz und addiert die entsprechende Menge, die sich aus dem insensiblen Flüssigkeitsverlust durch Haut und Lungen sowie einem eventuellen Mehrbedarf bei Temperatursteigerung zusammensetzt, so wird eine beweglichere Bilanzierung möglich. Diese verhindert, daß bei schlechter Nierenfunktion eine Überwässerung auftritt, während bei künstlich verstärkter Diurese durch Mannitol der übermäßige Flüssigkeitsverlust kompensiert wird. Um ein Aufschaukeln und damit eine Überlastung des Kreislaufs und der Nieren zu vermeiden, muß man die Flüssigkeitsmenge jedoch nach oben hin begrenzen. Diese Grenze soll bei gefährdeten Patienten unter der Voraussetzung eines normalen Konzentrationsvermögens der Niere bei etwa 20 ml/kg Körpergewicht liegen (Tab. 9).

Tabelle 9 Behandlungsschema

erster postoperativer Tag bis 7 Uhr früh	Zufuhr = Harnmenge + 8 ml/kg Körpergewicht
folgende Tage	Zufuhr = Harnmenge + 15 ml/kg Körpergewicht

Die Zusammensetzung der zu infundierenden Lösung soll der Natriumretention, dem Elektrolytminimalbedarf und einer in den ersten Stunden nicht sichtbar zu beurteilenden Nierenschädigung Rechnung tragen, d. h. kaliumarm sein.

Für die Praxis hat sich die Mischung RINGER- und 5,25%ige Glukoselösung oder Lävulose im Verhältnis 1:2 bis 3 bewährt. Mit der oralen Flüssigkeitsgabe soll so früh wie möglich begonnen werden.

Postoperatives Nierenversagen

Ursachen

Bei längeren Perioden allgemeiner intra- oder postoperativer Hypotonie und bei längerer Unterbrechung der Blutversorgung der unteren Körperhälfte (Aortenisthmusstenose ohne ausgeprägten Kollateralkreislauf, Aneurysmen der Aorta abdominalis), kommt es zur Hemmung der besonders hypoxieempfindlichen Natriumrückresorption und parallel zur Schwere der Tubulusschädigung reflektorisch zu einem Spasmus der Vasa afferentia. Dieser kann die Phase der eigentlichen Hypotonie noch beträchtlich überdauern. Es kommt zur Oligoanurie mit Werten von unter 300 ml/24 Stunden, die bis zum Einsetzen der polyurischen Phase, die mit der beginnenden Reparation des tubulären Apparats zusammenfällt, anhält. Die Oligoanurie bewirkt eine Ansammlung von Abfallprodukten des Eiweißstoffwechsels, wie Reststickstoff und Harnstoff, und der Kaliumgehalt des Blutes steigt an. Eine Zunahme des Serum-Rest-N von 40 mg%/24 Stunden ist beim anurischen Patienten zu erwarten, doch kann bei vermehrtem Eiweißzerfall in der postoperativen katabolen Phase der Anstieg wesentlich rascher vor sich gehen. Über die polyurische Phase mit Harnmengen bis zu 5 l und der damit verbundenen Gefahr einer Hypokaliämie geht die Nierenfunktionsstörung in die regenerative Phase über, die bei vorher nicht geschädigter Niere im Verlauf von Wochen und Monaten bis maximal 1 bis 2 Jahren zur vollständigen Wiederherstellung führen kann.

Diagnose

Harnmenge. Die Diagnose des postoperativen Nierenversagens stützt sich in erster Linie auf die stündliche Messung der Harnausscheidung (normal 30 bis 40 ml/Stunde), die in 24-Stunden-Portionen gesammelt werden muß. *Eine Harnmenge von unter 20 ml/Stunde*, das sind unter 480 ml/24 Stunden beim Erwachsenen ist ein Grund, den Ursachen nachzugehen, d. h. zunächst die Überprüfung des freien Abflusses und das Ausschalten eines Flüssigkeitsmangels. Der Versuch, die Differentialdiagnose Flüssigkeitsmangel–Nierenversagen dadurch zu sichern, indem man rasch eine größere Menge 5%ige Glukoselösung infundiert und die Diurese registriert, ist wegen der Gefahr einer Kreislaufüberlastung abzulehnen. Eine sofortige Diagnose zieht außerdem keine sofortigen therapeutischen Konsequenzen nach sich. Die 24-Stunden-Harnmenge wird auf spezifisches Gewicht, Elektrolyt-, Harnstoffgehalt und Sediment untersucht.

Spezifisches Gewicht. Zur Beurteilung der Nierenfunktion, d. h. der Konzentrationsfähigkeit, ist das spezifische Gewicht des Harns nur ein sehr bedingtes Maß. Während ein niedriges spezifisches Gewicht auf eine schlechte Konzentrationsfähigkeit hinweist, kann ein erhöhtes oder normales auch durch Anwesenheit von Eiweiß, hochmolekularen Zuckern (Dextran, Mannit, Xylit) hervorgerufen werden, ohne daß die Konzentrationsfähigkeit gestört ist.

Harnstoffkonzentration im Harn. Werte über 1100 mg/100 ml Harn beweisen eine ausreichende Nierenfunktion.

Bei postoperativem Nierenversagen lassen mindestens *eine tägliche Kontrolle des Serum-Rest-N*, *Serumharnstoffs* sowie der *Serumelektrolyte Natrium* und insbesondere des *Serumkaliums* den Verlauf beurteilen.

Klinische Symptome. Der klinische Befund des Patienten gibt meist hinreichend sicheren Aufschluß, ob ein Flüssigkeitsmangel vorliegt. Hautturgor sowie Feuchtigkeitsgrad der Schleimhäute und der Zunge lassen einen solchen meist leicht erkennen. Ödeme schließen die Diagnose eines Wassermangels aus. Die eigentlichen klinischen Symptome der Urämie, wie Verwirrtheit, Erbrechen, Blutungsneigung, Blutungen aus Schleimhäuten und kardiale Unregelmäßigkeiten, zeigen sich oft erst bei Blutharnstoffwerten über 350 mg%.

Therapie

Besser als jede Therapie ist die Prophylaxe. Ein während der gesamten intra- und postoperativen Phase aufrechterhaltender Blutdruck von systolisch über 90 mm Hg und eine ausreichende Sauerstoffsättigung des Blutes können ein postoperatives Nierenversagen meist verhindern. In einigen Fällen (Isthmusstenosen, extrakorporaler Kreislauf mit niedrigem Perfusionsvolumen, tiefe Hypothermie, Kreislaufunterbrechung usw.) läßt sich eine längere Ischämie der Nieren jedoch nicht vermeiden. Es zeigte sich aber, daß eine die Niere in der polyurischen Phase treffende Ischämie besser toleriert wird. *Deshalb soll bei entsprechend gefährdeten Patienten während der Operation eine ausreichende Diurese erhalten werden.* Dies erreicht man durch intraoperative Gaben von Rheomakrodex, Mannitol und 5%iger Glukoselösung über den normalen Flüssigkeitsbedarf hinaus. Kommt es in der postoperativen Phase trotzdem zum Nierenversagen, dann muß therapeutisch versucht werden, durch konservative Maßnahmen die kritische Zeit bis zum Wiedereinsetzen der Diurese und damit der Regeneration des Tubulusapparats zu überbrücken.

Zu Beginn der oligurischen Phase kann durch Infusion von etwa 1 bis 2 ml Mannitol je kg Körpergewicht der *»einmalige Versuch«* unternommen werden, eine Diurese in Gang zu bringen. Auch durch Zufuhr von Furosemid (Lasix) in einer Dosierung von bis zu 1000 mg (50 Ampullen à 20 mg auf 250 ml 5%ige Lävulose) oder Etacrynsäure (Hydromedin) bis zu 200 mg kann zu diesem Zeitpunkt unter Umständen noch eine ausreichende Diurese erzielt werden. Weitere Bemühungen sind meistens sinnlos.

Die Behandlung des postoperativen Nierenversagens gliedert sich in verschiedene Teilgebiete:

1. *Wasser- und Elektrolythaushalt.* Die Vermeidung einer Überwässerung durch Zufuhr des Mindestbedarfs an Flüssigkeit ist anzustreben. Dieser errechnet sich aus der Harnmenge und dem Flüssigkeitsverlust durch Haut und Lungen abzüglich dem beim Stoffwechsel frei werdenden Oxydationswasser (s. S. 37). Er beträgt bei normaler Körpertemperatur etwa 300 ml/m^2/24 Stunden. Durch die fehlende Kaliumausscheidung ist beim akuten Nierenversagen jede Kaliumzufuhr zu vermeiden! Bei erhöhtem Kaliumspiegel (über 6 mval) kann man Resonium A als Ionenaustauscher per os 15 g alle 6 Stunden oder rektal 40 g alle 6 Stunden verwenden. Es gelingt damit, den Kaliumspiegel innerhalb von 48 Stunden meist wieder auf normale Werte zu senken. Ist der Kaliumspiegel unbemerkt auf Werte über 7 mval gestiegen, so kann die Gabe von 100 ml 40%iger Glukoselösung mit 50 IE Insulin oder 20 bis 30 ml 10%ige Kalziumglukonatlösung intravenös die akute Gefahr vorübergehend bannen und Zeit zur Einleitung anderer Maßnahmen gewinnen. Ein Serumkaliumgehalt von über 7 mval ist eine Indikation zur Dialyse.

2. *Ernährung.* Jeder vermehrte Eiweißabbau führt zum Freiwerden von harnpflichtigen Substanzen. Es gibt bis heute kein Mittel, den postoperativen Eiweißabbau in der katabolen Phase vollständig zu unterbinden. *Eiweißfreie Ernährung* und Zufuhr der

nötigen Kalorien (30 kcal/kg Körpergewicht/24 Stunden) in Form von Kohlenhydraten und Fett bei gleichzeitiger Gabe von anabolen Hormonen können ihn jedoch auf ein Mindestmaß beschränken und den Zeitpunkt einer notwendig werdenden Dialyse hinausschieben.

3. *Allgemein medikamentöse Behandlung.* Urämische Patienten sind besonders infektionsgefährdet. Die prophylaktische Applikation von Antibiotika ist angezeigt, doch sind dabei gewisse Richtlinien zu beachten, da ihre biologische Halbwertszeit vom Glomerulusfiltrat in Abhängigkeit steht (s. S. 31). Ähnliches gilt auch für Digitalis und Barbiturate.

4. *Dialyseverfahren.* Ein Serumkaliumgehalt von über 7 mval und das Auftreten klinischer Symptome der Urämie, die jedoch erst bei Harnstoffwerten über 300 mg sichtbar werden, sind Indikationen zur Dialyse. Prinzipiell stehen uns dazu die extrakorporale Hämodialyse und Peritonealdialyse zur Verfügung. Die extrakorporale Hämodialyse hat den Vorteil der raschen Wirkung, aber den Nachteil eines großen apparativen Aufwands, einer Heparinisierung des Patienten und birgt die Gefahr der Volumenüberlastung. Die Peritonealdialyse leistet dagegen nur etwa 20% der Hämodialyse je Zeiteinheit. Sie kann aber ohne größeren personellen und labortechnischen Aufwand betrieben werden. Wenn die Wach- oder Intensivbehandlungsstation keine Hämodialyseeinheit besitzt, dann ist es einfacher und besser, eine Peritonealdialyse durchzuführen, als den Patienten zusätzlich den Gefahren eines Transports auszusetzen.

Peritonealdialyse. Mit dieser relativ einfachen und wirkungsvollen Maßnahme sollte man wegen der weniger raschen Wirkung frühzeitig beginnen. Das Peritoneum hat eine Fläche von etwa 2,2 m², ist für Harnstoff und Elektrolyte, nicht aber für Eiweiß permeabel. Zur Peritonealdialyse stehen im wesentlichen zwei Elektrolytlösungen unterschiedlicher Osmolarität zur Verfügung. Bei Bedarf und länger dauernder Peritonealdialyse kann Kalium (5 mval/1000 ml Dialysierflüssigkeit) hinzugefügt werden. Bei fehlender Flüssigkeitsretention benutzt man die Lösung mit einer Osmolarität von etwa

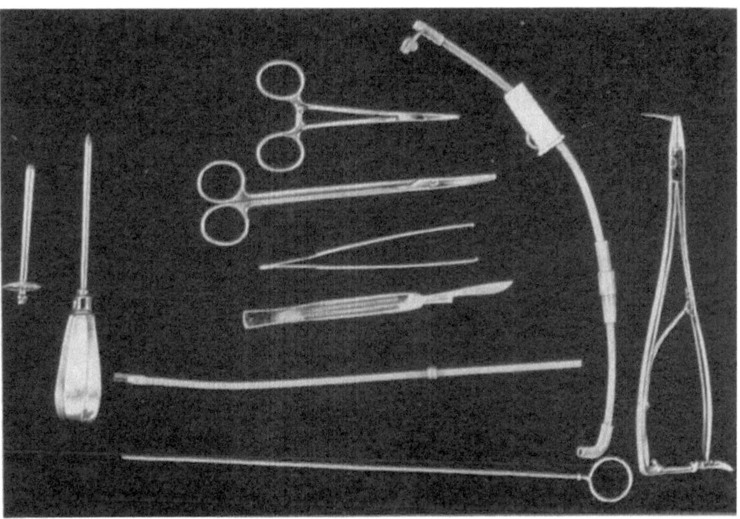

Abb. 12 Instrumente zur Peritonealdialyse

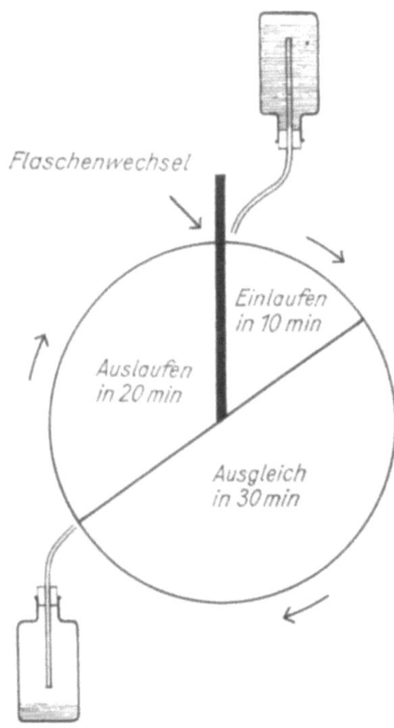

Abb. 13a Schematische Darstellung einer Peritonealdialyse

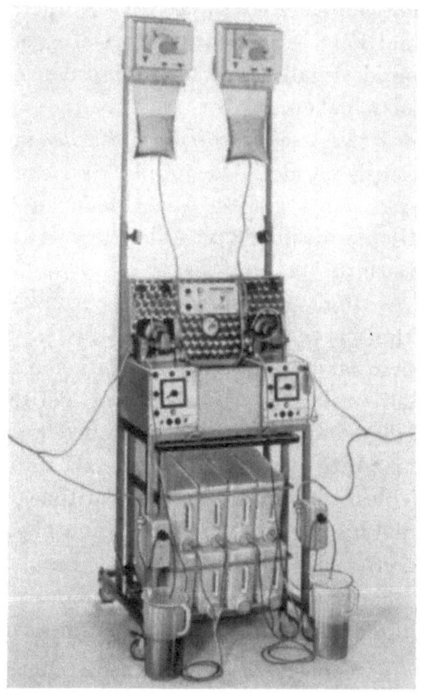

Abb. 13b Peritokomb (nach Streicher)

375 mO, während man durch Verwendung der höher molekularen (etwa 675 mO) schon innerhalb kurzer Zeit große Mengen übermäßig vorhandener Gewebsflüssigkeit entziehen kann.

Kontraindikationen zur Peritonealdialyse sind Peritonitis, Ileus und Adhäsionen.

Technik:

1. Blase entleeren(!);
2. Rasieren und Desinfektion der Haut des gesamten Unterbauchs;
3. steriles Abdecken;
4. in Lokalanästhesie wird in der Mitte zwischen Nabel und Symphyse nach kleiner Hautinzision über einen Trokar ein Polyäthylenkatheter mit 60 bis 80 kleinen Löchern bis in das kleine Becken vorgeschoben und durch Matratzennaht an der Haut fixiert. Bei dünnen Bauchdecken kann man auch den Stilettkatheter ohne Benutzung eines Trokars direkt einstechen;
5. über ein Schlauchsystem läßt man nun 2 l der auf Körpertemperatur vorgewärmten Dialysierflüssigkeit innerhalb von 10 Minuten einlaufen;
6. 30minütige Pause zum Ausgleich;
7. Senken der Flaschen. Die Flüssigkeit soll innerhalb von 20 Minuten wieder ablaufen. Abbildung 13a veranschaulicht das Vorgehen.

Wesentlich vereinfacht wird das Vorgehen durch die Verwendung vollautomatischer Geräte wie das von Streicher und Fresenius (Abb. 13b), bei welchem die Vorgänge weitgehend automatisch ablaufen. Nach Festlegung der Dialysierflüssigkeit wird diese in Form von vier 10-l-Kanistern im Unterteil des Apparats gelagert und die zuzuführende Menge beim Erwachsenen etwa 1 bis 1,5 l je Dialysiervorgang auf einer Waage eingestellt. Eine Pumpe fördert die auf Körpertemperatur vorgewärmte Dialysierflüssigkeit in einen an dieser Waage hängenden Vorratsbehälter, aus dem nach Knopfdruck der Dialysiervorgang beginnt. Der Schwere nach läuft die Dialysierflüssigkeit in die Peritonealhöhle ein. Ist der Vorratsbehälter leer, schaltet der Automat auf Auslauf um, während in der Zwischenzeit die Pumpe wieder frische Dialysierflüssigkeit aus den Kanistern in das an der Waage befindliche Vorratsgefäß pumpt. Nach vollständiger Entleerung der Peritonealhöhle wird von Hand durch Knopfdruck der nächste Dialysiervorgang gestartet.

Kontrollen während der Peritonealdialyse:

Serumharnstoff, Kreatinin, Serumelektrolyte, Kalium, Natrium;

Hämatokrit;

Flüssigkeitsbilanz (Dialysebilanz, orale und intravenöse Flüssigkeitszufuhr – Harnausscheidung);

tägliche Gewichtskontrolle (Bettwaage);

klinische Untersuchung (Ödeme, Lungenödem, Herz und Kreislauf);

Röntgenuntersuchung des Thorax (Lungenödem), Elektrokardiogramm (Veränderungen des Kaliumhaushalts).

Die Peritonealdialyse soll bis zur Normalisierung der Serumwerte fortgesetzt werden. Dies kann bis zu 48 Stunden in Anspruch nehmen. Dann kann eine tägliche Dialyse von 6 bis 8 Stunden die Serumwerte auf normaler Höhe halten.

Patientenüberwachung

Für die praktische Durchführung der Überwachung vitaler Funktionen auf einer Wach- oder Intensivbehandlungsstation hat es sich bewährt, diese Patienten nach der Schwere des Eingriffs und den zu erwartenden Komplikationen in zwei Gruppen einzuteilen und ihre Überwachung danach auszurichten:

eine *Routineüberwachung* (1. Gruppe) für Patienten, die infolge der Größe des Eingriffs einer routinemäßigen Kontrolle auf der Wach- oder Intensivbehandlungsstation bedürfen, bei denen aber erfahrungsgemäß keine Komplikationen zu erwarten sind. Dazu gehören alle nicht erweiterten Lungenresektionen bzw. Pneumonektomien, alle Eingriffe an den großen Gefäßen, alle geschlossenen kardiochirurgischen Operationen bei präoperativ kompensierten Patienten, alle Eingriffe in Oberflächenhypothermie u. a. Diese Routineüberwachung stellt ein Minimum an Überwachung dar, ist aber durchaus in der Lage, eventuell auftretende Komplikationen rechtzeitig zu erkennen und, falls erforderlich, die Intensivüberwachung einzuleiten;

eine *Intensivüberwachung* (2. Gruppe) für Patienten, die in extrakorporaler Zirkulation operiert wurden, bewußtlosen Patienten, Beatmungspatienten, Patienten nach Herz- oder Kreislaufstillstand und alle Patienten, bei denen während der Routineüber-

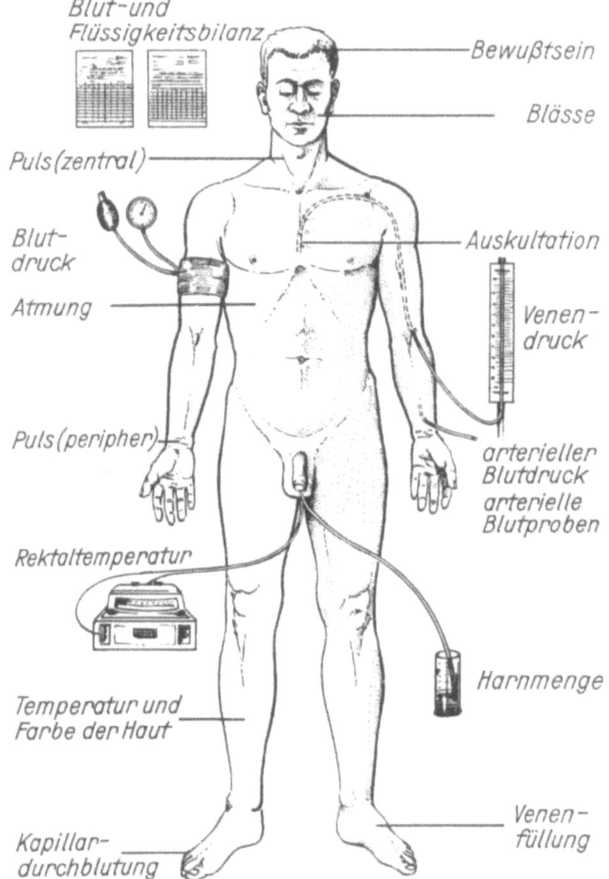

Abb. 14 Schematische Darstellung der Intensivüberwachung eines Patienten auf einer Frischoperiertenstation

wachung Komplikationen auftraten. Beide Überwachungsformen umfassen die Kontrolle des *Bewußtseins*, *Herz-Kreislauf-Systems* und *Gasaustauschs*. Abbildung 14 gibt einen Überblick der zur Beurteilung dieser Funktion zugänglichen klinischen Kriterien.

Die *Routineüberwachung* kontrolliert:

1. Grad des Bewußtseins (Unruhe, Ansprechbarkeit);
2. Atmung (Atemgeräusch, -tiefe, -frequenz);
3. Blutdruck (unblutig);
4. Puls (peripher, zentral, Füllung und Frequenz);
5. periphere arterielle Zirkulation;
6. Temperatur und Farbe der Haut;
7. Füllung der peripheren Venen am Fuß- und Handrücken;
8. Blutbilanz;
9. Flüssigkeitsbilanz.

Die Intensivüberwachung (Abb. 15) umfaßt:

1. bis 9. der vorstehenden Routineüberwachung, ferner
10. zentralen oder peripheren venösen Druck;

11. Druck im linken Vorhof;
12. arteriellen Blutdruck direkt über Verweilkatheter oder Kanüle in der A. radialis oder A. femoralis;
13. stündliche Messung der Harnausscheidung bei liegendem Dauerkatheter;
14. arterielle und venöse Blutgasanalysen (nach ASTRUP);
15. Messung des aktiven Blutvolumens mit radioaktivem Jodalbumin^{131}, ^{125}, Chrom^{51}-markierte Erythrozyten;
16. Messung des Atemminutenvolumens und der Atemfrequenz bei beatmeten Patienten;
17. 18.

Die noch offenen Punkte zu füllen, muß Aufgabe der Zukunft sein. Wünschenswert wären die fortlaufende Messung und Registrierung des Herzminutenvolumens, der O_2-Sättigung des Blutes, des pH usw.

Obwohl Hirntätigkeit, Herz-Kreislauf-System und Gasaustausch als die wichtigsten Funktionen des menschlichen Organismus in so direkter Beziehung und Abhängigkeit zueinander stehen, daß jede Schädigung, die den Körper an einem dieser Punkte trifft, auch unwillkürlich das andere System in Mitleidenschaft zieht, ist es sinnvoll, die Aufgaben der Intensivüberwachung und -behandlung zumindest aus didaktischen Gründen in die Hauptkapitel Hirnfunktion – Herz-Kreislauf-System – Atmung zu unterteilen.

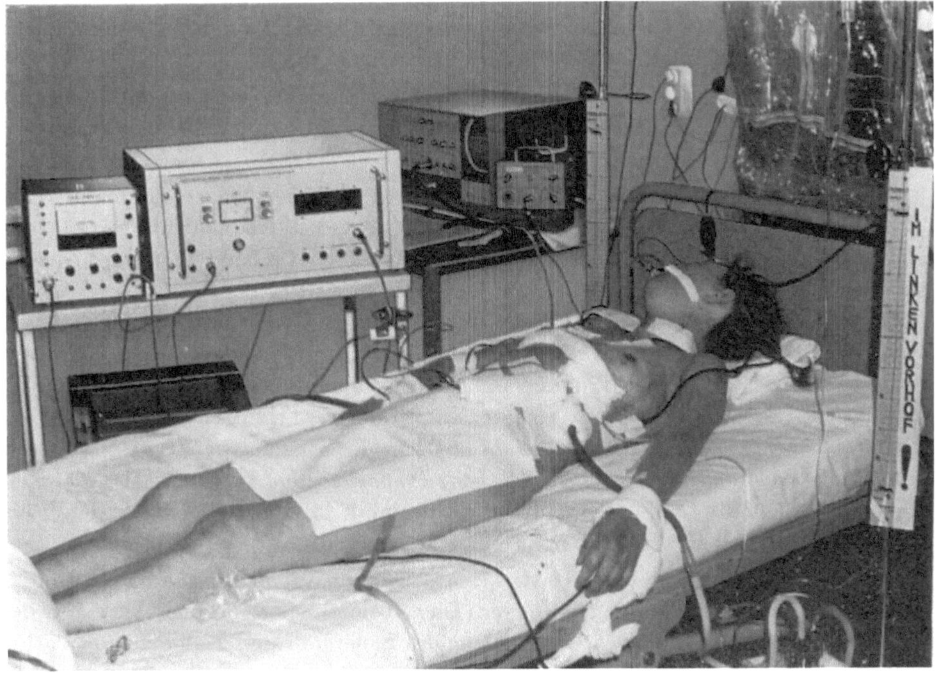

Abb. 15 Die praktische Durchführung der Intensivüberwachung eines Patienten auf einer Frischoperiertenstation inklusive direkte Messung des arteriellen Blutdrucks über Verweilkatheter, Messung des Herzzeitvolumens mittels Kälteverdünnungsmethode und Messung des Drucks im linken Vorhof

Überwachung der Hirnfunktion

Ist ein Patient *wach* und *ansprechbar*, so sind seine zerebrale Durchblutung intakt und der Sauerstoffbedarf des Hirns gedeckt. Dies gilt jedoch nur für die Hirndurchblutung selbst, da das Hirn als lebenswichtiges Organ bis zuletzt in einen Notfallkreislauf eingeschaltet bleibt. *Die Ansprechbarkeit eines Patienten ist aber kein Maß für die allgemeine Gewebsperfusion*; denn der Gesamtorganismus kann sich durchaus schon im Stadium der Zentralisation mit Hypoxie und Azidose befinden. Die regelmäßige Überprüfung des neurologischen Status läßt eine Störung der Hirnfunktion meist rasch erkennen. Die klinischen Zeichen betreffen dabei Veränderungen der Bewußtseinslage, Pupillenreaktion, pathologische Reflexe, Temperatursteigerungen und Halluzinationen. Benommenheit und zunehmende Unruhe beim ursprünglich wachen Patienten sollten stets unsere Aufmerksamkeit erregen; sie sind keinesfalls Indikationen zur »Dämpfung« durch Analgetika oder Sedativa.

Bewußtseinsstörungen

Ursachen

1. *Anoxie bzw. Verminderung der Hirndurchblutung.* Eine vollständige Anoxie wird meist durch Kreislaufstillstand ausgelöst. Dieser kann spontan auftreten oder induziert sein, z. B. bei Operationen in Oberflächenhypothermie. Zu Schäden kommt es, wenn die Ischämietoleranzgrenze des Hirns (4 min in Normothermie) überschritten wird. Eine Verminderung der Hirndurchblutung entsteht in erster Linie beim myokardialen Versagen und in der Endphase des Volumenmangelschocks.

2. *Folgen einer Embolie.* Aus dem linken Herzen stammende *korpuskuläre Embolien* sind relativ häufig nach digitaler oder instrumenteller Eröffnung der Mitral- oder Aortenklappen sowohl intra- als auch postoperativ.

Fettembolie. Bei stumpfen ausgedehnten Traumen, Brüchen langer Röhrenknochen und gleichzeitig bestehendem Schock wird Fett aus den traumatisierten Gebieten via Ductus thoracicus in den Kreislauf eingeschwemmt und gelangt über arteriovenöse Anastomosen in atelektatischen Lungenbezirken in das Hirn.

Nach freiem Intervall treten Bewußtseinstrübungen, Atemstörungen, zunehmende Zyanose, Temperatur- und Pulsanstieg sowie Petechien am Stamm auf. In einer Thoraxaufnahme zeigen sich wolkige Trübungen. Fetttröpfchen im Augenhintergrund und der histologische Nachweis von Fett in der petechial veränderten Haut sichern die Diagnose. *Konsequente Schockbekämpfung und bei Bedarf künstliche Beatmung, Hypothermie und Behandlung der initialen Azidose stellen die beste Prophylaxe und Therapie dar.* Zusätzlich kann man essentielle Cholinphospholipide (Lipostabil) in einer Dosierung von 20 bis 40 ml/24 Stunden über 4 bis 6 Tage verabreichen.

Gasembolien. Sie sind die häufigste Ursache postoperativer Störungen der Hirnfunktion nach Operationen am offenen Herzen. Das Ausmaß der Symptome ist neben der Menge auch von der Natur des Gases abhängig. Sauerstoff und Kohlendioxid verursachen geringere Schäden als Luft.

3. *Direktes Trauma.* Eine weitere Gruppe von Patienten wird nach direktem Schädel-Hirn-Trauma in bewußtlosem Zustand der Intensivbehandlungsstation zugeleitet. Bei meist intaktem Herz-Kreislauf-System und ausreichender Lungenfunktion liegen die

Probleme dieser Patienten in Pflege und Ernährung. Ist die Atmung insuffizient, dann muß beatmet werden.

Weitere Ursachen von Bewußtseinsstörungen sind *zerebrale Insulte*, *komatöse Zustände bei Stoffwechselstörungen*, wie Coma diabeticum, Coma uraemicum und Coma hepaticum, und *Vergiftungen*.

Diagnose

Klinische Zeichen

Diese sind Veränderungen des *Bewußtseins*, träge oder fehlende *Pupillenreaktionen und pathologische Reflexe* (Paresen und Plegien). Für die Praxis der Intensivbehandlung und für die Prognose kann man Bewußtseinsstörungen grob in drei Gruppen einteilen:

Geringe Hirnschädigung: Das Bewußtsein ist getrübt, der Patient jedoch ansprechbar. Die Pupillen sind seitengleich und reagieren träge auf Licht. Vorhandene Hemiparesen bessern sich rasch. Psychisch sind die Patienten manchmal verwirrt. Die Symptome sind vorübergehend, es kommt vollständig zur Restitutio ad integrum.

Mäßige Hirnschädigung: Der Patient ist bewußtlos, reagiert aber auf Schmerzreize. Die Pupillen sind unter Umständen seitenverschieden (Herdzeichen) und reagieren auf Licht. Pathologische Reflexe treten auf. Die Extremitäten sind tonisiert oder schlaff. Häufig findet man lokalisierte oder auch generalisierte Krämpfe. Die Symptome bessern sich nur allmählich, und ein Restdefekt kann zurückbleiben.

Schwere diffuse Hirnschädigung. Die Patienten sind tief bewußtlos, die Pupillen weit, fixiert und ohne Reaktion. Es bestehen schlaffe Paresen. Die Patienten erholen sich nicht mehr und sterben meist an zentralem Herz- und Kreislaufversagen. Beim Überleben kommt es zum apallischen Syndrom.

Fließende Übergänge zwischen diesen Gruppen sind oft vorhanden. Zur Abgrenzung kann neben den klinischen Zeichen auch das EEG herangezogen werden.

Elektroenzephalogramm

Das EEG muß stets fachkundig ausgewertet werden, doch sollte man sich dieses Hilfsmittels auf Intensivbehandlungsstationen häufiger bedienen. Das EEG erlaubt die Beurteilung des Grades und Ausmaßes einer Hirnschädigung, die Bestimmung lokalisierter Störungen, insbesondere wenn sie sich erst im Verlauf einer Beobachtung einstellen und damit die ersten Zeichen einer Frühkomplikation sind, die Möglichkeit der Frühbehandlung beim Auftreten von Krampfpotentialen, die Einschätzung der sich aus dem EEG abzeichnenden Prognose einer Hirnschadens und die Dokumentation für spätere ärztliche, wissenschaftliche und gutachterliche Fragen. Die prognostische Bedeutung ist dabei das wichtigste Kriterium. Es zeigte sich, daß auch aus schwerster elektroenzephalographisch nachweisbarer Störung der Hirntätigkeit, nämlich elektrische Stille, Erholung resultieren kann, während beim apallischen Syndrom oft weitgehend normale EEG-Kurven registriert wurden.

Von dieser »vorübergehenden« elektrischen Stille ist aber die »definitive« elektrisch-Stille als Zeichen des Hirntodes abzugrenzen. Die terminale Negativierung des Bestandspotentials hat sich im Tierexperiment bei Ableitung vom Kortex als sicheres Zeichen des Hirntodes erwiesen. Allmählich sich bemerkbar machende elektrische Stille mit innerhalb weniger Minuten folgender Negativierung der bis dahin konstant geschriebenen Gleichspannung ist als sicheres Zeichen des Hirntodes zu werten und gibt das Recht zur Absetzung einer künstlichen Beatmung (BUSHARDT und RITTMEYER). Kann diese Phase des gerade eintretenden Hirntodes nicht nachgewiesen werden, dann sollte man die für die Chirurgie und Anästhesie ausgearbeiteten Kriterien zur Todeszeitbestimmung heranziehen.

Todeszeichen und Todeszeitbestimmung

Grundsätzlich können aus medizinischer Sicht als Zeichen des Todes wie bisher die fehlende Atmung und Herztätigkeit sowie die sekundären Erscheinungen der Abkühlung, Muskelstarre und Totenflecke gelten. Da ein zeitlich begrenzter, desintegrierter Fortbestand peripherer Organfunktionen vorkommt, ist in Zweifelsfällen der Todeszeitpunkt vom Organtod des Hirns abhängig zu machen. Hierunter ist die grobanatomische oder feinstrukturelle Zerstörung des Hirns in seiner Gesamtheit zu verstehen, die zur Auflösung der biologischen Funktionseinheit führt und nach einem kürzeren oder längeren Zeitintervall den definitiven Verfall peripherer Organfunktionen nach sich zieht.

Der Hirntod ist schon vor dem Aussetzen der Herzaktion bewiesen, wenn es bei direkter Schädigung des Hirns durch äußere Gewalteinwirkung oder intrakraniellen Druckanstieg

1. zu folgenden gleichzeitigen Ausfallserscheinungen des Zentralnervensystems über 12 Stunden kommt:

   a) Bewußtlosigkeit;

   b) fehlende Spontanatmung;

   c) beidseitige Mydriasis und fehlende Lichtreaktion;

   d) isoelektrische Linie im EEG unter angemessenen Ableitebedingungen während einstündiger kontinuierlicher Beobachtungsdauer;

   e) Fortbestand der Kriterien a) bis c) und nochmaliger Nachweis der isoelektrischen Linie im EEG nach 12 Stunden

oder wenn es aus den gleichen Ursachen

2. zu einem angiographisch nachgewiesenen intrakraniellen Kreislaufstillstand kommt und diese zerebrale Zirkulationsunterbrechung wenigstens 30 Minuten bestanden hat.

Unter diesen Voraussetzungen ist die Einstellung einer künstlichen Beatmung gerechtfertigt.

Therapie

Bei Behandlung Zerebralgeschädigter muß man sich darüber im klaren sein, daß der eigentliche Schaden an den Ganglienzellen nicht beeinflußt oder behoben werden kann. Ziel muß sein, weitere Schäden durch Hirnödem oder Hypoxie zu verhindern sowie durch entsprechende Pflege und Therapie dem Zentralnervensystem Gelegenheit zur Restitution oder Substitution des ausgefallenen Hirngewebes zu geben. Man unterscheidet dabei zwischen allgemeinen und speziell auf den Hirnschaden ausgerichteten Maßnahmen.

Allgemeine Maßnahmen

1. *Sicherung einer ausreichenden Atmung* durch

Freihalten der Atemwege. Bei der Aufnahme des Patienten überzeugt man sich durch Inspektion des Mundes und durch Auskultation beider Lungen, ob eine Aspiration vorliegt. Einfaches Auswischen des Mundes bzw. eine ausgiebige Bronchialtoilette ist gegebenenfalls durchzuführen. Eine entsprechende Lagerung (Abb. 16) oder besser eine nasotracheale Intubation mit einem weichen Latextubus sichert die freien Atemwege. Kehrt das Bewußtsein nach 48 Stunden nicht zurück, dann ist mit einer länger dauernden Bewußtlosigkeit zu rechnen und eine Tracheotomie vorzunehmen;

ausreichende alveoläre Ventilation. Ist die mechanische Atemleistung ungenügend, dann muß künstlich beatmet werden. Die Indikation hierzu sollte man frühzeitig stellen; denn jede weitere Hypoxie des bereits geschädigten Hirngewebes verstärkt den pathologisch-anatomischen Befund und verschlechtert die Prognose;

Normalisierung von Sauerstoffsättigung, CO_2-Gehalt und pH des arteriellen Blutes. Da die klinischen Zeichen der CO_2-Intoxikation und metabolischen Azidose beim Bewußtlosen nicht vorhanden sind und die Zyanose durch eine Anämie verschleiert sein kann, ist eine Beurteilung von O_2-Sättigung, CO_2-Gehalt und pH nur durch arterielle Blutgasanalysen möglich!

2. *Pflege.* Bewußtlose oder künstlich beatmete Patienten müssen *regelmäßig* alle 2 Stunden *umgelagert* werden. Dies geschieht unter Vermeidung der Rückenlage in einem bestimmten Turnus. Zusätzliche *medikomechanische Behandlung* durch passive Be-

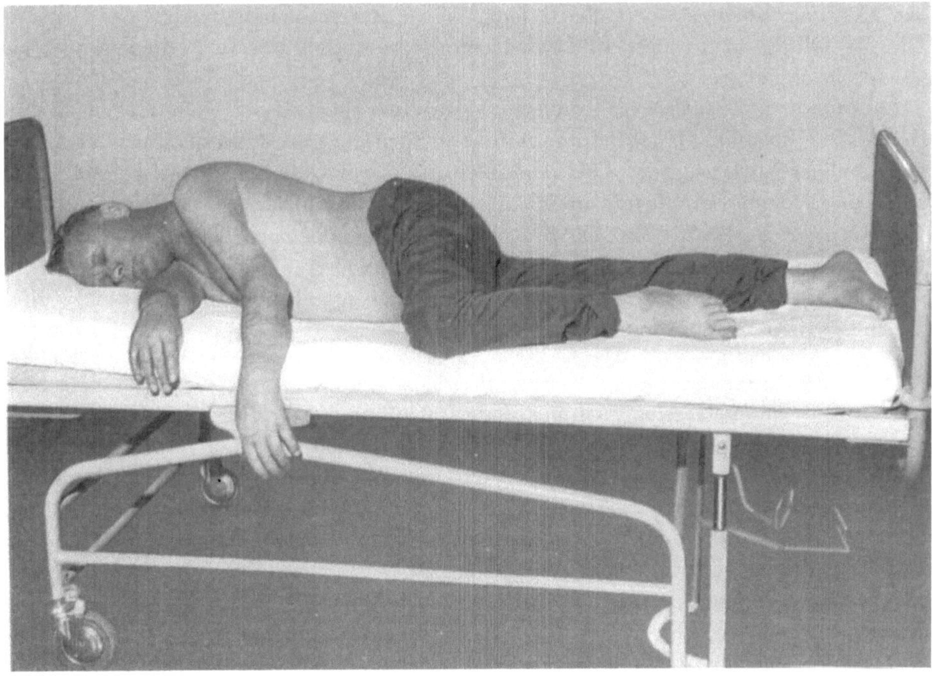

Abb. 16 Stabile Seitenlagerung eines Bewußtlosen

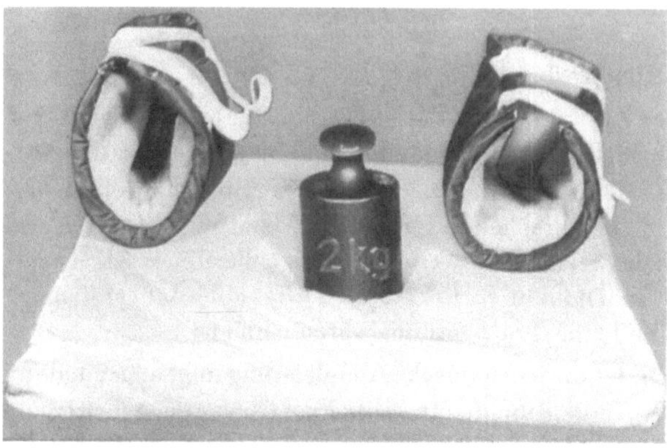

Abb. 17 Gelkissen für Sakrum und Fersen zur Dekubitusprophylaxe

wegungsübungen aller Extremitäten und Klopfmassage des Thorax sollen bereits nach 12 Stunden eingeleitet werden. Da ausgetrocknete Schleimhäute einen ausgezeichneten Nährboden für Bakterien darstellen, ist der *Mundpflege* besondere Aufmerksamkeit zu schenken. Um einen Dekubitus auszuschließen, haben sich das Wasserbett, Antidekubitusmatratze und spezielle Gelkissen (Abb. 17) besonders bewährt.

3. *Flüssigkeitshaushalt.* Wegen des meist fehlenden Blasenentleerungsreflexes soll jedem Bewußtlosen ein *Dauerkatheter* gelegt werden. Exakte Registrierung und Bilanzierung von Zu- und Ausfuhr vermeiden eine Überwässerung des Organismus und vermindern damit die Gefahr des Hirnödems. Die intravenöse Zufuhr von Flüssigkeit ist auf das Mindestmaß zu reduzieren und soll auf keinen Fall innerhalb der ersten 24 Stunden 15 ml/kg Körpergewicht übersteigen. Wegen des speziellen Bedarfs des Hirns an Glukose soll die intravenöse Flüssigkeitszufuhr in erster Linie in Form von 10%iger Glukoselösung erfolgen.

4. *Ernährung.* Zunächst ist durch Einlegen einer Verweilsonde der Magen zu entleeren. Der Mageninhalt muß dabei mit einer Spritze aspiriert werden, und erst nach vollständiger Entleerung ist die Dauerableitung in ein Gefäß gestattet. Da eine kalorisch ausreichende Ernährung intravenös nicht durchführbar ist, beginnt man nach Einsetzen der Peristaltik mit der oralen Zufuhr über die noch liegende Magensonde. Hier ist dem erhöhten Kalorienbedarf von Bewußtlosen (50 kcal/kg Körpergewicht/24 Stunden) Rechnung zu tragen (s. S. 31). Zur Stuhlregulierung gibt man 3mal täglich 1 Eßlöffel Rizinusöl durch die Sonde.

Spezielle Therapie

Sedative oder antikonvulsive Therapie. Jede Unruhe und jede Form von Krämpfen belasten das Herz-Kreislauf-System und sind deshalb auszuschalten. Sedierende Mittel haben aber auch immer eine depressive Wirkung auf Atmung und Kreislauf, und dies ist bei der Medikation zu berücksichtigen. Leichte Unruhe kann man mit vorsichtig dosierten Gaben von Neuroplegika (Atosil, Prothazin, 1 mg/kg Körpergewicht), Analgetika (Dolantin spezial, Dolcontral, 1 mg/kg Körpergewicht) oder Chloralhydrat unterdrücken. Bei *stärkeren Krämpfen* sind Luminal und die vollständige Lähmung mit Muskelrelaxanzien (Imbretil) sowie künstliche Beatmung indiziert.

Therapeutische Hypothermie. Bei zerebralen Schäden und vor allem zur Bekämpfung einer zentralen Hyperthermie soll man auch von der Möglichkeit einer mäßigen therapeutischen Hypothermie Gebrauch machen. Diese stellt einen Schutz des Hirns vor weiteren hypoxischen Insulten dar. Die Körpertemperatur muß dabei jedoch auf 34 bis 33 °C gesenkt werden (über die praktische Durchführung s. auch Regelung der Körpertemperatur S. 23). Die Beendigung der therapeutischen Hypothermie darf nur schrittweise vorgenommen werden. Zeigt sich nach vorsichtigem Aufwärmen zunächst keine Besserung der neurologischen Symptome, dann wird wieder abgekühlt. Ist auch nach 10 Tagen der Befund unverändert, so kann die therapeutische Hypothermie allmählich abgebaut werden, da dann eine Besserung nicht mehr zu erwarten ist.

Behandlung des Hirnödems. Ausreichende arterielle Sauerstoffsättigung des Blutes und intakter zerebraler Kreislauf sind die wichtigsten Kriterien bei der Behandlung des Hirnödems. Da es sich beim Hirnödem in erster Linie um ein intrazelluläres Ödem handelt, ist eine Entwässerungstherapie nur bei allgemeiner Ödemneigung angezeigt. Dabei ist auch die Ursache des Schadens zu berücksichtigen. Bei zerebraler Hypoxie durch beginnendes myokardiales Versagen wird man zunächst keine Entwässerungstherapie betreiben, denn durch die Überladung des Herz-Kreislauf-Systems würde sich der Zustand nur noch weiter verschlechtern. Hier muß primär durch vermehrte Sauerstoffzufuhr, künstliche Beatmung und kardiale Unterstützung das Grundleiden beeinflußt werden. Eine weitere Voraussetzung zur Entwässerungstherapie ist eine ausreichende Nierenfunktion. Als Medikamente stehen hochmolekulare Zuckerlösungen, konzentrierte Eiweißlösungen und der Harnstoff zur Verfügung. Mannitol ist ein Mittel, das über eine Verminderung der Natriumrückresorption im distalen Nierentubulus und durch seine Konzentration (20%ige Mannitlösung in 5%iger Glukoselösung) einen beträchtlichen Einstrom von Flüssigkeit in die Blutbahn bewirkt und gleichzeitig als Starterlösung der Nieren fungiert. Erst wenn nach einer Testgabe von 1 ml 20%iger Mannitlösung je kg Körpergewicht eine ausreichende Diurese (1 ml/Minute) erfolgt, ist eine weitere Entwässerungstherapie angezeigt. Diese nimmt man nach dem aus Tabelle 10 ersichtlichen Schema vor. Die Behandlung muß über mehrere Tage unter ständiger Kontrolle der Nierenfunktion und des Elektrolythaushalts fortgeführt werden. Wegen einer überschießend eintretenden Gegenregulation nach plötzlichem Absetzen sollen zunächst die Intervalle verlängert, dann die Dosis verringert werden. Neuere Untersuchungen weisen auf den Einfluß des Aldosterons auf die Entstehung des Hirnödems hin, weshalb die Gabe von Aldosteronantagonisten eine weitere, unter Umständen wirksamere Möglichkeit zur Beeinflussung des Hirnödems darstellt.

Tabelle 10 Behandlungsschema

4stündlich im Wechsel:	0,5 ml/kg 40%iger Traubenzucker
	0,5 ml/kg 20%iges Mannitol
	0,5 ml 20%iges Humanalbumin
8stündlich i.v. Furosemid (Lasix). 20 bis 80 mg nach Bedarf	

Überwachung des Herz-Kreislauf-Systems

Kreislaufinsuffizienz

Störungen im Herz-Kreislauf-System führen zum klinischen Bild des Schocks oder, wie es ALLGÖWER ausdrückt, zum »schlechten Zustand des Patienten«.

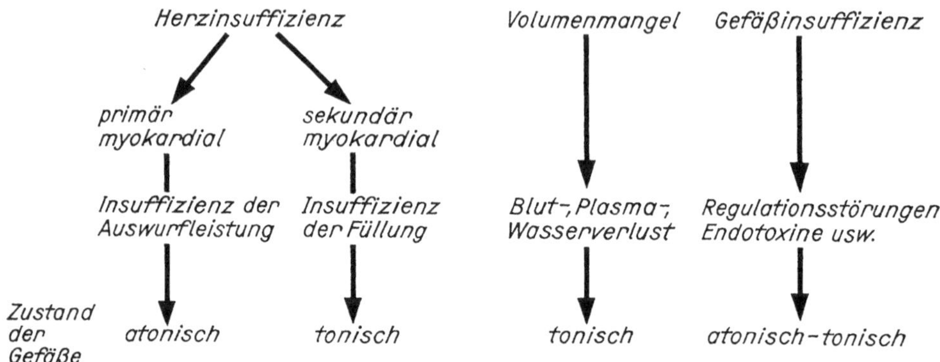

Abb. 18 Ursachen der akuten Kreislaufinsuffizienz

Ursachen

Einen Überblick über die verschiedenen Ursachen, die den schlechten Zustand des Patienten bzw. die akute Kreislaufinsuffizienz bewirken, zeigt Abbildung 18.

Je nach Zustand der peripheren Gefäße unterscheidet man dabei eine tonische und eine atonische Kreislaufinsuffizienz. Die Hauptursache der tonischen Kreislaufinsuffizienz ist der Volumenmangel(!), die der atonischen Herzversagen, Volumenüberschuß, Anaphylaxie, Endotoxine, Transfusionszwischenfälle, akute Nebennierenrindeninsuffizienz usw. Die akute Kreislaufinsuffizienz die als Circulus vitiosus (Abb. 19) von verschiedenen Stellen aus in Gang gebracht werden kann, endet nicht unterbrochen mit vollständigem Zusammenbruch des Kreislaufs.

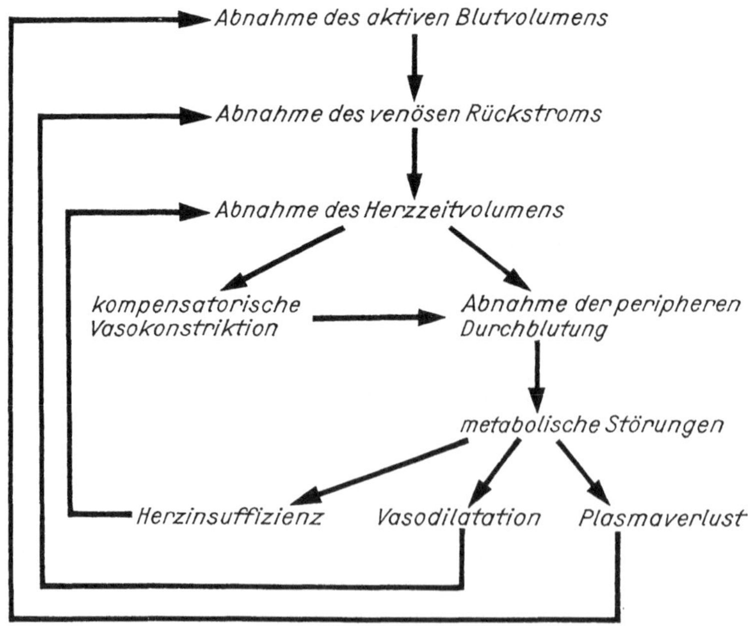

Abb. 19 Schockentwicklung (modifiziert nach BUCHBORN)

Diagnose und Differentialdiagnose

Bei Patienten auf einer Wach- oder Intensivbehandlungsstation steht eine grobe Trennung der Hauptursachen in Volumenmangel und Herzversagen im Vordergrund. Das Hauptziel diagnostischer Bemühungen muß also bei Ausschluß der übrigen Ursachen die richtige Einschätzung von Volumenmangel und kardialem Bestandteil des schlechten Zustands des Patienten sein. Dazu dient eine Reihe klinischer Merkmale und physiologischer Größen, die in bestimmten Abständen oder auch laufend registriert eine ausreichende Überwachung des Patienten gewährleisten.

Puls

Bei Prüfung arterieller Pulse muß man zwischen peripheren Pulsen der Aa. radialis, dorsalis pedis, temporalis superficialis und zentralen Pulsen, wie Aa. femoralis und carotis, unterscheiden. Während zentrale Pulse bis zur Dekompensation tastbar bleiben, sind periphere arterielle Pulse zur Beurteilung des Herz-Kreislauf-Systems besser geeignet. *Ein gut gefüllter peripherer arterieller Puls mit einer Frequenz nicht über 100/Minute ist ein Beweis für ein kompensiertes Herz-Kreislauf-System*, allerdings mit der Einschränkung, daß nichts über den Grad der Kompensation ausgesagt werden kann. Ein beginnender Schockzustand verursacht im ersten Stadium der Kompensation noch keine auffälligen Pulsveränderungen. Erst mit Fortschreiten der Veränderungen wird der periphere arterielle Puls kleiner, frequenter und schließlich nicht mehr tastbar sein.

Eine auffallende *Verminderung der Pulsfrequenz* kann auf beginnenden *Hirndruck*, *Schädigung der Überleitung*, *Digitalisüberdosierung* oder auf *Pulsdefizit* zurückzuführen sein.

Pulsdefizit. Bei Arrythmien mit einer Frequenz unter 70/Minute muß man an ein Pulsdefizit denken. Die simultane Auskultation des Herzens und die periphere Pulszählung lassen dies sofort erkennen.

Zentraler und peripherer Puls sollen durch verschiedene Symbole einheitlich gekennzeichnet und registriert werden: zentraler Puls .... peripherer Puls ××××.

Periphere Durchblutung

Die Beurteilung von Kapillarbett und kapillarer Durchblutung erlaubt direkte Rückschlüsse auf die Gewebsperfusion. Die Prüfung erfolgt am Nagelbett (Abb. 20). *Ein rosa Nagelbett und pulssynchrone Änderungen bei leichtem Druck auf den freien Nagelrand sind Beweise für eine ausreichende Gewebsperfusion des Kapillarsystems und damit des ganzen Körpers.* Ein weißes Nagelbett bedeutet Spasmus der peripheren Gefäße und fehlende Durchblutung. Eine solche findet man in erster Linie bei Zentralisation des Kreislaufs durch

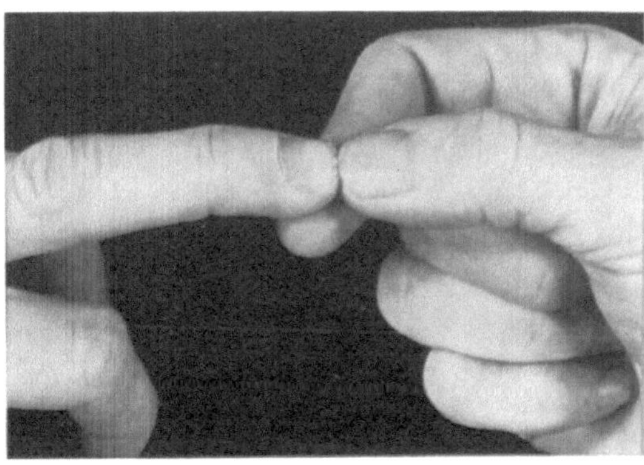

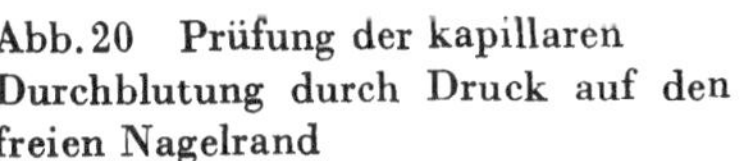

Abb. 20 Prüfung der kapillaren Durchblutung durch Druck auf den freien Nagelrand

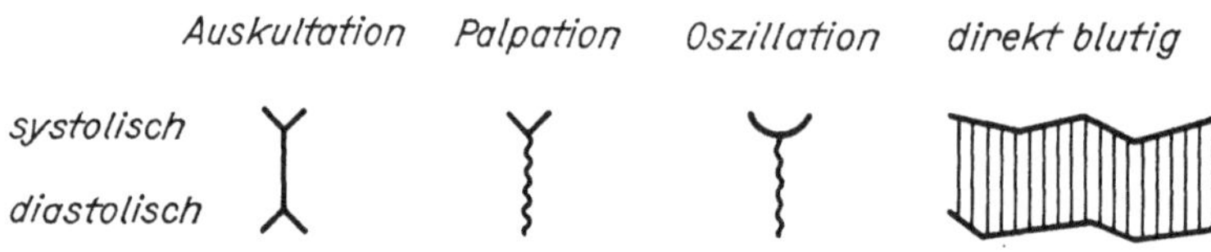

Abb. 21 Symbole zur graphischen Darstellung des Blutdrucks

Volumenmangel, aber auch bei lokaler Kälteeinwirkung und -therapie mit sympathikomimetischen Medikamenten (Adrenalin). Bei *atonischer Kreislaufinsuffizienz* (Endotoxinschock, Regulationsstörungen, myokardiales Herzversagen usw.) ist das Kapillarbett blaurot, *eine Pulsation aber nicht nachweisbar.*

Arterieller Blutdruck

Normalerweise erfolgt dessen Messung nach RIVA-ROCCI, unblutig mittels Manschette, deren Breite ein Drittel der Oberarmlänge betragen soll. Schmälere Manschetten ergeben höhere Werte. Ist eine apparative Dauerkontrolle nicht möglich, dann soll bei zu erwartendem glattem Verlauf die Messung in den *ersten 2 Stunden alle 15 Minuten*, für weitere *2 Stunden alle 30 Minuten* und für die *ersten 24 Stunden stündlich erfolgen.* Durch *Auskultation* der KOROTKOFFschen Töne über der A. cubitalis oder A. brachialis werden der systolische und diastolische Druck registriert und durch ein spezielles Symbol gekennzeichnet (Abb. 21). Wird nur der systolische Druck durch *Palpation* der A. radialis gemessen, dann verwendet man zweckmäßigerweise ein anderes Symbol. Beginnende Zentralisation des Kreislaufs zeigt sich zunächst in einer Verkleinerung der Amplitude, dann in der Unmöglichkeit einer auskultatorischen und palpatorischen Blutdruckmessung. Die Beurteilung der *Oszillationen* der Nadel eines Tonometers (Abb. 22) erlaubt noch eine unblutige Messung des systolischen Drucks und dessen Registrierung durch ein drittes Symbol. Die Pulse der Aa. femoralis und A. carotis sind zu diesem Zeitpunkt noch gut tastbar, ebenso gibt die direkte Messung des arteriellen Drucks noch Werte, die für eine Versorgung der lebenswichtigen Zentren, wie Herz und Gehirn, ausreichen. Die Durchblutung von Nieren, Leber und Eingeweiden ist jedoch bereits unzureichend, und unbehandelt führt dieser Zustand rasch zu irreversiblen hypoxischen

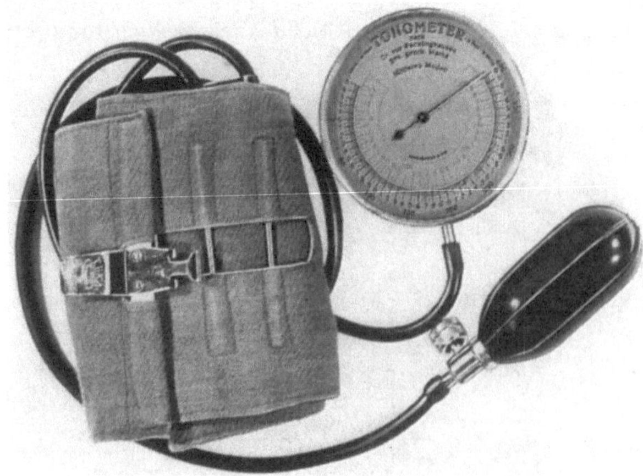

Abb. 22 Tonometer (nach RECKLINGHAUSEN), mittleres Modell

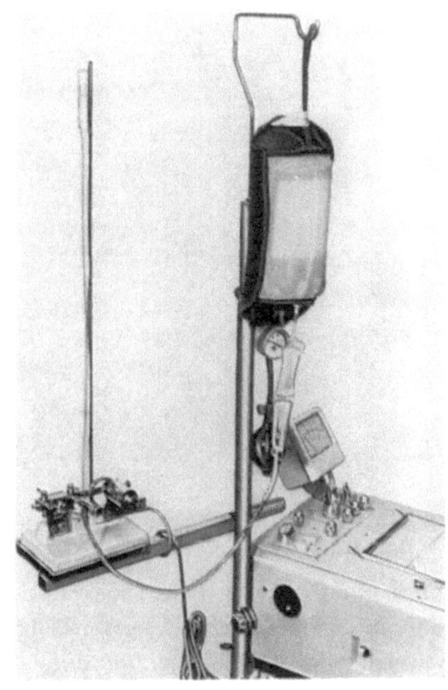

Abb. 23 Direkte arterielle Druckregistrierung über Verweilkatheter, Druckdose mit automatischer Dauerspülung des Katheters im Nebenschluß, 2-Kanal-Schreiber zur simultanen Registrierung von Elektrokardiogramm und arteriellem Druck (Fa. Schwarzer)

Schäden des gesamten Organismus und zur Dekompensation. Die *direkte blutige Messung* des arteriellen Drucks kann über Verweilkatheter oder Punktionskanüle, Druckdosen und Direktschreiber mit automatischer Dauerspülung zum Freihalten der Gefäße erfolgen (Abb. 23).

Einen besseren Einblick in das Herz-Kreislauf-System ergibt die simultane Messung von Puls und Blutdruck, wobei der von ALLGÖWER geprägte Begriff des *Schockindexes* auf die Beziehung zwischen Blutverlust, Puls und Blutdruck hinweist (Tab. 11).

Tabelle 11

		Schockindex	Blutverlust
Normalzustand	$\frac{\text{Puls}}{\text{Blutdruck}} = \frac{60}{120}$	0,5	unter 10%
drohender Schock	$\frac{\text{Puls}}{\text{Blutdruck}} = \frac{100}{100}$	1,0	20–30%
manifester Schock	$\frac{\text{Puls}}{\text{Blutdruck}} = \frac{120}{80}$	1,5	30–50%

Der Schockindex ist – ausgenommen bei schwerer Hypertonie – von der Ausgangslage des Blutdrucks unabhängig. Doch wird er auch in diesen Fällen bei noch »guten Blutdruckwerten« über 1 ansteigen. Voraussetzung für die Richtigkeit einer Verbindung zwischen Schockindex und Blutvolumen ist eine normale Myokardfunktion, und gerade diese ist bei Patienten auf der Intensivbehandlungsstation besonders nach herzchirurgischen Eingriffen oft geschädigt.

Blutvolumen

Das zirkulierende Blutvolumen des Menschen verweist auf eine enge Beziehung zwischen Körpergewicht, Konstitutionstyp und Geschlecht (Tab. 12).

Tabelle 12

Körperbau	Blutvolumen in % des Körpergewichts	
	männlich	weiblich
normal	7 % = 70 ml/kg	6,5% = 65 ml/kg
adipös	6 % = 60 ml/kg	5,5% = 55 ml/kg
muskulös	7,5% = 75 ml/kg	7 % = 70 ml/kg

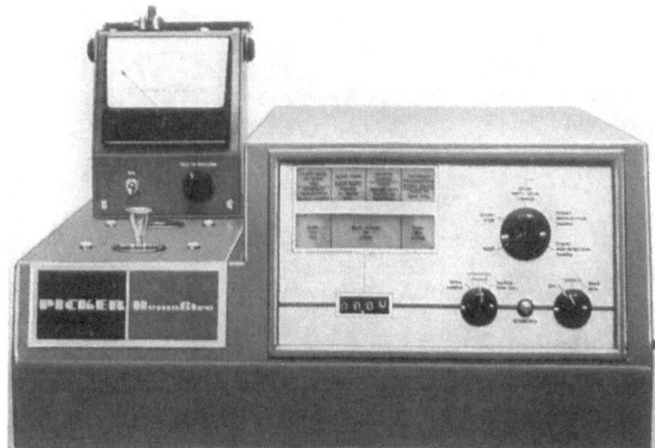

Abb. 24 Halbautomatisches Gerät zur Volumenmessung mit radioaktivem Jodalbumin ^{125} bzw. ^{131} oder Chrom^{51} und Aufsatz zur direkten elektronischen Hämatokritbestimmung

Diese Werte sind jedoch nur ein grober Anhaltspunkt, da die individuelle Schwankungsbreite $\pm$ 20% beträgt, das aktive Blutvolumen mit der Körperhaltung wechselt und auch tageszeitliche Schwankungen bis zu 500 ml als normal angesehen werden können. Prinzipiell gibt es zwei Möglichkeiten, den Füllungszustand eines Gefäßsystems zu erfassen: durch *Injektion eines Teststoffs und Messung der Verdünnung* oder durch *Registrierung des hydrostatischen Drucks.* Während die erste Maßnahme eine absolute darstellt, gibt die Druckmessung nur über die relative Füllung des Systems Auskunft, in dem die Messung erfolgt. Zur Bestimmung haben sich Geräte, die mit radioaktivem Jodalbumin^{131} und ^{125} arbeiten, weitgehend durchgesetzt. Abbildung 24 veranschaulicht das nach diesem Prinzip arbeitende Gerät Hämolitre mit Aufsatz zur elektronischen Hämatokritbestimmung. Die Messung des Blutvolumens erfolgt in bestimmten Arbeitsgängen, und das Gerät zeigt dann automatisch das zirkulierende Blutvolumen in Litern an. Die erforderliche Dosismenge liegt bei 1 bis 5 Mikrocurie und wird in Einmalplastikspritzen geliefert. Ein Blutverlust kann nach außen oder innen auftreten, schon vor der Aufnahme auf die Intensivbehandlungsstation erfolgt sein oder erst während der Überwachung beginnen und zunehmen. Während bei vorausgeplanten Operationen ein präoperativer Ausgangswert als Vergleichsbasis herangezogen werden kann, wird dies bei Unfällen oder inneren Blutungen fast nie möglich sein. Doch hat auch hier die Bestimmung des aktiven Blutvolumens zumindest zur groben Abschätzung eines stattgehabten Verlusts bzw. als Verlaufskontrolle bei inneren Blutungen ihren unbestrittenen Wert.

Gewichtskontrolle

Einen gewissen Schluß auf erfolgte größere Blutverluste erlaubt eine prä- und postoperative Wägung des Patienten. Diese Methode hat sich insbesondere bei Kindern bewährt und ist empfehlenswert. Austreten von Plasma oder Flüssigkeit ins Interstitium oder Blutungen in nicht erfaßbare Körperabschnitte lassen sich im Gegensatz zur direkten Messung des zirkulierenden Blutvolumens mit der Gewichtskontrolle nicht erfassen.

Niederdrucksystem

Die Beziehung zwischen Gefäßsystem und Blutvolumen wird durch morphologische und vasomotorische Zustände geregelt. Ändert sich diese Verbindung durch Abnahme

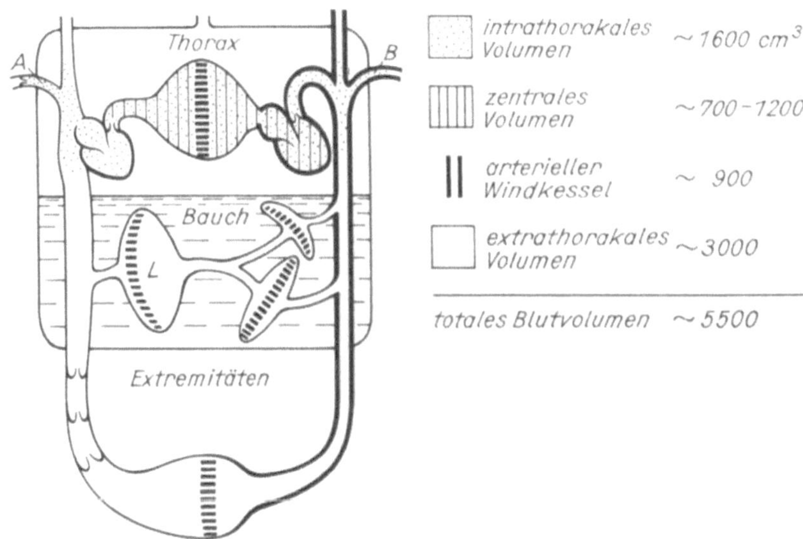

Abb. 25 Verteilung des aktiven Blutvolumens innerhalb des menschlichen Körpers (nach MOORE)

des Volumens oder Erweiterung des Gefäßsystems, so kommt es zur Änderung der Druckverhältnisse. Im Gegensatz zum arteriellen Windkessel faßt man das übrige intra- und extrathorakale Blutvolumen als sogenanntes Niederdrucksystem zusammen. Dieses Niederdrucksystem, das sind die Venen und der Pulmonalkreislauf, stellt eine funktionelle Einheit dar und enthält rund 85% des zirkulierenden Blutvolumens (Abb. 25). Unter der Voraussetzung, daß die Dehnbarkeit des arteriellen Windkessels etwa 200mal geringer ist als die des Gesamtkreislaufs, wird es verständlich, daß sich jede Änderung des zirkulierenden Blutvolumens zunächst im Niederdrucksystem auswirkt. *Sind die Venen des Hand- und Fußrückens gefüllt, dann besteht kein höhergradiges Volumendefizit.* Entleeren sie sich beim Heben der Extremität über das Herzniveau, dann sind der Druck im venösen System normal und die Herzleistung ausreichend. Sind die peripheren Venen kollabiert, so liegt ein Mißverhältnis zwischen Gefäßbett und -inhalt vor. Eine periphere Vasokonstriktion kann auch durch Medikamente (Adrenalin) oder lokale Kälteeinwirkung hervorgerufen werden. Zur eigentlichen Beurteilung ist daher die Messung des zentralen Venendrucks erforderlich. Da der Venendruck aber auch von anderen Faktoren beeinflußt wird, wie intrathorakaler Druck, Arbeit und Funktion des Myokards und Lage des Patienten, sind bei der Messung *Horizontallage* und *körperliche Ruhe* einzuhalten und die *Funktion des Myokards in die Bestimmung* einzubeziehen.

Technik der Venendruckmessung

Ein Polyäthylenkatheter wird von den Vv. mediana cubiti, jugularis externa oder femoralis bis in eine zentrale Vene vorgeschoben (venöser Zugang s. S. 168). Atemsynchrone Schwankungen des Venendrucks zeigen die richtige Lage an. Der Patient muß dabei flach gelagert sein. Die Bezugsebene wird 10 cm über der Auflagefläche des Patienten angenommen. Dies wird durch Ausrichten des unteren schwarzgefärbten Querbalkens auf die Unterlage des Patienten bei unserem Meßinstrument erreicht (Abb. 26). Nimmt

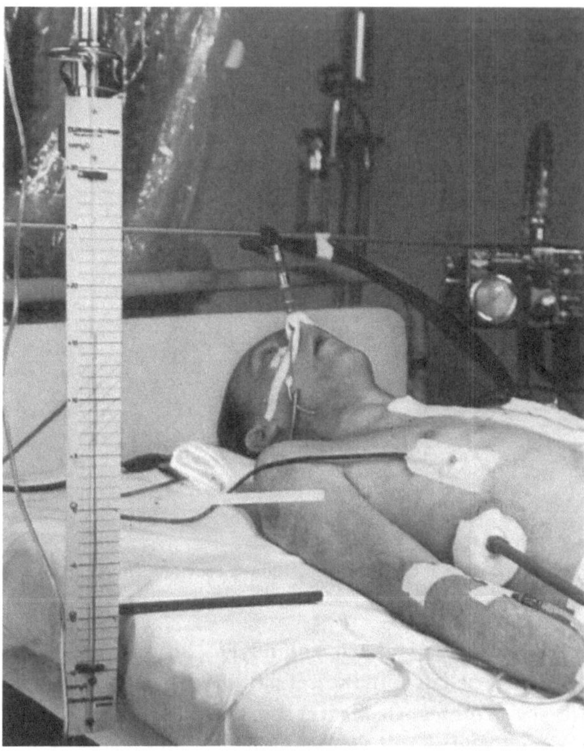

Abb. 26 Zentrale Venendruckmessung am flach liegenden Patienten über einen durch Venenpunktion eingeführten Katheter

man den rechten Vorhof am Übergang vom mittleren zum vorderen Drittel des Thoraxdurchmessers an, so kann diese Bezugsebene ebenfalls mit dem oberen Querbalken, der dem Nullpunkt der Meßskala entspricht, eingestellt werden. Nach Füllung des Systems und Umstellen des Dreiwegehahns werden das Abfließen der Infusionslösung an der Meßsäule beobachtet und der endgültige *mit der Atmung schwankende Venendruck* registriert.

Durch eine zweite Stellung des Dreiwegehahns sind auch eine simultane Infusion und Venendruckmessung bei Korrektur und fixierter Tropfenzahl möglich.

Der normale zentrale Venendruck liegt zwischen 5 und 12 cm H_2O. Für eine Vielzahl der Fälle genügt jedoch eine periphere Venendruckmessung durch Kanülenpunktion der V. mediana cubiti. Bei freiem Abfluß und richtiger Lage der Kanüle liegt der periphere Venendruck um durchschnittlich 4 cm H_2O höher. Veränderungen durch Verlust oder Zunahme von etwa 1000 ml verursachen eine entsprechende Änderung des zentralen Venendrucks von etwa 7 cm.

Therapie des Volumenmangels

Der rasche Ausgleich eines Volumenmangels ist oberstes Ziel! Jede Verminderung des aktiven Blutvolumens führt bei Abnahme des zentralvenösen Drucks über eine geringere diastolische Füllung der Ventrikel zur Herabsetzung der Herzleistung, zum kompensatorischen Anstieg der Pulsfrequenz und schließlich zur Abnahme des arteriellen Blutdrucks. Da den entscheidenden Faktor die Relation Gefäßsystem – Gefäßinhalt und nicht das absolute Volumen darstellt, muß sich die Therapie des Volumenmangels folgerichtig auch nach diesen hämodynamischen Gesichtspunkten richten.

Einlaufgeschwindigkeit

Sie entscheidet oft über Erfolg oder Mißerfolg der Therapie. Beim *akuten Blutverlust* mit manifesten Zeichen des hochgradigen Volumenmangels (Venendruck unter 5 cm, Schockindex über 1,0) *kann die Einflußgeschwindigkeit nicht zu hoch gewählt werden.* 500 ml/Minute und mehr sind indiziert.

In der postoperativen Periode, wo der intraoperative Blutverlust mehr oder minder exakt geschätzt und ersetzt wird und in der Regel kein höhergradiger Schockzustand vorliegt, soll der Volumenersatz durch intravenösen Dauertropf langsamer erfolgen.

Menge der Zufuhr

Sie richtet sich nach dem zentralvenösen Druck. Liegt dieser unter 5 cm H_2O, dann besteht ein Volumendefizit, und die Zufuhr ist indiziert. Sie soll bis zum Erreichen des Normalwerts fortgeführt werden, in vollem Bewußtsein der Tatsache, daß damit oft eine rein volumenmäßige Übertransfusion vorgenommen wird. Eine solche ist aber bei normalem zentralvenösem Druck therapeutisch wünschenswert. *Zentralvenöse Drucke über 15 cm H_2O werden entweder durch beginnende Herzinsuffizienz oder Volumenüberlastung hervorgerufen.* In beiden Fällen ist eine weitere Volumenzufuhr nicht angezeigt.

Bei Zentralisation des Kreislaufs können unter Umständen auch bei beträchtlich herabgesetztem zirkulierendem Blutvolumen normale zentrale Venendrucke vorhanden sein.

Hier liegt das Aufgabengebiet der Bestimmung des aktiven Blutvolumens mittels Verdünnungsmethoden (Jod^{131}, ^{125}), wobei durch vergleichende prä- und postoperative Messungen Volumendefizite aufgedeckt und korrigiert werden können.

Wahl des Ersatzmittels

Im Schock ist die Wahl der Ersatzflüssigkeit von untergeordneter Bedeutung. Kristalloide Lösungen (Verweildauer etwa 1 Stunde), Gelatinederivate und niedermolekulares Dextran (Verweildauer etwa 4 Stunden) können den Zeitraum bis zum Ersatz des Blutverlusts durch Vollblut überbrücken.

Bei klinisch manifestem, aber nicht bedrohlichem Volumenmangel (Schockindex unter 1 hilft der Hämatokrit bei der Wahl des Volumenersatzmittels (Tab. 13).

Tabelle 13

Volumenmangel und	
Hämatokrit normal	Vollblut
Hämatokrit erhöht .... (Flüssigkeits- oder Plasmaverlust)	Serum, Serumalbumin, Plasmaproteinlösungen, Plasmaexpander, insbesondere niedermolekulares Dextran

Bei niedermolekularem Dextran ist neben der volumensubstituierenden Wirkung auch dessen Einfluß auf die Mikrozirkulation wünschenswert. Bei Störungen der Nierenfunktion ist Dextran jedoch kontraindiziert.

Bei *erniedrigtem Hämatokrit*, aber *normalem oder erhöhtem Plasmavolumen* (höhergradige Anämien) ist die Zufuhr von Erythrozytenkonzentraten indiziert. In der postoperativen Phase ausgesprochen selten, kann die Indikation zur Verabfolgung von Erythrozyten unter Umständen bei solchen Patienten gegeben sein, die wegen eines großen Blutverlusts größere Mengen von hochmolekularen Plasmaexpandern bekommen haben. Wegen der Blutverdünnung (Erythrozyten unter 2,5 Millionen/mm^3) ist dann der Sauerstofftransport durch die noch vorhandenen Erythrozyten nicht mehr vollständig gewährleistet. Die notwendige Menge berechnet man dabei nach der von FUCHSIG angegebenen Formel

$$\frac{(\text{Hämatokrit-Soll} - \text{Hämatokrit-Ist}) \times \text{Blutvolumen-Soll}}{100} = \text{ml Erythrozytenkonzentrat}$$

Ist die Relation Blutvolumen – Gefäßbett normal oder normalisiert, dann besteht die Aufgabe der postoperativen oder -traumatischen Überwachung in der Aufrechterhaltung dieses Zustands. Dazu dient unter anderem eine exakte Blutbilanz.

Blutbilanz

Nach Aufnahme in die Wach- oder Intensivbehandlungsstation wird unter Berücksichtigung der vorhin erwähnten klinischen Parameter zur Beurteilung des Blutvolumens *willkürlich ein Niveau festgelegt und mit Null bezeichnet.* Wenn jeder Verlust quantitativ sofort ersetzt wird, ist damit zumindest gewährleistet, daß keine Übertransfusion erfolgt. Im weiteren Verlauf muß die klinische Beurteilung ergeben, ob das Niveau beibehalten wird oder die gesamte Blutbilanz auf ein höheres oder niederes Niveau einzustellen ist. Es ist dadurch möglich, eine gewisse Tendenz der Blutzufuhr den eigenen Erfahrungen entsprechend prinzipiell zu fixieren, durchzuführen und die Therapie elastisch zu gestalten. *Jeder Verlust und jede Volumenzufuhr sind in einem eigens dafür vorgesehenen Formularblatt einzutragen* (Abb. 27). Die Eintragungen erfolgen in willkürlich festzusetzenden Abständen, zunächst stündlich, dann in größeren Abständen bis zur Entfernung der Drainagen. Damit ist jederzeit ein Einblick in den tatsächlichen Stand der Bilanz gewährleistet. Daß jedoch auch ein exakter Ersatz des sichtbar verlorengegangenen Blutes nicht immer die Aufrechterhaltung eines normalen Blutvolumens bedeutet, hat zwei Hauptursachen:

Der Blutverlust erscheint durch ungenügende Drainage später oder überhaupt nicht in den Meßgefäßen, oder der Blutverlust erfolgt in nicht drainierte Räume des Mediastinums, Retroperitoneums, in den Gastrointestinaltrakt und in Weichteile besonders bei Unfällen. Für die exakte und frühzeitige Erfassung des Blutverlusts ist daher zunächst der freie Abfluß aus dem Operations- oder Wundgebiet zu sichern. Dazu müssen die Drainagen einen genügend großen Durchmesser besitzen und ständig offengehalten werden (s. Pleurapunktion, -drainage S. 178). Daneben kann das Gefäßbett seinen Tonus ändern (beim Abklingen der Anästhesie oder beim Erwärmen des Patienten), wobei ohne eigentlichen Verlust Volumenschwankungen bis zu 1 l auftreten können. Trotz dieser Einschränkungen ist eine mathematisch genaue Blutbilanz mit individuell angepaßtem und veränderlichem Niveau die beste Methode, um postoperative Blutverluste nicht unbemerkt zur auslösenden Ursache einer meist irreversiblen Kreislaufinsuffizienz zu machen. Eine gewisse Hilfe in schwierigen Fällen zur Differentialdiagnose Volumen-

Postoperative Blutbilanz:

Listenbilanz	____	Name	____
davon Blut	____	Wiegebilanz	____
		zuzüglich Harnmenge	____

Verordnungen:

übernommene Konserve Nr. ____ Inhalt ____ ml

Datum	Zeit	Drainage			Zufuhr			Blut Diff.	Blutgruppe Kons. Nr.
		r.	l.	total	Blut	Serum Albumin	total		

Abb. 27 Formular für die postoperative Blutbilanz zur kontinuierlichen Registrierung von Verlust und Ersatz nach Menge und Uhrzeit

mangel – kardiales Versagen kann die rasche Transfusion von etwa 150 bis 200 ml Blut beim Erwachsenen bzw. 50 ml Blut beim Kind sein. Steigt der Blutdruck, so ist ein Volumenmangel wahrscheinlich. Keine Änderung oder Absinken des Blutdrucks läßt auf kardiales Versagen schließen.

Rethorakotomie

Allmähliches Sistieren der Blutung ist normal. Bei anhaltender verstärkter Blutung und Ausschluß von Gerinnungsstörungen muß das Operationsgebiet revidiert werden; *prinzipiell je früher, desto besser.* Einen Durchschnittsblutverlust für Thoraxoperationen anzugeben, ist praktisch unmöglich. Nach unserer Faustregel ist z. B. eine Rethorakotomie dann angezeigt, wenn bei normaler Blutgerinnung in den ersten beiden Stunden ohne rückläufige Tendenz 300 ml/Stunde beim Erwachsenen drainiert werden. 500 ml/ Stunde sind eine absolute und sofortige Indikation zur Revision des Operationsgebiets. Sistiert diese nach zunächst mittlerer Blutung (80 bis 100 ml/Stunde) plötzlich, dann ist mit einer Behinderung des Ablaufs entweder durch Koagula in den Drainagen oder Koagelbildung im Thorax selbst zu rechnen. Die Auskultation ergibt dann abgeschwächtes Atemgeräusch, die Perkussion eine Dämpfung und die Röntgenaufnahme des Brustkorbs eine homogene Verschattung. Durch wiederholtes Melken der Drains können diese wieder durchgängig gemacht werden. Eine Probepunktion der Pleurahöhle ist meist wenig erfolgversprechend, sollte aber durchgeführt werden. Ist damit keine Besserung des Befunds zu erreichen, nimmt die Verschattung im Röntgenbild zu und verschlechtern sich die Herzkreislaufverhältnisse, so bringt eine Rethorakotomie mit Ausräumung der oft beträchtlichen Blutkoagula auch nach 24 oder 48 Stunden eine rasche und grundlegende Besserung. Wesentlich ist jedoch, daß vor jedem erneuten Eingriff das Herz-Kreislauf-System durch Volumenzufuhr und entsprechende kardiale Unterstützung stabilisiert wird.

Postoperative Magen-Darm-Blutung

Traumen, Narkose, Operation und septische Prozesse können je nach Größe im Sinne einer Stressreaktion auch ohne vorhergehende Ulkusanamnese Blutungen aus gastroduodenalen Erosionen oder Ulzera hervorrufen. Diese Ulzera und Erosionen, die sich histologisch nicht von anderen akuten peptischen unterscheiden, finden sich besonders häufig nach Operationen mit Hilfe des extrakorporalen Kreislaufs, in Oberflächenhypothermie, bei Resektionen von Aortenisthmusstenosen und Eingriffen an den Lungen.

Diagnose

Die klinischen Zeichen eines Blutverlusts (Anämie der Schleimhäute, Kreislaufsymptome, Hämatokrit), ohne daß ein solcher nach außen sichtbar wird, müssen insbesondere im Anschluß an die oben erwähnten Eingriffe an die Möglichkeit einer Blutung in den Magen-Darm-Trakt denken lassen. Der Beginn kann zwischen dem 1. und 14. postoperativen Tag liegen und sowohl schleichend als auch foudroyant sein. Werden Teerstühle beobachtet, dann ist die Diagnose klar, doch kann bei akutem Verlauf der Volumenmangel bereits vorher zur Schädigung lebenswichtiger Organe führen.

Therapie

Blutersatz möglichst mit Frischblut, Hämostyptika, laufende Gabe von Antazida und Ulkusdiät sind angezeigt. ***Ist eine konservative Therapie nicht innerhalb von 48 Stunden erfolgreich oder werden zur Stabilisierung der Verhältnisse über 3 l Blut = 6 Konserven benötigt, muß operiert werden.***

Nur die frühzeitige Operation bietet dem Patienten eine reelle Chance zum Überleben. Findet man als Blutungsquelle ein ausgedehntes Ulkus, sollte man eine Magenresektion vornehmen, während bei ausgedehnten Erosionen im Magen oder Duodenalbereich eine Vagotomie mit Pyloroplastik angezeigt ist.

Flüssigkeits- und Plasmaverlust

Auch sie führen zum Volumendefizit (s. S. 61). Während sich die hämodynamischen Parameter von denen des Blutverlusts nicht unterscheiden, erlauben Hämatokrit und Natriumgehalt des Serums in einem gewissen Grad die Differentialdiagnose. Eine zunehmende Hämokonzentration ist außerdem oft der erste Hinweis auf eine beginnende Linksherzinsuffizienz.

Postoperative Gerinnungsstörungen

Blutgerinnung und Fibrinolyse (Abb. 28) sind zwei Vorgänge, die für Blutstillung und Wundheilung unerläßlich sind.

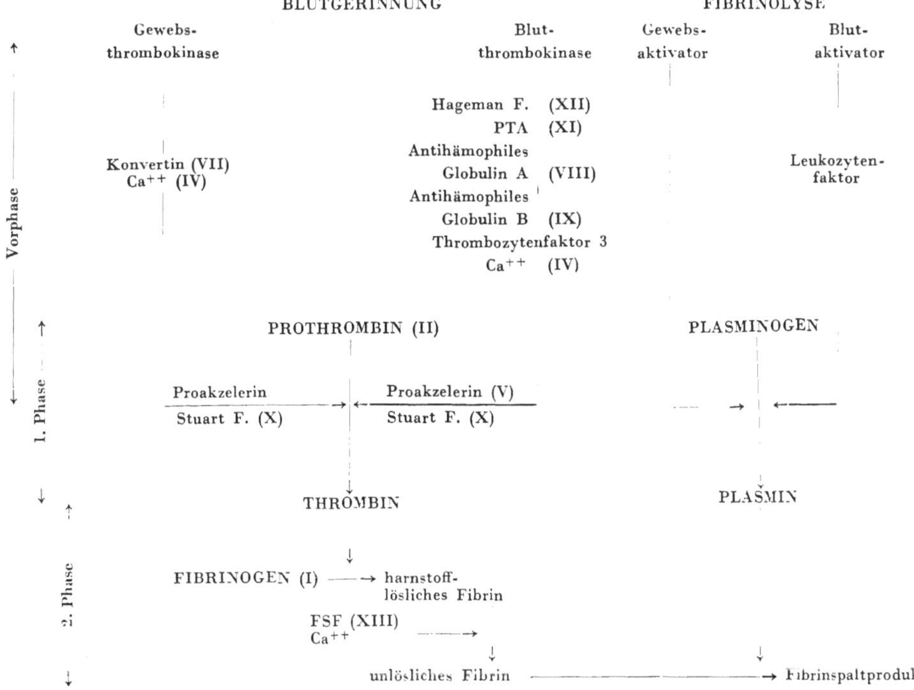

Abb. 28 Schema der Blutgerinnung und Fibrinolyse (von A. ENCKE, modifiziert nach KOLLER)

Normalerweise stehen im strömenden Blut Gerinnung und Fibrinolyse in einem labilen Gleichgewicht, wobei laufend Fibrin gebildet und simultan durch das fibrinolytische System wieder abgebaut wird.

Ursachen

Gerinnungsstörungen können schon präoperativ vorhanden sein oder erst durch den Eingriff ausgelöst werden. Neben den eigentlichen Koagulopathien (Hämophilie A und B) sind Störungen im Gerinnungsmechanismus bei Patienten mit Leberschäden (Verschlußikterus), mit Polyglobulien (physiologisch herabgesetzter Gerinnungsmechanismus), nach präoperativer Strahlen- oder Chemotherapie, nach Antikoagulantienbehandlung und im Schockzustand bei Sepsis oder Fehltransfusionen zu erwarten. *Durch Narkose, Trauma und Operation wird das Gleichgewicht Blutgerinnung und Fibrinolyse verändert.* Eine dadurch vermehrte postoperative Blutungsneigung finden wir vor allem bei Operationen mit Hilfe des *extrakorporalen Kreislaufs*, bei *gynäkologischen* und *urologischen Eingriffen* sowie bei *ausgedehnten Lungenresektionen.* Hinzukommen Patienten, die wegen eines extrem hohen Blutverlusts große Mengen von Zitratblutkonserven erhielten. Hauptursachen postoperativer Blutungsneigung sind *Hyperfibrinolyse ohne oder mit Verbrauchskoagulopathie* und *Hyperheparinämie* bei Operationen mittels des extrakorporalen Kreislaufs.

Diagnose

Genaue Anamnese, Bestimmung der Gerinnungszeit nach LEE-WHITE, Blutungszeit, QUICK-Wert und Thrombozytenzahl lassen plasmatische und vaskuläre Blutungsübel präoperativ meist rechtzeitig erfassen und eine exaktere Diagnostik sichern. *In der postoperativen oder -traumatischen Phase ist eine gezielte Detaildiagnostik wegen des relativ großen Zeitaufwands und der vorangegangenen Gabe von Blutkonserven oft unmöglich.* Zur grob schematischen Differentialdiagnose der wichtigsten Blutungsursachen *chirurgische Blutung – Hyperfibrinolyse – Hyperheparinämie – Verbrauchskoagulopathie* und zum raschen Einsatz einer einigermaßen gezielten Therapie hat sich uns ein primitiver Untersuchungsgang bewährt, der, bewußt auf eine exakte Diagnose verzichtend, auch ohne Gerinnungslaboratorium vorgenommen werden kann (Abb. 29).

Gerinnungszeit nach LEE-WHITE. Normalerweise liegt sie unter 5 Minuten. Es erfolgt mit einer weitlumigen Kanüle Punktion einer Vene. Nach Verwerfen der ersten 2 ml Blut werden je 1 bis 2 ml in 3 verschiedene saubere Glasröhrchen gegeben und im Wasserbad bei 37 °C aufbewahrt. Nach 3 Minuten beginnend, wird durch vorsichtiges Kippen alle 30 Sekunden der Zeitpunkt der Gerinnung festgestellt. Er ist dann gegeben, wenn beim Kippen um 90° kein Blut mehr an der Glaswand entlang läuft. Zur groben Bestimmung im Operationssaal kann das Röhrchen auch einfach mit der Hand umschlossen werden.

Vollblutlysezeit. Normal beläuft sie sich auf über 24 Stunden. Es wird das bei der Gerinnungszeit nach LEE-WHITE sich bildende Gerinnsel beobachtet:

Lyse des Gerinnsels innerhalb von		
30 Minuten	schwerste	Hyperfibrinolyse
30 bis 120 Minuten	schwere	
2 bis 4 Stunden	mäßige	

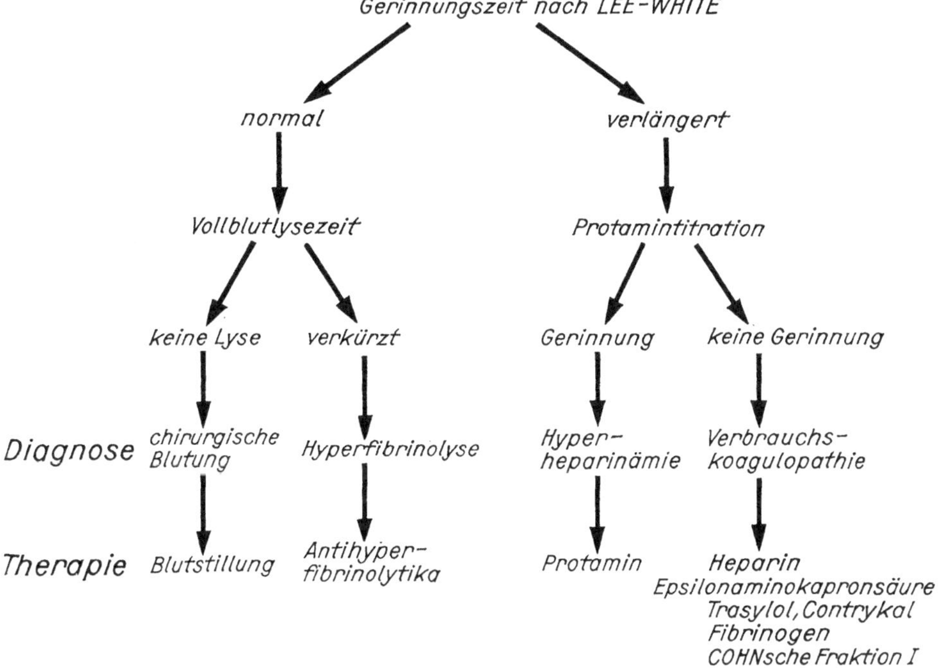

Abb. 29 Diagnose- und Therapieschema postoperativer Gerinnungsstörungen

Protamintitration. Es erfolgt Ansetzen einer haltbaren Protaminsulfat- oder -chlorid-verdünnungsreihe von 5 bis 25 γ/ml in physiologischer Kochsalzlösung. Neben einer Vollblutprobe werden je 0,1 ml der Verdünnungsreihe mit 1 ml Blut versetzt und 15 Minuten im Brutschrank bei 37 °C und 5 Minuten bei Zimmertemperatur beobachtet. Die Protaminkonzentration im letzten noch geronnenen Röhrchen wird mit dem bewußt hoch angesetzten theoretischen Blutvolumen des Patienten (10% des Körpergewichts) multipliziert und so die erforderliche Menge an Protamin zur Neutralisation des noch zirkulierenden Heparins berechnet. Eine weitere einfache, technisch aber sehr empfindliche Möglichkeit zur Differentialdiagnose Hyperfibrinolyse – Verbrauchskoagulopathie – Hyperheparinämie bietet die *Thrombelastographie nach* HARTERT.

Therapie

Patienten, die erfahrungsgemäß in der postoperativen Periode durch induzierte Gerinnungsstörung (normale Gerinnungszeit – verminderter QUICK-Wert) besonders gefährdet sind, sollen präoperativ einige Tage mit den Vitaminen K und C sowie einem Antihyperfibrinolytikum in Tablettenform (AMCHA) behandelt werden. Die unmittelbar präoperative Gabe von Epsilonaminokapronsäure AMCHA – EAC, Epsikapron –, (Trans-4-aminomethyl-zyklohexankapronsäure), Trasylol oder Contrykal kann das Maß der intraoperativ auftretenden Hyperfibrinolyse und damit die postoperative Blutungsneigung dieser Patienten vermindern.

Bei vermehrter Blutung und nachgewiesener Gerinnungsstörung soll jeder Blutersatz nur als Heparinfrischblut erfolgen! In Körperhöhlen angesammelte Koagula müssen entfernt werden. Nur in der Kombination von lokaler Blutstillung, Ausräumung der Koagula und gleichzeitiger Korrektur des Gerinnungsmechanismus liegt eine erfolgversprechende Therapie.

Behandlungsschema.

Hyperfibrinolyse. Antihyperfibrinolytika, Trasylol, Contrykal, Epsilonaminokapronsäure (EAC, Epsikapron), Trans-4-aminomethyl-zyklohexankapronsäure (AMCHA, Cyclocapron, Anvitoff), Paraaminomethylbenzoesäure (PAMBA).

Für welches der synthetischen Antifibrinolytika man sich entscheidet, ist bei Beachtung der entsprechenden Dosierung von untergeordneter Bedeutung. Wegen des breiteren Angriffsspektrums von Trasylol/Contrykal ist deren Kombination mit einem dieser synthetischen Antihyperfibrinolytika sinnvoll. Kontraindikationen sind schwere Niereninsuffizienz, Frühgravidität und Thromboseneigung (Tab. 14).

Tabelle 14 Dosierung
4stündlich für 12 bis 24 Stunden:

	Trasylol/Contrykal	EAC	AMCHA
Erwachsene	30000	5 g	0,5 g
Kinder	10000	2 g	0,2 g
Säuglinge	2000	1 g	0,1 g

Zur Unterstützung dieser Therapie können unspezifische Hämostyptika, wie Tachostyptan, Reptilase und Kalzium zusätzlich verabreicht werden.

Hyperfibrinolyse bei gleichzeitiger Verbrauchskoagulopathie. Nach Einleitung einer antihyperfibrinolytischen Therapie – wie oben angegeben – erfolgt anschließend Zufuhr von Fibrinogen: Erwachsene 2 bis 4 g, Kinder 1 bis 2 g, Säuglinge 0,5 g.

Im Anschluß an langdauernde Operationen insbesondere bei mit Dikumarinen vorbehandelten Patienten, bei Patienten mit Leberschädigung und Polyglobulie ist manchmal der Prothrombinkomplex in Mitleidenschaft gezogen. In diesen Fällen empfiehlt sich bei postoperativer Blutungsneigung die zusätzliche Gabe der Faktoren VI und VII (ACC 76).

Verbrauchskoagulopathie. Heparindauertropf 15000 IE je 500 ml 0,9%iger physiologischer Kochsalzlösung über 24 Stunden; antihyperfibrinolytische Therapie (s. oben); COHNsche Fraktion I und Fibrinogen; Blutersatz durch Heparinfrischblut.

Hyperheparinämie. Protaminchlorid oder -sulfat in der durch die Titration errechneten Menge.

Endotoxinschock

Bei Infektionen mit gramnegativen Keimen und deren Einbruch in die Blutbahn wird in 10 bis 38% ein Schockzustand hervorgerufen, den man als Endotoxinschock bezeichnet. Als Erreger kommen Escherichia coli (etwa 30%), Klebsiella aerobacta (etwa 30%), Proteus pseudomonas u. a. in Betracht.

Der Endotoxinschock ist das Ergebnis einer Abwehrreaktion der Mikrozirkulation gegen im Blut kreisende Endotoxine. Befallen sind dabei hauptsächlich Patienten mittleren oder höheren Alters, die an chronisch schwächenden Krankheiten leiden. Auslösende Ursachen sind oft Operationen oder Manipulationen am Urogenitaltrakt.

Diagnose. Fieber, Schüttelfrost, Hypotonie, Oligurie und in 25% der Fälle zu Beginn »gerötetes Gesicht und warme Extremitäten«, bald aber schwacher Puls und feuchtkalte Extremitäten zeichnen dieses Krankheitsbild aus. Die Blutkultur ist oft positiv. Dazu kommen Leukozytose, erhöhte Werte von SGOT und metabolische Azidose.

Therapie. Sie besteht in sofortiger Auffüllung des Blutvolumens unter Beeinflussung der Mikrozirkulation (Rheomacrodex, Infukoll M 40), gleichzeitiger Korrektur des Säure-Basen-Haushalts und sofortiger Infektionsbehandlung durch Drainage und massierte Gabe von Antibiotika und Heparin (bis 20000 ZE/die). Kortikosteroide und bei erweiterten Arteriolen unter Umständen auch Vasopressoren sind indiziert.

Postoperative Hypertonie

Im Gegensatz zu den bisher beschriebenen, immer mit Hypotonie einhergehenden Zustandsbildern kann, wenn auch sehr selten, eine Hypertonie einer Behandlung in der postoperativen Phase bedürfen. Besonders nach Resektion von Aortenisthmusstenosen bei älteren Patienten kann es im Anschluß an die Operation zu beträchtlichen Blutdrucksteigerungen kommen. *Eine bereits präoperativ vorhandene Hypertonie darf wegen der Gefahr einer verminderten Gewebsperfusion in der postoperativen Periode nicht behandelt werden!*

Therapie. Ist die Indikation zur Blutdrucksenkung gegeben, dann wird eine solche durch Kombination von allgemein dämpfenden Medikamenten, wie Pethidin, und speziell angreifenden Substanzen (Rausedan, Serpasil, 1 mg intravenös, in Abständen von 1 bis 2 Stunden) erreicht. Ist diese Medikation nicht wirksam, so kann die Infusion vor Arfonad (250 mg auf 500 ml Glukose) unter strengster und laufender Kontrolle des Blutdrucks diesen auf die gewünschte Höhe bringen.

Volumenüberschuß

Die Übertransfusion ist in der postoperativen Behandlung und bei Patienten auf einer Intensivbehandlungsstation ein relativ seltenes Ereignis. Sie tritt auf, wenn kardiales Versagen oder Herztamponade fälschlich für Volumenmangel gehalten wird. Relativ häufig kommt es zur Übertransfusion bzw. Volumenüberfüllung bei Schockbehandlung von Kindern nach Unfällen oder während der Wiederbelebung, da in dem Bestreben, den Kreislauf möglichst rasch wieder aufzufüllen, der physiologischen Größe des aktiven Blutvolumens nur selten Rechnung getragen wird.

Diagnose. Dyspnoe, bei künstlicher Beatmung allmähliche Abnahme der Dehnbarkeit der Lungen, auskultatorische und röntgenologische Zeichen des Lungenödems (feinblasige Rasselgeräusche, flockige diffuse Verschattung der Lungen auf dem Thoraxröntgenbild) und erhöhter zentraler Venendruck sichern die Diagnose.

Therapie. Langsame Blutentnahme, am besten in eine mit Zitratsterilisator gefüllte Leerkonserve, unter laufender Kontrolle des venösen und arteriellen Drucks bessern die Erscheinungen rasch. Das entnommene Blut kann im Bedarfsfall wieder reinfundiert werden.

Postoperatives Herzversagen

Das Hauptkontingent der Patienten, deren schlechter Zustand myokardial bedingt ist und unter dem Sammelbegriff Herzversagen zusammengefaßt werden kann, besteht aus drei Gruppen:

1. *Patienten der Herzchirurgie, die wegen ihres kardiovaskulären Grundleidens operiert werden;*
2. *Patienten, die aus anderer Indikation »trotz« eines kardiovaskulären Leidens operiert werden müssen;*
3. *Patienten, die auf Grund ihres kardiovaskulären Leidens einer Intensivbehandlung bedürfen.*

Da sich die Probleme bei Behandlung postoperativer myokardialer Schwierigkeiten von denen primär myokardialer Natur nicht wesentlich unterscheiden und der Zweck dieses Buches in erster Linie auf die postoperative Diagnose und Behandlung von Komplikationen ausgerichtet ist, sind die Ausführungen – primär für Chirurgen bestimmt – entsprechend simplifiziert. Sie sind aber auch für die Behandlung von Patienten mit Herzinfarkt geeignet und als Richtlinien zu betrachten.

Das normale Herz reagiert auf einen vermehrten Bedarf der Peripherie mit erhöhtem Schlagvolumen und gesteigerter Frequenz. Die Erhöhung des Schlagvolumens setzt neben einer vermehrten diastolischen Füllung eine Verstärkung der Ventrikelkontraktion und damit eine Mehrleistung des Myokards voraus. Die Auswurfleistung des Herzens kann auch, allerdings meist nur vorübergehend, durch Medikamente und eine weiter vermehrte diastolische Füllung durch Steigerung des venösen Angebots erhöht werden. Versagen diese Mechanismen, so kommt es über eine Erhöhung des enddiastolischen Drucks im linken Ventrikel zur Drucksteigerung im linken Vorhof und im Lungengefäßstrombett, schließlich im rechten Vorhof und – mit Lebervergrößerung einhergehend – in den Venen. Nieren- und Leberdurchblutung sind vermindert; über Wasserretention, Ödembildung und Nebennierenrindeninsuffizienz entwickelt sich der Zusammenbruch.

Ursachen

1. primär myokardiales Herzversagen (Herzinfarkt usw.); 2. sekundär myokardial durch extrakardiale Faktoren, wie verminderte Koronardurchblutung im Endstadium des Volumenmangels, Hypoxie, Störungen im Säure-Basen-Haushalt, besonders bei metabolischer Azidose, Störungen im Elektrolythaushalt, hauptsächlich im Kaliumstoffwechsel, sowie direkte mechanische Behinderung des Herzens durch Herztamponade bei Spannungspneumothorax und Lungenembolie können zum Herzversagen führen.

Diagnose

Im Hinblick auf die verschiedenen Ursachen und klinischen Befunde beim Herzversagen sollte man *Links-* und *Rechtsherzversagen* getrennt betrachten. Postoperativ kann *Linksherzversagen* hervorgerufen werden durch ungenügend beseitigte Aortenstenosen, akute postoperative hämodynamisch wirksame Aorten- oder Mitralklappeninsuffizienz, Überdosierung eines Palliativeingriffs bei zyanotischen Herzfehlern (BROCKsche Operation oder Anastomosen), hypoplastischen linken Ventrikel im Anschluß an die Korrektur einer FALLOTschen Tetralogie, unzureichende Koronarperfusion, koronare Luft- oder Kalkembolie usw.

Rechtsherzversagen entsteht bei stärkeren Reststenosen im Infundibulum und Pulmonalklappenbereich, bei schwerer Pulmonal- oder Trikuspidalklappeninsuffizienz und durch operative Schädigung des rechten Ventrikels (Ventrikulotomie, koronare Luftembolie usw.). Schließlich kann ein fixierter pulmonaler Hochdruck nach operativer Korrektur von Kurzschlußverbindungen oder eine Lungenembolie Rechtsherzversagen verursachen.

Klinische Differentialdiagnose Links- — Rechtsherzversagen

Eingeordnet in das auf Seite 52 angeführte Routineüberwachungsschema ergeben sich für das Links- und Rechtsherzversagen die aus Tabelle 15 ersichtlichen Symptome.

Tabelle 15

	Linksherzversagen		Rechtsherzversagen
	beginnend	voll ausgebildet	
Bewußtsein	Unruhe	Benommenheit bis Delirium	unauffällig
Herzaktion	Sinustachykardie	Sinustachykardie, 3. Herzton an der Spitze	Sinustachykardie, Trikuspidalinsuffizienz
Puls, peripher	tastbar	nicht tastbar	tastbar
Blutdruck	normal	sinkend	normal bis leicht sinkend
Füllung der peripheren Venen	normal	idem	stark gefüllt
Durchblutung der Haut	kalt, periphere Zyanose	idem	normal
zentraler Venendruck	normal	steigend	stark erhöht (über 20 cm H_2O)
Flüssigkeitshaushalt Harnproduktion	reduziert	fehlend	abnehmend
Atmung	Dyspnoe, Tachypnoe, glasiges Sputum	Lungenödem	normal
Säure-Basen-Haushalt	metabolische Azidose, respiratorische Alkalose	schwere metabolische und respiratorische Azidose	idem
Blutgasanalysen	zunehmende AV-Differenz, Abnahme der venösen O_2-Sättigung, arterieller pO_2 normal	venöse O_2-Sättigung unter 40%, arterielle abnehmend	idem

Linker Vorhofdruck

Bei kardial vorgeschädigten Patienten, die wegen eines Vitiums operiert werden müssen, kann man intraoperativ einen Polyäthylenkatheter durch das linke Herzohr in den linken Vorhof einlegen und durch zwei Ligaturen sichern. Der Katheter wird gesondert durch die Haut nach außen geleitet und 2 oder 3 Tage später durch einfachen Zug entfernt. An ein gesondert gekennzeichnetes Venendrucksystem angeschlossen, erlaubt diese Meßanordnung eine Beurteilung der linksventrikulären Auswurfleistung und zusammen mit dem zentralen Venendruck einen besseren Einblick in die tatsächliche Herzfunktion (s. S. 53). Ein mittlerer linker Vorhofdruck von über 20 cm H_2O ist bei normaler Mitralklappenfunktion ein Hinweis, daß bei einem ausreichend zirkulierenden Blutvolumen eine myogene Linksinsuffizienz droht. Der arterielle Blutdruck ist zu diesem Zeitpunkt oft noch normal, und nur durch genaue klinische und röntgenologische Untersuchung wird man das beginnende Lungenödem diagnostizieren. Die Vorteile der Messung des linken Vorhofdrucks liegen demnach in der frühzeitigen Erkennung und in der auch entsprechend einsetzenden Behandlungsmöglichkeit des Herzversagens mit positiv inotropen Medikamenten (Alupent).

Herzzeitvolumen

Eine direkte Messung der Herzleistung ist durch verschiedene Indikatorverdünnungsmethoden zwar möglich, zur Klärung gezielter Fragen von Bedeutung, für die routinemäßige Anwendung in der postoperativen Überwachung von Patienten derzeit jedoch noch nicht geeignet.

1. *Farbstoffmethode.* Periphere oder zentrale Injektion eines Farbstoffs (Cardio-Green, Comassie-Blue) in den venösen Schenkel des Kreislaufs und Registrierung unblutig am Ohr oder blutig direkt in einer Arterie ergeben bei Berechnung der Zeitkonzentrationskurve durch Planimetrieren oder bei Verwendung eines Analogrechners das Herzzeitvolumen. Ist die Myokardfunktion und damit das Herzzeitvolumen schlecht oder bestehen Klappeninsuffizienzen mit Pendelblut, dann sind die peripher registrierten Kurven meist nicht auszuwerten, und die Methode ist unzureichend;

2. *Kälteverdünnungsmethode.* Durch zentrale Injektion (Venenkatheter) von kalter physiologischer Kochsalzlösung und zentrale Registrierung der Temperaturzeitkurve in der A. pulmonalis werden diese Schwierigkeiten beseitigt, und eine exakte Messung des Herzzeitvolumens kann jederzeit und auch bei schlechter Myokardfunktion durchgeführt werden. Dazu wird nach dem eigentlichen intrakardialen Eingriff ein 0,8 bis 1 mm dicker Katheter, an dessen Spitze ein Thermistor befestigt ist, transventrikulär in die Pulmonalarterie vorgeschoben, gesondert durch den Thorax nach außen geleitet und an das Registriergerät angeschlossen. Der Analogrechner integriert die vom Schreiber zur Auswertung der Kurvenform mit registrierte Temperaturzeitkurve und gibt das Herzminutenvolumen in Litern direkt an. Nach 2 bis 3 Tagen wird der Thermistor einfach durch Zug entfernt. Prinzipiell kann das Einführen des Katheters auch transvenös vor dem Röntgenschirm erfolgen. Die Nachteile dieser Methode sind der relativ hohe Preis der Thermistoren und deren Empfindlichkeit gegen Trauma.

Therapie

Die verminderte Auswurfleistung des Herzens bewirkt herabgesetzte Gewebsperfusion und damit lokale Hypoxie, konsekutive metabolische Azidose und generelle Hypoxie, verstärkt durch beginnendes Lungenödem. Dadurch bedingte Hyperventilation und Unruhe erhöhen den Sauerstoffverbrauch, und der Circulus vitiosus geht unaufhörlich weiter. Die Therapie für beide Formen des Herzversagens muß – von diesen Voraussetzungen ausgehend – an möglichst vielen Angriffspunkten simultan einsetzen, um erfolgversprechend zu sein. Medikamentöse Unterstützung des Herzens, Korrektur des Säure-Basen- und Elektrolythaushalts, Osmotherapie und intermittierende positive Druckbeatmung sind die therapeutischen Hilfsmittel.

Medikamentöse Unterstützung des Herzens.

Digitalis. Die Sättigungsdosis liegt bei 1 mg/m² Körperoberfläche. War ein Patient präoperativ nicht digitalisiert, so kann die Vollsättigung bei einer Erstdosis von ½ mg Digitoxin intravenös in stündlichen Gaben von je $^1/_4$ mg Digitoxin erfolgen. Ist ein Patient bereits voll digitalisiert, dann wird eine weitere Gabe von Digitalis meist ohne Erfolg sein; sie ist aber nicht kontraindiziert.

Adrenalin – Alupent. Der positiv inotropen Wirkung dieser Medikamente stehen keine anderen vergleichbar gegenüber. Adrenalin und Alupent heben den Sympathikotonus. Sie bewirken bei einer Zentralisation des Kreislaufs auf die lebenswichtigen Organe eine Mehrdurchblutung von Koronararterien und Nieren. Alupent hat im Gegensatz zum Adrenalin keine peripher vasokonstriktive Wirkung, weshalb es zur medikamentösen Unterstützung des Herzens beim isolierten Herzversagen vorzuziehen ist. Nur wenn gleichzeitig ein peripher vasokonstriktiver Effekt erwünscht ist, sollte man anstelle von Alupent Adrenalin verwenden. Wegen der beim Herzversagen immer bestehenden Niereninsuffizienz ist zur Vermeidung größerer Flüssigkeitszufuhr in hoher Konzentration und wegen der Gefahr lokaler Nekrosenbildung besonders bei Adrenalin am besten in eine der großen Körpervenen zu infundieren.

Dosierung. 20 bis 30 Ampullen Adrenalin (Suprarenin 1:1000) auf 500 ml 5%ige Glukoselösung) oder 20 bis 30 Ampullen Alupent (0,5 mg/ml) auf 250 ml 5%ige Glukose entsprechen einer Konzentration von 40 bis 60 γ/ml. Die Menge der Zufuhr muß sich dabei nach dem blutig oder unblutig registrierten arteriellen Druck richten, wobei man von der Annahme ausgehen kann, daß zur Durchblutung der wichtigsten Zentren ein mittlerer arterieller Druck von 80 mm Hg aufrechterhalten werden muß. Zur gleichmäßigen Verabfolgung empfiehlt sich eine automatisch in ihrer Dosierung von 0,01 bis 10 ml/Minute regelbare Injektionsspritze mit auswechselbarem Glaseinsatz (Abb. 30). Die dabei in 24 Stunden gegebene Flüssigkeitsmenge beträgt bei 0,2 ml/Minute 288 ml, bei 0,5 ml/Minute 720 ml, bei 1 ml/Minute 1440 ml Flüssigkeit. Diese Mengen sind bei der Flüssigkeitsbilanz in Rechnung zu stellen.

(Kontrolle und Korrektur der metabolischen Azidose durch Natriumbikarbonat oder THAM und des Elektrolythaushalts, insbesondere des Kaliumstoffwechsels, s. S. 41).

Osmotherapie. Gezielt versucht man, Flüssigkeit aus dem Interstitium besonders der Lungen wieder der Blutbahn zuzuführen und über die Nieren auszuscheiden. Eine konsequente Osmotherapie ist demnach nur bei intakter Nierenfunktion sinnvoll, da es

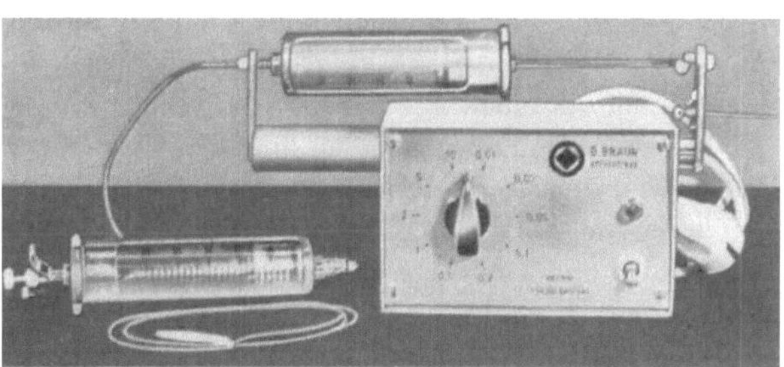

Abb. 30 Dauerinfusor mit Ersatzspritze

sonst zur Überfüllung des Kreislaufs mit den damit verbundenen deletären Folgen auf das ohnehin schon schwer geschädigte Herz kommt. Mannitol 20%ig in 5%iger Glukoselösung, 1 ml/kg Körpergewicht intravenös 4stündlich und Traubenzuckerlösung 20%ig, 0,5 ml/kg Körpergewicht 4stündlich intravenös werden im Wechsel gegeben, so daß der Patient stündlich Traubenzucker oder Humanalbumin erhält. Nach Rückgang der klinischen Symptome können die Intervalle verdoppelt werden.

Diuretika. Furosemid (Lasix), 40 bis 200 mg, oder Etacrynsäure (Hydromedin), 25 bis 100 mg, intravenös, beim Erwachsenen verstärkt über eine Verminderung der Natriumrückresorption die Diurese.

Die Wirkung hält etwa 30 bis 40 Minuten an, so daß in schweren Fällen, z. B. akutes Lungenödem nach dieser Zeit die Gabe wiederholt werden kann.

Intermittierende positive Druckbeatmung. Sie führt trotz ausreichender alveolärer Ventilation zur Verbesserung der Sauerstoffsättigung, Herabsetzung der Atemarbeit und damit Entlastung des Herzens. Außerdem hat sie einen direkten positiven Einfluß auf das beginnende Lungenödem (s. S. 129).

Herztamponade

Sie ist im Anschluß an kardiale Eingriffe ein nicht seltenes Ereignis. Meist innerhalb der ersten postoperativen Stunden auftretend, kann sie aber auch noch nach 2 bis 3 Tagen vorkommen. *Ausgelöst wird sie immer durch Blutung mit ineffektiver Drainage.* Es genügt nicht, nur eine kleine Restöffnung im Perikard zu belassen, denn deren Ränder verkleben rasch mit der Herzoberfläche, und das Blut kann nicht mehr abfließen. Wenn man das Perikard nicht breit, d. h. auf einer Länge von 6 bis 8 cm, offenläßt, muß eine intraperikardiale Drainage für den Abfluß von Blut und Sekret aus dem Herzbeutel sorgen. Herzsynchrone Pulsationen der Flüssigkeit im Drainageschlauch beweisen die Durchgängigkeit. Im Fall einer Herzbeuteltamponade kann die Drainage als Leitschiene zur stumpfen Exploration dienen.

Diagnose

Das klassische Bild mit Einflußstauung, positivem Venenpuls, abgeschwächten Herzgeräuschen und Zunahme der Herzgröße im Röntgenbild kann sich nur selten entwickeln. Meist kommt der Patient schon vorher ad exitum, und auch die postmortale Diagnose wird oft nicht richtig gestellt, da das dann kleine kontrahierte oder auch schlaffe Herz die Behinderung nicht mehr erkennen läßt. Eine Reihe von klinischen Symptomen sollte unsere Aufmerksamkeit jedoch frühzeitig in diese Richtung lenken. Wenn bei einem ursprünglich unauffälligen Patienten mit normalem arteriellem und venösem Druck *die Pulsfrequenz zu steigen, der Blutdruck zu sinken beginnt,* so denkt man in erster Linie an einen Blutverlust. Aber auch eine beginnende Herztamponade kann ähnliche Symptome hervorrufen, und der Verdacht wird verstärkt, wenn »*kein wesentlicher Blutverlust nachgewiesen werden kann*«, Puls und Blutdruck wechseln, ein Pulsus paradoxus auftritt, eine Venenstauung oder ein erhöhter zentralvenöser Druck vorhanden ist und im fortgeschrittenen Stadium bei Fehlen des peripheren Pulses der Patient voll ansprechbar bleibt. Beim Auftreten dieser Symptome ist die frühzeitige digitale Exploration in der angeführten Technik das beste diagnostische Hilfsmittel.

Therapie

Die Exploration des Perikards erfolgt nach vorausgegangener medianer Sternotomie am besten durch Öffnen einiger Haut- und Fasziennähte im unteren Wunddrittel. Unter Belassung sämtlicher Sternumdrahtnähte werden entlang der liegenden intraperikardialen Drainage stumpf mit dem Finger der Herzbeutel aufgesucht und das Herz umfahren. Diesen relativ kleinen Eingriff kann man unter streng aseptischen Kautelen auch im Bett und auf der Wachstation durchführen. Voraussetzung dafür ist eine entsprechende Operationstechnik beim Thoraxverschluß, die dieses Vorgehen ermöglicht. Sie besteht in einer etwas längeren medianen Inzision bis in die Linea alba und geteilter Perikardnaht, eventuell unter Belassung einer größeren Lücke im Bereich der Drainage. Blutet es nach Ausräumung der Koagula weiter, dann muß das gesamte Operationsgebiet revidiert werden.

Lungenarterienembolie

Eine weitere Ursache einer plötzlich eintretenden Verschlechterung des Zustands ist die massive Lungenarterienembolie, deren Ausgangspunkte meist Thrombosen im Bereich des Beckens oder der Beine sind.

Diagnose

Akuter Beginn, Dyspnoe, Schmerzen, Todesangst sowie mit dem Kreislaufzusammenbruch zunehmende Blässe bei gleichzeitiger Zyanose und Stauung der peripheren Venen sind symptomatisch, aber sie sind auch bei anderen Formen des Herzversagens zu beobachten. Zur Differentialdiagnose dient das Elektrokardiogramm, das bei massiver Lungenarterienembolie typische Zeichen der Rechtsüberlastung zeigt. *Eine sichere Diagnose ist aber nur durch venöse Angiokardiographie möglich.* Dieser kaum belastende Eingriff kann und muß im Notfall innerhalb kurzer Zeit durchgeführt werden.

Therapie

Da 50 bis 75% der Patienten innerhalb der ersten Stunden sterben, stellt sich daraus die Dringlichkeit einer Behandlung. Sauerstoff, Digitoxin sowie schmerzstillende und Kreislaufmittel (Adrenalin) müssen zur Aufrechterhaltung eines adäquaten Blutdrucks sofort

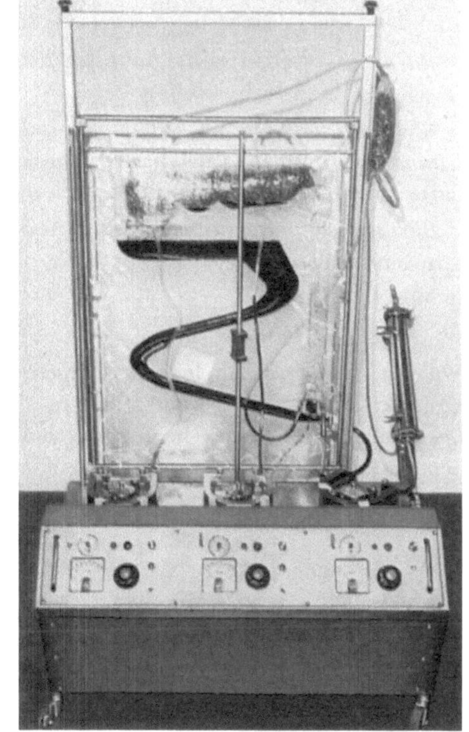

Abb. 31 Herz-Lungen-Maschine mit Einmalplastikoxygenator

gegeben werden. Bessert sich der Zustand nicht, dann ist eine Embolektomie indiziert. Sie kann entweder nach VOSSSCHULTE durch mediane Sternotomie in venöser Einflußsperre der Hohlvenen oder mittels des extrakorporalen Kreislaufs durchgeführt werden. Welches der beiden Verfahren man anwendet, wird von äußeren Umständen bestimmt. Bei Vorhandensein beider Möglichkeiten wird man wegen der besseren Überlebenschancen bei der Gesamtkörperperfusion den Eingriff mit dem extrakpororalen Kreislauf vorziehen. Dafür stehen Herz-Lungen-Maschinen zur Verfügung, die bei kleinem Füllvolumen (Erwachsene 1500 ml 5%ige Glukose) mit Oxygenatoren zum Einmalgebrauch sofort einsatzbereit sind (Abb. 31).

Technik. Nach medianer Sternotomie werden die beiden Hohlvenen und die Aorta kanüliert. Im totalen Umgehungskreislauf werden der Stamm der A. pulmonalis über den Klappen längs inzidiert und das Gerinnsel entfernt. Zur Extraktion der Emboli, insbesondere bei Operation ohne extrakorporalen Kreislauf, sind auch verschiedene Sauginstrumente angegeben. Durch Kompression der Lungen kann man periphere Embolien ausdrücken. Wenn retrograd helles Blut aus der Arterie fließt, dann ist deren Durchgängigkeit bewiesen, und der Eingriff kann beendet werden.

Die übrigen Ursachen, die zum postoperativen Herzversagen führen können, wie Volumenmangel, Hypoxie, Störungen des Säure-Basen- und Elektrolythaushalts sind in den entsprechenden Kapiteln abgehandelt.

Rhythmusstörungen des Herzens

Ändert sich die koordinierte Schlagfolge von Vorhöfen und Ventrikel, so nimmt die effektive Förderleistung des Herzens bis zu etwa 30% ab. Prinzipiell unterscheidet man:

Rhythmusstörungen mit regelrechter Reizbildung und arterioventrikulärer Überleitung (essentielle Sinustachykardie);

Rhythmusstörungen mit gestörter Reizbildung und regelrechter atrioventrikulärer Überleitung (paroxysmale Tachykardie, absolute Arrhythmie bei Vorhofflimmern, Vorhofflattern, supraventrikuläre und ventrikuläre Extrasystolen);

Rhythmusstörungen mit regelrechter Reizbildung und gestörter Überleitung (wechselnde atrioventrikuläre Überleitung, partieller und totaler atrioventrikulärer Block).

Ursachen

Während die Ursachen bereits präoperativ vorhandener Rhythmusstörungen in der Grundkrankheit des Patienten liegen, sind die postoperativ auftretenden – soweit überhaupt überblickbar – bedingt durch direktes Trauma des reizbildenden oder -leitenden Muskelgewebes durch hypoxische Schädigung oder medikamentös (im wesentlichen durch Digitalisüberdosierung, wobei Hypokaliämie auslösend oder verstärkend wirkt).

Diagnose

Laufende sicht- und hörbare Kontrolle der Herzttätigkeit lassen Unregelmäßigkeiten oder Änderungen der Herzfrequenz frühzeitig erkennen. Die genaue Diagnose der vorliegenden Störung muß nach Ausschluß von Hypoxie und Volumenmangel durch detaillierte elektrokardiographische Untersuchung gestellt werden.

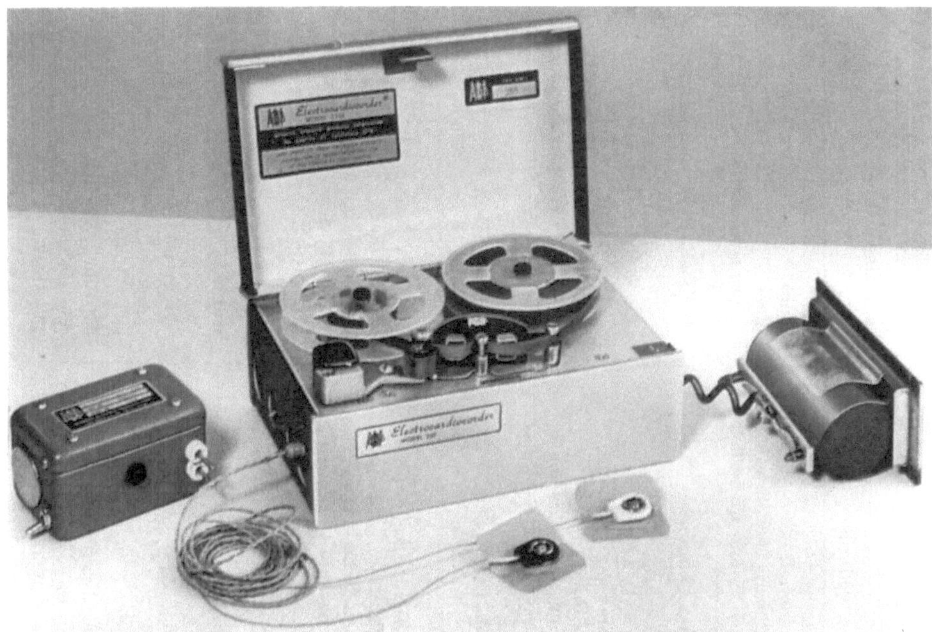

Abb. 32 Elektrocardiocorder zur kontinuierlichen Überwachung des EKG

Einen großen Vorteil in der Überwachung kardial gefährdeter Patienten bietet die Anwendung eines kleinen EKG-Bandspeichergeräts, wobei die Auswertung der gesamten Registrierung von 24 Stunden und mehr durch einen Scanner erfolgt, der, auf bestimmte Kriterien eingestellt, in kurzer Zeit das Band sichtet (Abb. 32).

Therapie

Rhythmusstörungen mit regelrechter oder gestörter Reizbildung und normaler atrioventrikulärer Überleitung. Vor jeder isolierten Behandlung einer Herzrhythmusstörung sind exogene Ursachen, wie Hypoxie, Volumenmangel, Elektrolytstörungen und Digitalisüberdosierung auszuschließen! Danach ist eine Normalisierung der Kammerfrequenz (beim Erwachsenen in der postoperativen Phase zwischen 80 und 110, beim Kind zwischen 90 und 120) angezeigt. Während allgemeine Maßnahmen, wie Vagusreize (Bulbusdruckversuch, Karotissinusdruck einseitig oder doppelseitig) bei Sinustachykardie ohne spezielle Überwachung durchgeführt werden dürfen, sollte jeder medikamentöse Therapieversuch, hauptsächlich die intravenöse Verabreichung, nur unter laufender Kontrolle des Elektrokardiogramms erfolgen. Die Ansprechbarkeit der einzelnen Patienten nach verschiedenen Medikamenten ist so unterschiedlich, daß die in Tabelle 16 angegebene Dosierung nur als Anhaltspunkt zu betrachten ist. Besonders kritische Aufmerksamkeit ist bei Anwendung von Betarezeptorenblockern, wie Propranolol (Dociton, Obsidan) oder dem etwas schwächeren Iproveratril (Isoptin) und Ajmalin (Gilurytmal, Tachmalin), erforderlich, da diese Präparate generell eine negativ inotrope Wirkung haben.

Alle diese Präparate sind bei myokardial geschädigten Herzen kontraindiziert!

Tabelle 16 Behandlungsschema postoperativer tachykarder Rhythmusstörungen

Rhythmusstörungen	Substanz (Handelsname)	Dosierung (Erwachsenendosis)	Kontraindikation
1. supraventrikuläre Tachykardie (bei Ausschluß von Volumenmangel)	1. Prostigmin	0,5 bis 1 mg i.v.	keine
	2. Spartein (Depasan)	100 bis 200 mg in 3 bis min i.v. kann nach 15 min wiederholt werden	keine (Schwangerschaft)
	3. Iproveratril (Isoptin)	5 bis max. 10 mg i.v.	AV-Block, Herzinsuffizienz
	4. Elektroschock		
2. ventrikuläre Tachykardie	1. Lidocain (Xylocain)	Startdosis 1 mg/kg, dann 1 mg/kg/Std.	AV-Block, Vorsicht bei Schenkelblock
	2. Diphenylhydantoin (Phenhydan)	1- bis 3mal 100 bis 200 mg/24 Std.	AV-Block
	3. Elektroschock		
	4. β-Rezeptorenblocker (Dociton)	2 bis 5 mg i.v.	Herzinsuffizienz AV-Block
3. bei unklarer Differentialdiagnose: supraventrikuläre oder ventrikuläre Tachykardie	1. Lidocain (Xylocain)	Startdosis 1 mg/kg, dann 1 mg/kg/Std.	AV-Block, Vorsicht bei Schenkelblock
	2. Iproveratril (Isoptin)	5 bis max. 10 mg i.v.	AV-Block, Herzinsuffizienz
	3. Ajmalin (Gilurythmal, Tachmalin)	50 mg langsam i.v. (5 bis 10 min)	AV-Block, Schenkelblock, Vorsicht bei Überdigitalisierung
	4. Elektroschock		
4. Tachyarrhythmie bei Vorhofflimmern	1. Reserpin (Serpasil)	0,5 bis 1 mg i.m. (i.v.)	Schock
	2. Elektroschock		
	3. β-RezeptorenB-locker (Dociton, Obsidan)	2 bis 5 mg i.v.	Herzinsuffizienz, AV-Block
5. ventrikuläre Extrasystolie	1. Lidocain (Xylocain)	Startdosis 1 mg/kg, dann 1 mg/kg/Std.	AV-Block, Vorsicht bei Schenkelblock
	2. Diphenylhydantoin (Phenhydan)	1- bis 3mal 100 bis 200 mg/ 24 Std.	AV-Block

6. supraventrikuläre Extrasystolie	1. Diphenylhydantoin	1- bis 3mal 100 bis 200 mg/24 Std.	AV-Block
	2. Iproveratril (Isoptin)	5 bis max. 10 mg i.v.	AV-Block, Herzinsuffizienz
7. digitalisbedingte Arrhythmien normofrequente und tachykarde Form	1. Diphenylhydantoin	1- bis 3mal 100 bis 200 mg/24 Std.	AV-Block
	2. Lidocain (Xylocain)	Startdosis 1 mg/kg, dann 1 mg/kg/Std.	AV-Block, Vorsicht bei Schenkelblock

Bei intravenöser Injektion von antiarrhythmischen Substanzen stets Alupent als Antidot bereithalten.

Kardioversion

Ist durch Medikamente die Tachyarrhythmie nicht zu beeinflussen bzw. verbietet sich eine Therapie wegen vorliegender Herzinsuffizienz, so besteht bei entsprechender Indikation auch die Möglichkeit der Kardioversion durch Gleichstromdefibrillation. Da es dabei leicht zur Ablösung von Thromben kommen kann, ist eine Senkung des Prothrombinspiegels auf 20% durch Dikumarine (Marcumar, Falithrom) empfehlenswert. Bei Vorhofflattern ist eine Kardioversion wegen der Gefahr von Kammerflimmern kontraindiziert.

In Narkose (Epontol) wird nach Anlegen von breitflächigen Elektroden an Herzbasis und -spitze oder an Vorder- und Hinterwand ein R-wellengesteuerter Impuls von 75 bis 100 Wattsekunden zur simultanen Depolarisierung aller Muskelfasern durch den Körper geleitet. Die Koppelung an die R-Welle verhindert das Einfallen des Reizes in die vulnerable Phase des Herzens und damit die Möglichkeit einer Induktion von Kammerflimmern.

Rhythmusstörungen mit regelrechter Reizbildung und gestörter Überleitung. Isolierte Störungen der Erregungsleitung sind meist traumatisch bedingt und unterscheiden sich nach dem Sitz der Läsion. Bei direkter Schädigung des ASCHOFF-TAWARA-Knotens bildet sich ein Knotenrhythmus, der keiner Therapie bedarf. Anders ist es bei Schäden im Bereich des HISschen Bündels, die entweder direkt mechanisch wie bei der Korrektur des Ventrikelseptumdefekts bzw. eines partiellen oder totalen AV-Kanals oder sekundär infolge Ischämie entstehen können. Beim totalen AV-Block mit Kammerautomatik und einer Frequenz von unter 60 wird man medikamentös sympathikomimetisch durch Isoproterentol, Aludrin, Novodrin oder Oxyprenalin (Alupent) versuchen, eine ausreichende Herzfrequenz und damit ein entsprechendes Herzzeitvolumen zu erzielen.

Herzschrittmacher

Bei Versagen der medikamentösen Therapie ist die direkte Stimulation des Myokards durch elektrische Schrittmacher notwendig. Ist die Überleitungsstörung bereits intraoperativ aufgetreten und erkannt, so werden die Elektroden direkt epimyokardial fixiert und transthorakal durch die Haut nach außen geleitet. Bei postoperativen Überleitungsstörungen – wenn die Indikation zur Schrittmachertherapie gegeben ist – werden die Elektroden transvenös durch die V. basilica, V. cephalica oder V. jugularis externa in den rechten Ventrikel vorgeschoben und mit der unter oder über dem

M. pectoralis eingebrachten Batterie verbunden. Für kurze Zeit, insbesondere bei plötzlich auftretender Asystolie, ist auch eine direkte Reizung des Myokards über externe Elektroden möglich.

Überwachung der Atmung

Lungenventilation

Die Hauptaufgabe der Atmung ist es, für eine gute Sauerstoffversorgung der Gewebe und den gleichzeitigen Abtransport von Kohlensäure zu sorgen. Mit dem Begriff Atmung sind dabei sowohl der dynamische Vorgang der Ventilation der Lungen als auch der Gasaustausch in oder an der Zelle bezeichnet. Während die innere Atmung später besprochen wird, möchten wir uns zuerst der Physiologie der Ventilation zuwenden, da sie in den meisten Fällen einer Ateminsuffizienz die ursächlich wichtigste Rolle spielt.

Bei der Inspiration erweitert sich infolge der Kontraktion der Atemmuskulatur der Brustkorb. Durch diese Veränderung des Fassungsvermögens des Thorax kommt es intrathorakal zum Abfall des dort herrschenden Drucks (dieser ist immer leicht negativ), wodurch die Außenluft in die Luftwege und Alveolen einströmen kann. Die Menge der Luft, die während der Einatmung das Volumen der Lungen vergrößert und dann auch die Lungen verläßt, wird als *Atemzugvolumen* (AV) bezeichnet.

Bei einer Einatmung kann die Alveolarluft niemals völlig erneuert werden. Es verbleiben immer noch etwa 1200 ml Rest- + 1600 ml Reserveluft (funktionelles Residualvolumen = FRV), also 2800 ml verbrauchte Luft. Die neu aufgenommene Frischluft vermischt sich mit den vorhandenen 2800 ml, so daß im Endeffekt in den Alveolen immer eine ziemlich konstante Sauerstoffkonzentration von 14 bis 15% herrscht.

Die Größe des Atemzugvolumens ist vom Grad der Thoraxexpansion direkt abhängig, wobei außer der Möglichkeit einer willkürlichen Volumenzunahme zusätzlich die Beeinflussung durch verschiedene pathologische Zustände, wie Hypoxie oder Hyperkapnie, eine große Rolle spielen kann. Bei normaler Atmung beträgt das Atemzugvolumen bei Erwachsenen etwa 450 bis 500 ml.

Durch rhythmische Wiederholung des Atemvorgangs wird einerseits ständig frische Luft dem Residualvolumen zugeführt, andererseits wird die »verbrauchte Luft« ausgeatmet. Die Größe der je Minute so bewegten Luftmenge ist von der Atemfrequenz abhängig und wird *Atemminutenvolumen* (AMV) genannt.

Das Atemminutenvolumen ist eine jedem Alter charakteristische Größe. Sie wird oft für die Beurteilung einer Hypo- oder Hyperventilation mit herangezogen. Die Bedeutung des Atemminutenvolumens ohne gleichzeitige Messung der Atemfrequenz ist jedoch gering. Das wird besonders bei der Besprechung des sogenannten Tortaums verständlich.

Als *Totraum* bezeichnet man den Anteil des Atemzugvolumens, der nicht am Gasaustausch teilnimmt. Bei nicht intubiertem oder tracheotomiertem Patienten bilden die sogenannten zuführenden Atemwege den Totraum. Zu diesen gehören Nase, Mund, Rachen, Trachea, Bronchien und Bronchiolen. Der so beschriebene Totraum wird auch als sogenannter anatomischer Totraum bezeichnet und hat eine Kapazität von etwa 150 ml. Werden durch besondere Umstände mehrere Lungenalveolen nicht durchblutet, aber gleichzeitig belüftet, so vergrößert sich der Totraum um das Volumen dieser Alveolen. Er wird als physiologischer Totraum bezeichnet und ist nicht so konstant wie der anatomische, und er wechselt seine Größe in Abhängigkeit von der Durchblutung.

In der Atmungsphysiologie wird die Gesamtventilation der Lungen in einer Zeiteinheit in die Ventilation des Totraums (V_D) und die sogenannte *alveoläre Ventilation* (V_A) unterteilt. Bei einer Atemfrequenz von 20/Minute wird bei einem Erwachsenen die Totraumventilation $20 \times 150 = 3000$ ml betragen. Nimmt man an, daß das zur Aufrechterhaltung eines adäquaten Gasaustauschs notwendige AMV 8000 ml ausmacht, so errechnet sich eine alveoläre Normoventilation von

$$8000 \text{ ml} - 3000 \text{ ml} = 5000 \text{ ml}.$$

Ausschlaggebend für eine gute alveoläre Ventilation ist in vorliegendem Fall die Atemfrequenz. Bei Erhöhung der Atemfrequenz (z. B. auf 40/Minute (durch Fieber, Schmerz usw.) würde der anatomische Totraum mit 40×150 ml $= 6000$ ml ventiliert. So verbleiben für die effektive alveoläre Ventilation nur

$$8000 \text{ ml} - 6000 \text{ ml} = 2000 \text{ ml}$$

und man würde dann von einer Hypoventilation sprechen.

Bei sehr langsamer Frequenz, z. B. 10/Minute, würde sich die Totraumventilation auf 10×150 ml $= 1500$ ml verringern. Bei erhaltenem Atemminutenvolumen von 8000 ml beträgt nun die alveoläre Ventilation

$$8000 \text{ ml} - 1500 \text{ ml} = 6500 \text{ ml}.$$

In einer solchen Situation würde es sich um eine Hyperventilation handeln.

Unter Bedingungen einer künstlichen Beatmung und bei Patienten mit obstruktiven Lungenerkrankungen im Sinne eines Asthma bronchiale oder Emphysems ist mit einer Zunahme des Totraums – um den sogenannten physiologischen Totraum – zu rechnen. Der normale Anteil der Totraumventilation an der Gesamtventilation beträgt 0,3 (150 ml : 450 ml = 0,3). Ein immer größer werdendes Verhältnis des V_D/V_T bei unveränderter Frequenz und Gesamtventilation bedeutet Hypoventilation. Es müssen deshalb größere Atemzugvolumina bei entsprechend niedriger Atemfrequenz gewählt werden (Genaueres s. S. 125).

Die atmosphärische Luft setzt sich aus 21% Sauerstoff, 0,03% Kohlensäure und etwa 78% Stickstoff zusammen. Den Rest bilden für die Behandlung dieses Themas unbedeutende Edelgase. Bei einem atmosphärischen Druck von 760 mm Hg und einer Temperatur von 0 °C hat der in der Luft befindliche Sauerstoff einen »Partialdruck« von

$$\frac{760 \times 21}{100} = 159 \text{ mm Hg}.$$

Da die Einatmungsluft in den Luftwegen des Patienten erwärmt und befeuchtet wird, vermindert sich der Partialdruck der in der Luft enthaltenen Gase gemeinsam um den Betrag des Wasserdampfdrucks, der bei der Temperatur von 37 °C 47 mm Hg beträgt. Der in das Residualvolumen einströmende Sauerstoff hat somit einen Partialdruck von

$$\frac{(760 - 47)}{100} \times 21 = 150 \text{ mm Hg}.$$

Auf Grund der oben beschriebenen Vermischung der Frischluft mit der Luft des Residualvolumens vermindert sich weiter die Konzentration und damit auch der Partialdruck des Sauerstoffs. Bei durchschnittlicher Konzentration von 14 bis 15% Sauerstoff beträgt der Sauerstoffdruck in den Alveolen etwa 100 mm Hg (Abb. 33).

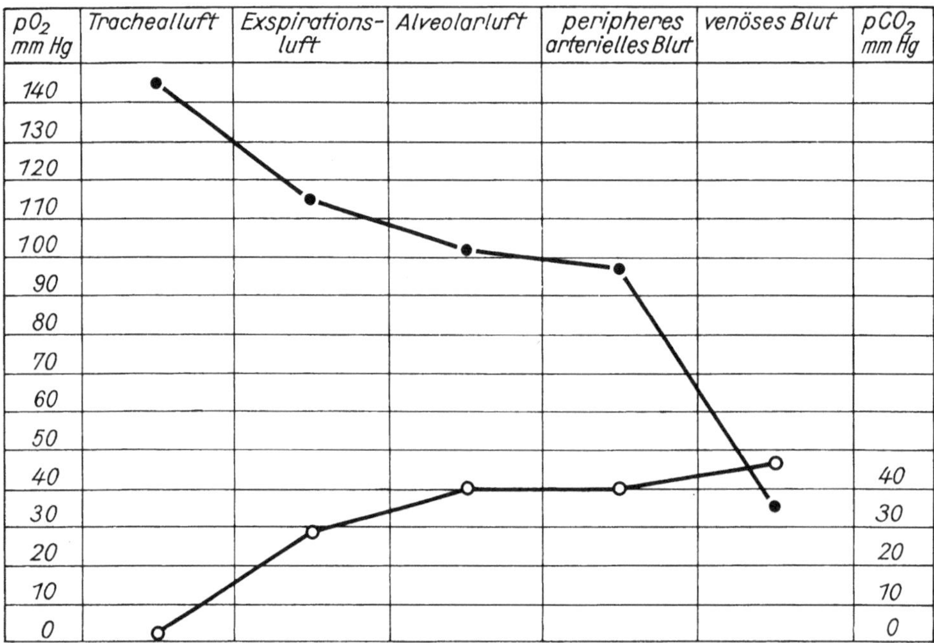

Abb. 33 Vergleich der Partialdrucke des Sauerstoffs (pO_2) und des Kohlendioxids (pCO_2) im Laufe der respiratorischen Gasaustauschvorgänge unter physiologischen Bedingungen

Der Übertritt des Sauerstoffs aus der alveolären »Gasphase« in die Blutphase, d. h. den Erythrozyten, ist ein Diffusionsvorgang. Die Qualität des Ausgleichs zwischen beiden Phasen hängt vor allem von der Kontaktzeit, dem sogenannten Diffusionskoeffizienten der betreffenden Gase und den Eigenschaften der Diffusionsmembran, ab, wobei sowohl die Alveolar- als auch die Erythrozytenmembran als diffusionshindernde Faktoren angesehen werden müssen.

Unter normalen Bedingungen entsteht zwischen dem Partialdruck des Alveolarraums und dem des arteralisierten Blutes in der Lungenkapillare ein leichter Gradient von etwa 5 mm Hg. Es ist der alveolär-arterielle Gradient A-a D_{02}). Damit hat sich der pO_2 des arteriellen Blutes erniedrigt. Durch den Sauerstoffverbrauch der Organe sinkt der pO_2 ständig ab, und arterielles Blut wird in venöses umgewandelt. Bei alveolärer Hypoventilation, d. h. bei ungenügender Erneuerung des Residualvolumens mit Frischluft, wird die Konzentration des Sauerstoffs und damit der Sauerstoffpartialdruck ständig absinken. Kohlensäurekonzentration und ihr Partialdruck steigen dafür an. Es kommt zur Hypoxie und Hyperkapnie (Azidose). Bei Hyperventilation kann sich der Anteil des Sauerstoffs im Residualvolumen um 1 bis 3 Vol.-% erhöhen. Gleichzeitig sinkt der Kohlensäurepartialdruck ab, woraus eine sogenannte respiratorische Alkalose resultiert.

Das Zusammenspiel zwischen Belüftung der Lungen und ihrer Durchblutung, das *Ventilations-Perfusions-Verhältnis*, entscheidet über die Arterialisierung des Blutes (wenn eine Diffusionsstörung nicht berücksichtigt wird). Unter normalen Bedingungen beträgt dieses Verhältnis 0,8, d. h., daß einer alveolären Ventilation von 4 l/Minute eine

Durchblutung der Lungen ($\dot{Q}$) von 5 l/Minute entspricht. Verschiebt sich das Verhältnis mehr zugunsten der Ventilation, wird es also größer als 1, so liegt eine Hyperventilation mit allen bekannten Folgen vor. Wird der Quotient niedriger als 0,8, so kommt es zur Hypoxie, da das durch die Lungenkapillaren fließende Blut nicht voll mit Sauerstoff gesättigt werden kann. Wird die Alveole im Extremfall überhaupt nicht belüftet, jedoch normal durchblutet, dann spricht man von einem Shunt: Das venöse Blut fließt, ohne Sauerstoff aufgenommen zu haben und von CO_2 befreit zu werden, auf die arterielle Seite zurück. Bei Belüftung ohne Durchblutung vergrößert sich entsprechend nur der Totraum. Da die Lungen ein inhomogenes Organ sind und in den unzähligen Alveolen praktisch alle Kombinationen des $\dot{V}/\dot{Q}$ möglich sind, entscheidet die Summe der Varianten über die Zusammensetzung des lungenvenösen Blutes.

Für das Verständnis der künstlichen Beatmung soll die Atemmechanik, insbesondere die *Dehnbarkeit der Lungen*, besprochen werden. Die Lungen stellen ein elastisches Gewebe dar, das unter einem bestimmten Druck ein bestimmtes Lungenvolumen aufnehmen kann. Die Fähigkeit, sich zu dehnen, bezeichnet man auch als »Compliance«. Ihre Einheit ist l/cm H_2O. Normale Dehnbarkeit der Lungen ist 0,2 l /cm H_2O. Da die Brustkorbwand auch ihre eigene Dehnbarkeit besitzt, ist die Compliance der Lunge + Thorax 0,1 cm H_2O. Damit kann ein Volumen von 450 ml Luft mit einem Minimaldruck von 4,5 cm H_2O erreicht werden.

Pathologische Zustände, wie Lungenentzündung, Lungenödem und Ergüsse, verändern die Dehnbarkeit der Lungen. Die Compliance verschlechtert sich, d. h., daß die Beatmung mit einem Volumen von 450 ml einen höheren Druck erfordert. Da hier der Druck über das erreichte Atemzugvolumen entscheidet, wird bei einer Druckbegrenzung auf eine bestimmte Höhe der Wassersäule das übrige Volumen entweichen. Die Folge ist eine Hypoventilation (s. S. 87). Die klinische Konsequenz einer sich verschlechternden Compliance ist bei künstlicher Beatmung eine Erhöhung des Inspirationsdrucks.

Gasanalyse des Blutes

Im Vorangehenden wurden vor allem die dynamischen Ventilationsgrößen als Kriterium für die Güte der Atmung herangezogen. Ihre Bedeutung beschränkt sich jedoch von vornherein auf rein respiratorische Vorgänge. Metabolische Veränderungen, vor allem im Blut, aber auch im Gewebe, können mit dieser Methode nicht erfaßt werden. Hierfür gilt die Blutgasanalyse als wichtigste und beste Informationsquelle.

Für die Beurteilung der Blutgase und des Säure-Basen-Status wird im allgemeinen das arterielle Blut durch *Punktion der A. femoralis* gewonnen. Sehr empfehlenswert ist auch die Punktion der A. radialis, die in Lokalanästhesie mit einer Plastikkanüle (s. S. 109) vorgenommen werden kann. Die Technik ist nicht schwierig; die Kanüle kann bei entsprechender Pflege über Tage in dem arteriellen Gefäß verbleiben (Abb. 34).

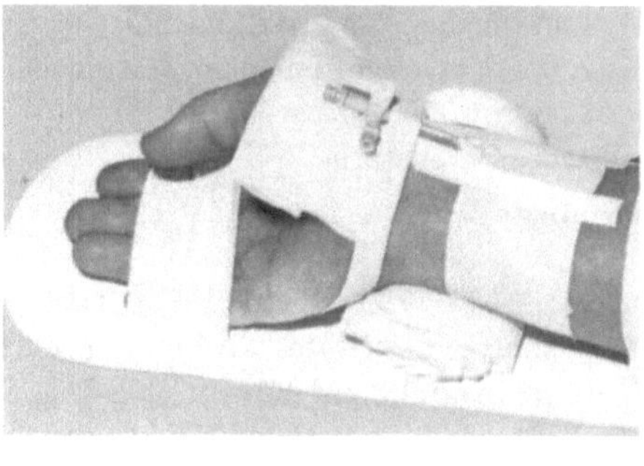

Abb. 34 Punktion der A. radialis mit Hilfe einer Plastikkanüle

In letzter Zeit wird für die Blutgasanalyse statt arterielles, *kapillares Blut* entnommen. Die notwendige »Arterialisierung« des Blutes wird durch Einreiben des Ohrläppchens mit einer durchblutungsfördernden Salbe (Finalgon, Thrombophole) erreicht. Klinische Erfahrungen haben gezeigt, daß die kapillare Blutgasanalyse selbst im Zustand einer Herzinsuffizienz mit der arteriellen gut vergleichbar ist.

Es sind grundsätzlich zwei wichtige Parameter, die mit einer Blutgasanalyse erfaßt werden können:

1. Güte der Sauerstoffversorgung des Blutes und der Gewebe;
2. Säure-Basen-Status.

Die Sauerstoffversorgung kann durch Messung der

1. Sauerstoffsättigung $= S_{O_2}$,
2. des Sauerstoffpartialdrucks $= pO_2$,

sowohl des arteriellen als auch des venösen Blutes erfaßt werden. Messungen des Sauerstoffgehalts oder der Sauerstoffkapazität sind komplizierter und gehören nicht in jedem Fall in den Bereich einer Frischoperiertenstation.

Der Sauerstoffgehalt des Blutes ist die unter definierten Bedingungen im Blut tatsächlich nachweisbare Sauerstoffmenge.

Sauerstoffkapazität ist die unter definierten Bedingungen im Blut höchstmögliche Sauerstoffmenge.

Beispiel: Ein Patient atmet Frischluft (21% Sauerstoff). Sein Hämoglobingehalt beträgt 16 g%. 1 g Hämoglobin bindet maximal 1,34 ml O_2.

$$1{,}34 \times 16 = 21{,}44 \text{ Vol.-\% Sauerstoff.}$$

Dazu wird der physikalisch gelöste Sauerstoff addiert. Der Anteil dieses Sauerstoffs macht 0,03 Vol.-%/10 mm Hg aus. Bei einem arteriellen pO_2 von 100 mm Hg sind es 0,3 Vol.-%.

$$\begin{array}{rl} & 21{,}44 \text{ Vol.-\%} \\ + & 0{,}30 \text{ Vol.-\%} \\ \hline & 21{,}74 \text{ Vol.-\%} \end{array}$$

Die Sauerstoffkapazität beträgt 21,74 Vol.-%. Der Sauerstoffgehalt wurde bei demselben Patienten mit einer VAN-SLYKE-Apparatur ermittelt. Er beträgt 19 Vol.-%. Die Sauerstoffsättigung kann jetzt errechnet werden:

$$\text{Sauerstoffsättigung \%} = \frac{O_2\text{-Gehalt} - \text{gelöster } O_2}{O_2\text{-Kapazität} - \text{gelöster } O_2} \times 100$$

Sie beträgt in unserem Fall 87%.

Der Säure-Basen-Status wird durch Messung

1. des Kohlensäurepartialdrucks $= pCO_2$,
2. der Wasserstoffionenkonzentration $= pH$,
3. des Standardbikarbonats $= StB$ und
4. des Basenstatus $= BE$.

erfaßt.

Methoden der Messung des pO_2, pCO_2 und pH

Die Analyse des Blutes wird mit Sauerstoff-, Kohlensäure-, und pH-Elektroden durchgeführt (Abb. 35 und 36). Ihre Funktion und die Prinzipien der Messung des pO_2, pCO_2 und pH wurden wiederholt beschrieben und sind gut bekannt. Im allgemeinen hat sich

Abb. 35 ASTRUP-Gerät zur Bestimmung von pH, pCO_2, StB und pO_2

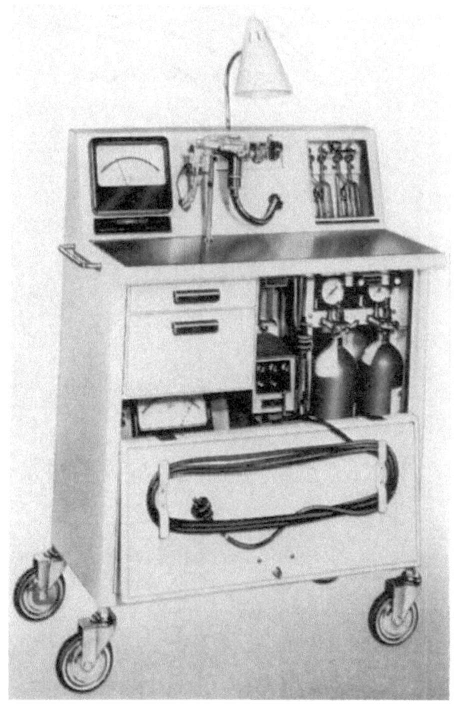

die indirekte pCO_2-Messung nach ASTRUP durchgesetzt, da die direkte Messung mit einer Glaselektrode schwierig und sehr störanfällig ist.

Normale Blutgasanalyse

Die Sauerstoffsättigung beträgt normalerweise, d. h. bei Luftatmung und Normoventilation, etwa 98%. Damit ist das arterielle Blut nahezu vollständig gesättigt. Unter gleichen Bedingungen wie oben beschrieben wird ein pO_2 von etwa 100 mm Hg gemessen (s. auch S. 88).

Zwischen Sauerstoffsättigung und -partialdruck des Blutes besteht eine wichtige Beziehung, die als Sauerstoffdissoziationskurve bezeichnet wird. Ist der Sauerstoffpartialdruck bekannt, dann kann der Sättigungsgrad (und umgekehrt) sofort ermittelt werden. Voraussetzung dafür ist die Berücksichtigung der aktuellen Temperatur und des pH-Wertes. Bei niedriger Temperatur und alkalischem pH verschiebt sich die Sauerstoffdissoziationskurve nach links. Bei erhöhten Temperaturen und saurem pH wird eine Rechtsverschiebung

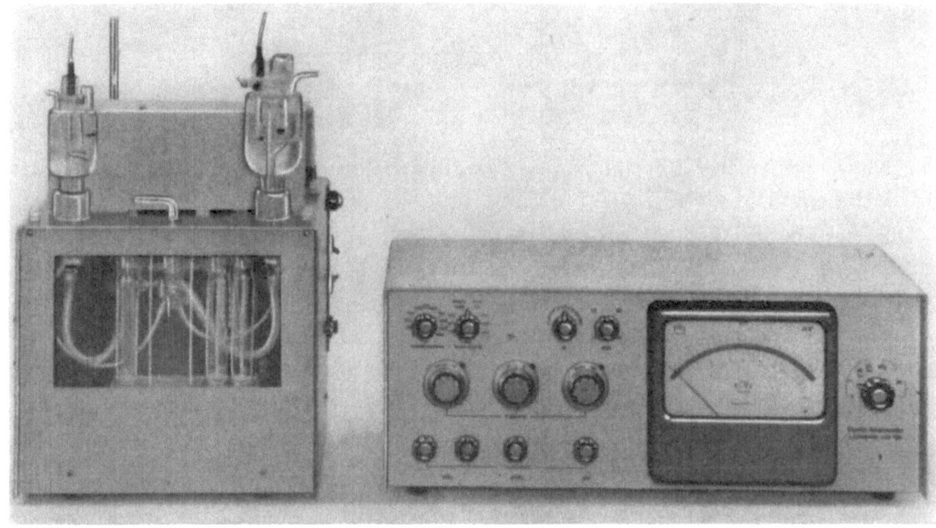

Abb. 36 Combianalysator. pCO_2 wird hierbei direkt gemessen

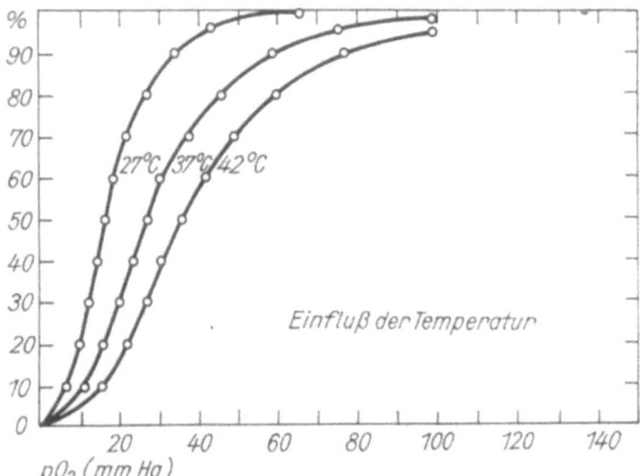

Abb. 37 Sauerstoffdissoziationskurve des Hämoglobins (nach J. W. Severinghaus). Temperaturanstieg und pH-Senkung verschieben die Dissoziationskurve nach rechts. Temperaturabfall und pH-Anstieg verschieben die Kurve nach links

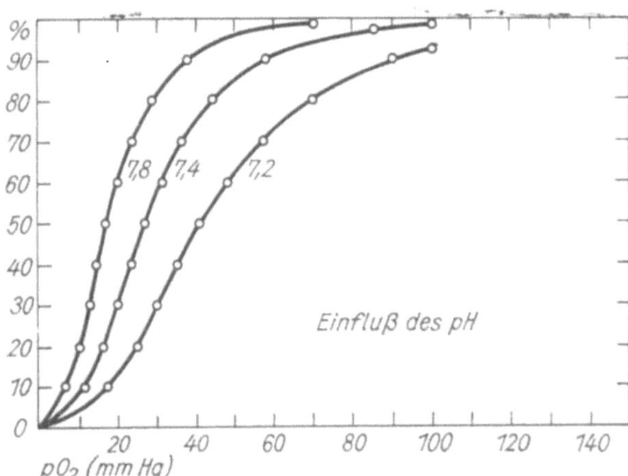

der Kurve beobachtet. Bei einem Sauerstoffpartialdruck über 150 mm Hg beträgt die Sättigung mehr als 99,9% (Abb. 37).

Die Wasserstoffionenkonzentration drückt das Verhältnis zwischen alkalischen und sauren Ionen im Blut und/oder Gewebe aus. Die normale Wasserstoffionenkonzentration beträgt 7,400 ± 0,03.

Standardbikarbonat ist ein Bikarbonatgehalt im Plasma bei einem Kohlensäurepartialdruck von 40 und einem pH von 7,400. Der Normwert beträgt 24,0 ± 0,8 mval.

Der sogenannte Base Excess (negativer oder positiver) gibt jene Menge Säure oder Base in mval/l Blut an, die für die Titration einer Vollblutprobe bis zum normalen pH von 7,400 bei einem pCO_2 von 40 notwendig ist. In den 1966 von den New Yorker Akademie der Wissenschaften publizierten Daten wurde als Normalwert — 0,1 mval/l (— 2,4 ± 2,3 mval/l) für Männer und — 1 mval/l (— 3,3 + 1,2 mval/l) für Frauen angegeben.

Interpretation der Blutgasanalyse (Hypoxämie, Azidose und Alkalose)

Richtige Interpretation der Blutgasanalyse ist für die Wahl der Therapie und die Kontrolle des Krankheitsverlaufs von entscheidender Bedeutung. Es werden deshalb an Hand einiger Beispiele nachstehend die wichtigsten pathologischen Zustände dargestellt und besprochen.

Isolierte Betrachtung der Sauerstoffsättigung oder des arteriellen Sauerstoffpartialdrucks gibt nur über die Güte der Sauerstoffaufnahme in den Lungen Auskunft (ausgenommen kardiale Kurzschlüsse mit einem Rechts-Links-Shunt). Bei Untersättigung des arteriellen Blutes kann angenommen werden, daß entweder in den Alveolen ein Sauerstoffmangel herrscht oder ein gewisser Teil des Blutes in den Lungenkapillaren nicht oder nur unzureichend mit Sauerstoff in Berührung kommt und auf die »arterielle Seite« als venöses Blut übertritt. Über die Ursache dieses Zustands kann nur dann eine Aussage gemacht werden, wenn gleichzeitig der Kohlensäurepartialdruck des arteriellen Blutes bekannt ist.

Niedriger Sauerstoffpartialdruck und hoher Kohlensäuredruck deuten auf eine alveoläre Hypoventilation hin.

Niedriger Sauerstoffpartialdruck und niedriger Kohlensäurepartialdruck sprechen für Shunt und/oder Störungen des Belüftungs-Durchblutungs-Verhältnisses (Atelektasen, Lungenödem, Pleuraerguß oder kardiale Insuffizienz).

Die Folgen einer alveolären Hypoventilation können durch Erhöhung des Beatmungsvolumens und Wahl einer entsprechenden Atemfrequenz je Minute einerseits oder Verkleinerung des Totraums, z. B. durch Tracheotomie oder Intubation, andererseits behoben werden. Kann durch Normalisierung der Ventilation keine wesentliche Besserung des arteriellen pO_2 erreicht werden, so liegt zusätzlich ein Shunt oder eine Störung des Ventilations-Perfusions-Verhältnisses vor. Die Behandlung dieser Störung konzentriert sich vor allem auf die Beseitigung des krankhaften Zustands, wie Behandlung des Lungenödems, Absaugen der Bronchien, Ausdehnung der Atelektasen und schließlich Behandlung der Herzinsuffizienz.

Eine arterielle Blutgasanalyse besitzt bezüglich der Frage nach der Sauerstoffversorgung der Gewebe nur eine geringe Aussagekraft. Im Fall einer arteriellen Hypoxämie kann nur vermutet werden, daß ein Teil des Gewebes unzureichend mit Sauerstoff versorgt wird. Eine gute Auskunft darüber gibt die Bestimmung des pO_2 im gemischten venösen Blut, aus der A. pulmonalis oder dem rechten Vorhof. Im rechten Vorhof findet durch das Zusammentreffen des Blutes aus dem Sinus coronarius und den beiden Hohlvenen keine gute Vermischung statt. Bei Untersuchung des Vorhofblutes sollten deshalb einige Proben entnommen werden. Die Einzelergebnisse dieser Proben können gemittelt werden und geben einen klinisch brauchbaren Hinweis auf die venöse Sauerstoffsättigung des Blutes.

Bei einem venösen Sauerstoffpartialdruck von weniger als 25 mm Hg muß die Sauerstoffkonzentration in der Inspirationsluft unbedingt erhöht werden. Auf diese Weise kommt es zur Erhöhung des arteriellen und bei gleichbleibender arteriovenöser Sauerstoffdifferenz auch des venösen Sauerstoffpartialdrucks. Eine große Sauerstoffdruckdifferenz zwischen arteriellem und venösem Blut deutet immer auf ein zunehmendes Herzversagen hin und ist meist von arterieller Hypotonie und erhöhtem venösem Blutdruck begleitet.

Störungen des Säure-Basen-Haushalts

Unter physiologischen Bedingungen besteht zwischen sauren und alkalischen Ionen des Blutes ein Gleichgewicht, das in dem pH-Wert von 7,400 ± 0,03 zum Ausdruck kommt. Verschiebt sich dieses Gleichgewicht zur sauren Seite hin, so sinkt der pH-Wert ab. Dieser Zustand wird als Azidose bezeichnet. Gewinnen in dem System die alkalischen Ionen das Übergewicht, so steigt der pH-Wert, und es kommt zur Alkalose.

Die Verschiebung des Säure-Basen-Gleichgewichts kann durch Störung respiratorischer oder metabolischer Natur oder durch Kombination beider bedingt sein. Dementsprechend lassen sich Azidose und Alkalose in

1. respiratorische,
2. metabolische und
3. respiratorische und metabolische

einteilen.

Messung des pH und pCO_2 nach Astrup

Für die Beurteilung der verschiedenen Formen der Azidose oder Alkalose bedient man sich im allgemeinen des Nomogramms von SIGGAARD-ANDERSEN, in das die mit dem ASTRUP-Gerät gemessenen Werte eingetragen werden können (Abb. 38). Auf der Ordinate des Nomogramms ist der Kohlensäuredruck von 10 bis 150 mm Hg eingetragen. Auf der Abszisse kann ein pH-Wert zwischen 6,800 und 7,800 abgelesen werden. Die sogenannte Standardbikarbonatlinie, gezogen bei einem pCO_2 von 40 mm Hg, unterteilt das Nomogramm in zwei große Quadrate: in das »obere« der Hypoventilation und in das »untere« der Hyperventilation. Der Schnittpunkt der Standardbikarbonatlinie und der Senkrechten des pH-Wertes von 7,400 ergibt den Normalwert des Bikarbonats von 24 mäq/l, bei dem das Verhältnis zwischen Basenüberschuß und -defizit ± 0 mäq/l beträgt. Die Basendefizit-/Basenüberschußlinie ist in das Ordinatensystem in Form einer Kurve eingetragen.

Tabelle 17

		pH	StB	BE	pCO_2
A	respiratorische und metabolische Azidose	erniedrigt	erniedrigt	erniedrigt	erhöht
B	respiratorische Azidose	erniedrigt	normal	normal	erhöht
C	respiratorische Azidose und metabolische Alkalose	erniedrigt	erhöht	erhöht	erhöht
D	metabolische Alkalose und respiratorische Azidose	erhöht	erhöht	erhöht	erhöht
E	respiratorische und metabolische Alkalose	erhöht	erhöht	erhöht	erniedrigt
F	respiratorische Alkalose	erhöht	normal	normal	erniedrigt
G	respiratorische Alkalose und metabolische Azidose	erhöht	erniedrigt	erniedrigt	erniedrigt
H	metabolische Azidose und respiratorische Alkalose	erniedrigt	erniedrigt	erniedrigt	erniedrigt
I	metabolische Azidose	erniedrigt	erniedrigt	erniedrigt	normal
J	metabolische Alkalose	erhöht	erhöht	erhöht	normal

Eine der wichtigsten Linien des Nomogramms ist die normale Pufferlinie, entlang der, unabhängig vom pH-Wert und pCO_2, das Standardbikarbonat unverändert bleibt.

Der auf dieser Linie liegende Punkt *B* (Abb. 38) bedeutet somit eine reine respiratorische Azidose (pH niedriger als 7400, pCO_2 höher als 40 mm Hg und BE $\pm$ 0), Punkt *F* dagegen eine respiratorische Alkalose (pH höher als 7400, pCO_2 niedriger als 40 mm Hg und BE $\pm$ 0). Alle links von der normalen Pufferlinie laufenden Geraden schneiden die Bikarbonatlinie im Bereich des abnehmenden Standardbikarbonats (weniger als

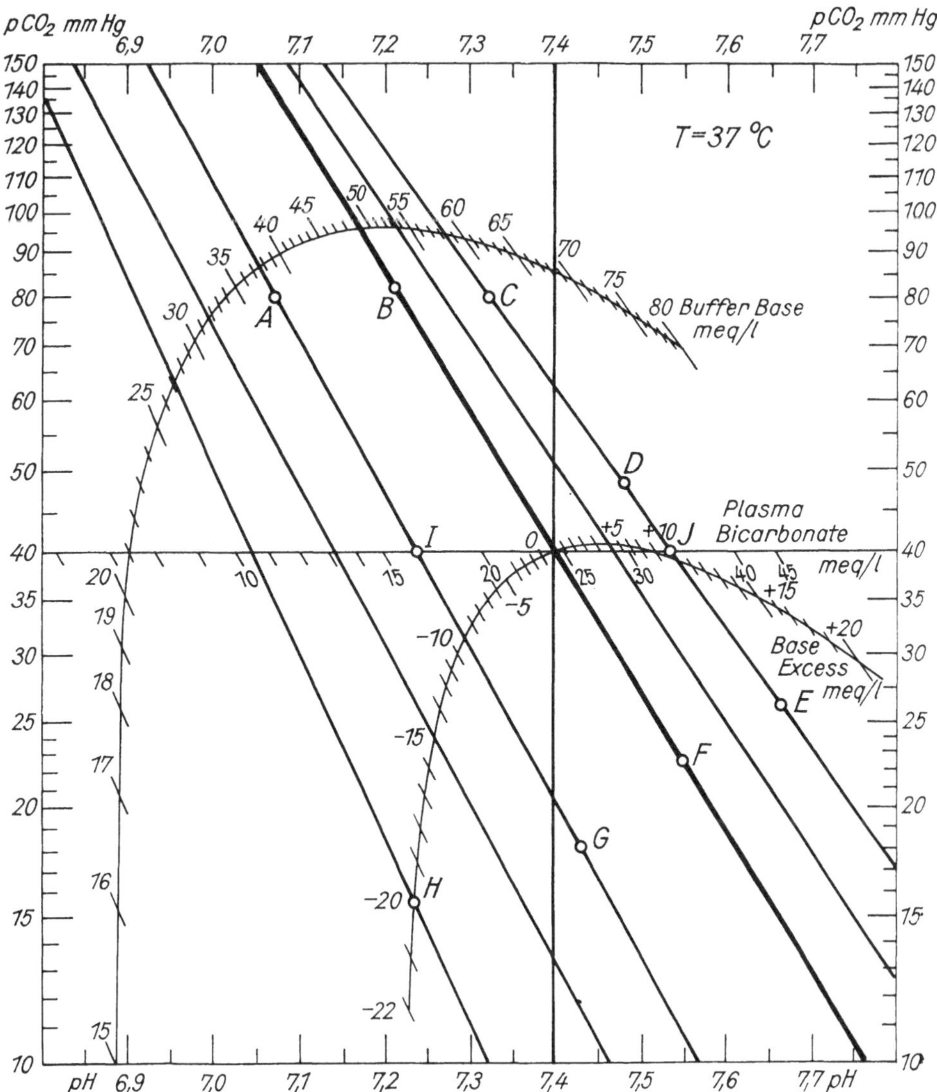

Abb. 38 Diagramm (nach SIGGAARD-ANDERSEN). Aufgezeichnet sind die normale Pufferlinie und einige Pufferlinien im Bereich der Azidose (*links*) und Alkalose (*rechts*). Die Punkte *A* bis *J* stellen den in der Tabelle 17 jeweils definierten Säure-Basen-Status dar

24 mäq/l) und die Pufferkurve im Bereich des Basendefizits (BE negativ). Rechts von dieser Geraden nimmt das Bikarbonat zu, und der Basenstatus wird positiv (Basenüberschuß oder positiver BE).

In der Tabelle 17 (s. S. 94) sind die wichtigsten Störungen des Säure-Basen-Status, anlehnend an Abbildung 38, zusammengestellt.

An Hand eines Beispiels sollen Messung und Beurteilung des Säure-Basen-Status erläutert werden (Abb. 39).

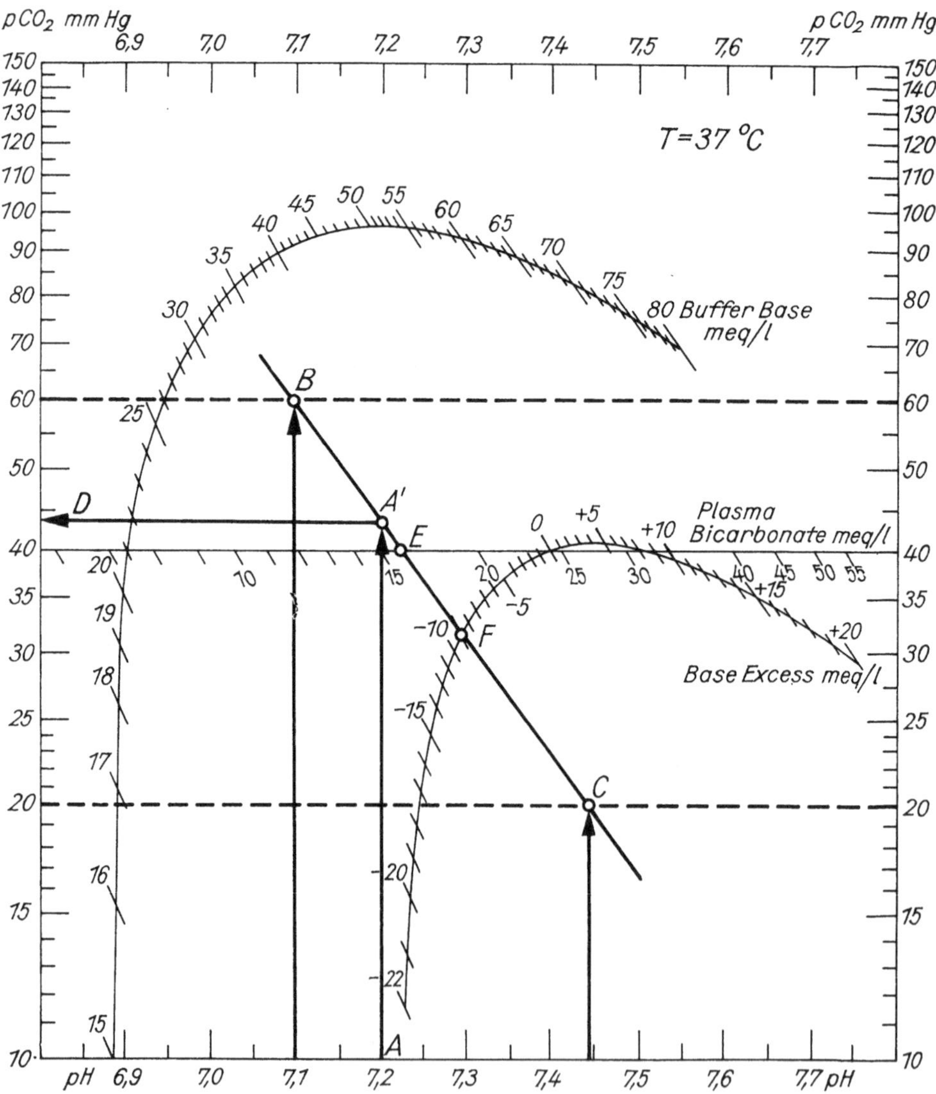

Abb. 39 Diagramm (nach SIGGAARD-ANDERSEN). Beispiel der Messung und Ermittlung von pH, BE, StB und pCO_2. Nähere Erläuterungen siehe Text

Auf das Ordinatensystem pCO_2/pH werden zuerst horizontale Linien (gestrichelte Linie) für zwei verschiedene CO_2-Gasgemische mit bekanntem pCO_2 eingetragen. Die obere Linie zeigt den pCO_2 des Gasgemisches I (60 mm Hg), die untere Linie pCO_2 des Gasgemischs II (20 mm Hg).

Es werden eine Blutprobe entnommen und der aktuelle pH-Wert gemessen; er beträgt 7,200 (A). Danach werden das Blut nacheinander mit den Gasgemischen I und II äquilibriert und der jeweils veränderte pH-Wert bestimmt (C, B). Zwischen B und C kann jetzt eine Linie gezogen werden, mit deren Hilfe folgende Größen ermittelt werden können:

1. aktueller pCO_2 (Schnittpunkt des aktuellen pH AÁ mit der Linie BC und der entsprechenden pCO_2-Linie, hier 45 mm Hg);
2. Standardbikarbonat (Schnittpunkt der Linie BC mit der Standardbikarbonatlinie E);
3. Basenstatus (Schnittpunkt der Linie BC mit der Basenpufferkurve F).

Die Blutgasanalyse kann jetzt wie folgt abgelesen werden: pH 7200 StB 16,0 BE – 10 pCO_2 44 mm Hg. Diagnose: metabolische und respiratorische Azidose.

Behandlung der Säure-Basen-Störungen

Metabolische und respiratorische Azidose oder Alkalose treten nur selten in reiner Form auf, da die Kompensationsmechanismen des Organismus versuchen, bestehende Störungen sofort auszugleichen. Wir werden es deshalb in der klinischen Praxis meist mit Kombinationen der metabolischen und respiratorischen Azidose oder Alkalose zu tun haben.

Respiratorische Azidose

Reine respiratorische Azidose als Folge ungenügender alveolärer Ventilation mit ansteigendem pCO_2 und erniedrigtem pH tritt häufig unmittelbar nach der Operation auf. Als Ursachen der Hypoventilation kommen vor allem Wundschmerz, Schleimpfropfen im Bronchialsystem, Restkurarisierung, Atemdepression durch Opiate oder noch wirkende Narkosemittel in Frage.

Die Behandlung der respiratorischen Azidose wird sich auf die Beseitigung der Ursachen und Wiederherstellung einer normalen alveolären Ventilation konzentrieren. Dazu gehören gezieltes endobronchiales Absaugen, Gaben von Prostigmin zur Verbesserung der neuromuskulären Übertragung, gegebenenfalls assistierte Beatmung. Eine medikamentöse Behandlung mit Natriumbikarbonat oder THAM ist nicht notwendig.

Tracheotomie ist nur dann indiziert, wenn eine Besserung der Atmung nicht zu erwarten ist. Das ist meist bei Insuffizienz des Atemzentrums oder obstruktiven Ventilationsstörungen der Fall.

Gaben von Sauerstoff als Insufflation durch Nasenschläuche oder Inhalation durch eine Maske sind nur dann notwendig, wenn nach Wiederherstellung einer Normoventilation eine arterielle Untersättigung bestehenbleibt. Dies ist ein Anzeichen dafür, daß neben der alveolären Hypoventilation als primäre Ursache Störungen des Belüftungs-Durchblutungs-Verhältnisses (Atelektasen, obstruktive Ventilationsstörung) in den Lungen vorliegen.

Metabolische Azidose

Sie ist die wichtigste, gefährlichste und gleichzeitig häufigste Störung des Säure-Basen-Haushalts, entsteht durch Anhäufung von sauren Substanzen im Blut und zeichnet sich durch Abfall des pH-Werts und Abnahme des Standardbikarbonats aus.

Der wichtigste Erzeuger der sauren Substanzen ist der anaerobe Stoffwechsel, der stets dort gefunden wird, wo Mangeldurchblutung und/oder mangelhafte Sauerstoffversorgung eine Ischämie der Gewebe ausgelöst wird. Dieser Zustand wird klinisch bei akutem Herzstillstand, niedrigem Herzminutenvolumen, beim Schockzustand (gleich welcher Ursache) und bei peripherer Vasokonstriktion beobachtet.

Als ursächlich bedeutungsvolle Krankheitszustände müssen ferner erwähnt werden:

1. Stoffwechselentgleisungen mit Überproduktion von Ketonkörpern(Diabetes mellitus);
2. Niereninsuffizienz (sogenannte renale, tubuläre, Azidose);
3. Hunger (ungenügende parenterale Kalorienzufuhr);
4. Zustände, bei denen es zum Verlust von Basen kommt (Diarrhoe, Gallen-, Pankreas- und Dünndarmfistel).

Als erste gegenregulatorische Maßnahme versucht der Organismus, den Kohlensäuredruck zu senken. Auf diese Weise kommt es zur Erhöhung des pH-Werts und »Kompensation« der Azidose. Es werden deshalb oft bei der metabolischen Azidose gleichzeitig respiratorische Alkalosen als Begleitsymptome beobachtet.

Die Behandlung der metabolischen Azidose wird Bindung (Pufferung) und Entfernung der überschüssigen Wasserstoffionen anstreben. Hierzu stehen klinisch zwei Möglichkeiten zur Verfügung:

1. Bindung mit Natriumbikarbonat und
2. Bindung mit THAM.

Natriumbikarbonat wird in verschiedenen Konzentrationen hergestellt. 8,401%ige Natriumbikarbonatlösung ist eine molare Lösung. Wir verwenden eine 0,714molare, 6%ige Bikarbonatlösung, die besser venenverträglich ist als die 8,5%ige. Weniger konzentrierte Bikarbonatlösungen besitzen den Nachteil, daß zur Kompensation einer metabolischen Azidose verhältnismäßig große Flüssigkeitsmengen infundiert werden müssen. Die Zufuhr von Natriumbikarbonat ist bei Patienten mit einer Hypernatriämie nur bedingt möglich. Die Pufferung kann dann mit dem natriumfreien THAM erfolgen.

Die notwendige Menge von Bikarbonat (1molar) berechnet man nach den Formeln

1. ml Natriumbikarbonat (1molar) = BE × 0,3 × kg Körpergewicht
2. ml Natriumbikarbonat (0,714molar) = 1,4 [BE × 0,3 × kg Körpergewicht]

THAM (auch Trispuffer genannt) wird nach der Formel

ml THAM (0,3molar) = BE × kg Körpergewicht

berechnet.

Die Bedeutung von THAM liegt darin, daß es intrazellulär wirksam und somit in der Lage ist, auch die intrazellulären Säure-Basen-Störungen zu kompensieren. Leider gibt es noch keine zuverlässige Methode, die den intrazellulären Säure-Basen-Status zu erfassen erlaubt. Weiter wissen wir, daß sich die intrazelluläre metabolische Azidose nur langsam entwickelt und zögernd den extrazellulären Veränderungen folgt. Unterstützt wird diese Auffassung durch die Schnelligkeit, mit der eine metabolische Azidose am Herzen leistungsmindernd wirksam ist, so daß wesentliche Veränderungen der intrazellulären Ionenzusammensetzung unwahrscheinlich sind. Wir sind der Meinung, daß bei Herzstillstand und akutem Schock die Korrektur einer primär extrazellulären metabolischen Azidose im Vordergrund steht und daß unter den gegebenen Voraussetzungen einer ungestörten CO_2-Elimination durch die Exspirationsluft das Natriumbikarbonat ein optimales Medikament ist. Ein Anlaß, die Behandlung mit Bikarbonatpuffer zugunsten von THAM aufzugeben, besteht um so weniger, als in der Liberisierung des intrazellulären Kaliums, vor allem in der Leber, eine vermeidbare Belastung des Herzens zu sehen ist.

Der oft gelobte diuretische Effekt einer THAM-Infusion ist nach den neuesten Untersuchungen rein osmotischer Natur, da mit dem Trispuffer an der hypotensiven Niere weder eine Veränderung des Gefäßwiderstandes noch eine Zunahme der Durchblutung zu erreichen sind. Der osmotisch-diuretische Effekt von THAM sollte unseres Erachtens kein Grund sein, auf die Forderung zu verzichten, den Einsatz des Puffers von der Bedingung einer intakten Nierenfunktion abhängig zu machen. NAHAS selbst betont in der 1963 erschienenen großen Übersichtsarbeit über die klinische Pharmakologie des THAM, daß die Indikation streng an eine intakte Nierenfunktion gebunden sein sollte und daß auch bei intakter renaler Leistung die Infusion langsam und nur unter ständiger Überwachung der Harnausscheidung und des Kaliumspiegels im Plasma erfolgen soll. Leider wird in den meisten Büchern und Veröffentlichungen dieser wichtige Gesichtspunkt nicht immer berüksichtigt.

Zu schnelle Injektionen von THAM können außerdem zum Atemstillstand und zu starker Venenreizung führen. Bei paravenöser Injektion wurden Gewebsnekrosen beobachtet.

Respiratorische Alkalose

In reiner Form ist sie selten. Meist ist sie durch eine metabolische Azidose oder Alkalose kompliziert. Die Hyperventilation als unmittelbare Ursache der respiratorischen Alkalose kann entweder im Verlauf einer künstlichen Beatmung als Folge eines zu hoch gewählten Atemminutenvolumens oder als eine durch den Sauerstoffmangel bedingte Hyperventilation auftreten. Die Therapie der durch künstliche Hyperventilation bedingten Alkalose ist einfach; sie läßt sich durch Reduzierung des Atemminutenvolumens leicht korrigieren. Die durch angestrengte, forcierte Atmung infolge Hypoxämie entstandene Alkalose ist immer mit einer metabolischen Azidose verbunden. Die Therapie soll sich hier vor allem auf Erhöhung der Sauerstoffkonzentration in der Inspirationsluft konzentrieren. Eine zusätzliche Therapie der metabolischen Azidose ist häufig notwendig.

Respiratorische Alkalose führt zur Abnahme der Hirn- und Koronardurchblutung, die dem Abfall des pCO_2 im arteriellen Blut etwa proportional ist. Deshalb sollte bei künstlicher Beatmung stets auf eine Normventilation geachtet werden, da infolge mangelhafter Durchblutung mit Bildung von sauren Metaboliten und Azidose zu rechnen ist.

Metabolische Alkalose

Sie entsteht nach Verlust von Chlor und/oder Kalium infolge Erbrechens, z. B. bei Pylorusstenose, hohem Darmverschluß oder Überdosierung von antiazidotischen Substanzen. Sie ist durch Vermehrung des Bikarbonats im Blut gekennzeichnet, wodurch sowohl Standardbikarbonat als auch Base Excess deutlich in den positiven und pH in den alkalischen Bereich verschoben werden. Außerdem wird die metabolische Alkalose immer von Elektrolytstörungen begleitet, wobei die Hypokaliämie und Hypochlorämie im Vordergrund stehen.

Die metabolische Alkalose wird durch Substitution der fehlenden Kationen (K) oder Anionen (Cl) behandelt, wonach sich die Verhältnisse schnell normalisieren.

Der Ersatz der fehlenden Ionen kann mit 7,45%iger KCl-Lösung (1molare Lösung), n/10 HCl-Lösung, l-Lysinchlorid (17,34%), Kochsalzlösung (5,85%) oder Arginin HCl vorgenommen werden. l-Lysinchlorid enthält 20 mval Lysinkation und 20 mval Chloranion je 20 ml Lösung und soll verdünnt angewendet werden. Arginin-HCl ist in fertiger Infusionslösung (Tutofusin Alk., Glutarsin) in einer Menge von 10,54 g/l enthalten. Kalium kann als Kaliumchlorid oder -aspartat gegeben werden. Bei reinem Kaliumverlust, insbesondere nach Operationen mit Hilfe der extrakorporalen Zirkulation, ziehen wir die Substitution mit Kaliumaspartat vor. Dessen günstige Wirkung ist darauf zurückzuführen, daß Asparaginsäure Kaliumionen leichter – als es für die üblichen Elektrolytstörungen zutrifft – in die geschädigte Zelle einschleusen und dadurch die Leistungsfähigkeit der gestörten Zelle rasch verbessern kann.

Kaliumchlorid wird als molare Lösung in entsprechender Menge einer Infusionsflüssigkeit, z. B. 5%ige Glukose, beigemischt. Zur Infusionsbehandlung der Alkalose wurde bisher fast immer Ammoniumchlorid benutzt. Dieses Verfahren hat jedoch auf Grund des primär stark ansteigenden Ammoniakspiegels, sogar einer Ammoniakintoxikation, völlig an Bedeutung verloren. Außerdem kommt seine Anwendung bei Leberkoma mit vermehrtem Anfall von Ammoniak von vornherein nicht in Frage. Hier ist z. B. eine Infusion mit Beimischung einer entsprechenden Menge von HCl geeignet.

Postoperative Ateminsuffizienz

Ursachen

Atemstörungen, bei denen eine vorübergehende Einschränkung der Ventilation im Vordergrund steht, sind Begleitsymptome fast jeder frühen postoperativen Phase. Dafür gibt es eine Reihe von Ursachen, von denen die Nachwirkung von Muskelrelaxanzien, Depression des Atemzentrums durch noch nicht ausgeschiedene Narkotika und Sekretverhaltung im Bronchialsystem zu den wichtigsten zählen. Diese Komplikationen sind meist flüchtiger Natur und können durch entsprechende Behandlung rasch behoben werden.

Störkomplexe im Sinne ungenügender alveolärer Ventilation (durch Einschränkung der Ventilationsbewegung, Stenosen der Luftwege, Vergrößerungen des funktionellen Totraums – gleich welcher Ursache), Perfusionsstörungen mit Bildung eines intrapulmonalen Shunts, primäre oder sekundäre Diffusionsstörungen und schließlich Insuffizienz des linken oder rechten Herzens mit daraus resultierender respiratorischer Insuffizienz komplizieren meist den Verlauf einer Lungen-, insbesondere aber einer Herzoperation. Sie ziehen alle im Endeffekt die Arterialisation des Blutes in Mitleidenschaft und können den postoperativen Verlauf entscheidend beeinflussen.

Die Abwägung der einzelnen Faktoren in ihrer Auswirkung auf die Funktionsminderung der Lungen ist bei dem oft dramatischen Verlauf einer postoperativen Ateminsuffizienz nicht leicht, da die Behandlung der drohenden Erstickungsgefahr an erster Stelle steht. Es läßt sich jedoch sagen, daß bei der verwirrenden Zahl von pathologischen

Variationen nur selten eine ätiologisch reine Insuffizienzform definiert werden kann.

Vielleicht ist das der Grund, weshalb bis heute für die Vielzahl von postoperativen Lungenstörungen keine Systematisierung unternommen wurde und man sie alle unter dem Sammelbegriff »Ateminsuffizienz« oder »respiratorische Insuffizienz« führt.

Wir möchten die postoperative Ateminsuffizienz entsprechend ihres Ursprungs in zwei große Gruppen unterteilen:

1. Ateminsuffizienz pulmonalen Ursprungs,
2. Ateminsuffizienz nicht pulmonalen Ursprungs.

Während die erste Form meist Folge schon vor der Operation bestehender Erkrankungen der Lungen ist (ausgenommen intraoperativ entstehende Atelektasen), ist die zweite im wesentlichen auf eine Störung der neuromuskulären Übertragung oder Insuffizienz des muskulären Atmungsapparats zurückzuführen.

Respiratorische Insuffizienz pulmonaler Genese kann in Abhängigkeit vom Charakter und von der Ausdehnung der Lungenkrankheit als

1. Ateminsuffizienz mit Hypoxie und Hyperkapnie und/oder
2. Ateminsuffizienz mit Hypoxie und Normo- oder Hypokapnie

auftreten.

Bei respiratorischer Insuffizienz nicht pulmonalen Ursprungs ist die funktionelle Auswirkung immer dieselbe. Sie zeichnet sich durch arterielle Hypoxie und Hyperkapnie unabhängig von der Ursache der primären Erkrankung aus.

Diagnose

Bei einer beginnenden oder schon bestehenden postoperativen Ateminsuffizienz stützt sie sich auf

1. Beobachtung und physikalische Untersuchung des Patienten,
2. Messung der wichtigsten Atemgrößen,
3. Blutgasanalysen.

Die Inspektion von Thorax und Abdomen ist in der postoperativen Phase die einfachste und wichtigste Maßnahme. Man wird beobachten müssen, ob alle Teile des Brustkorbs gleichmäßig an der Inspiration und Exspiration beteiligt sind. Sind die Exkursionen einer Thoraxseite bei der Atmung geringer als die der anderen Seite, so ist an Atelektase oder Erguß zu denken. Wölbt sich bei der Inspiration das Abdomen stark nach oben – bei gleichzeitigem Absinken der Thoraxteile und Einziehen der interkostalen Muskulatur –, so handelt es sich um eine paradoxe Atmung, die vor allem bei Obstruktionen der oberen Atemwege vorliegt.

Forcierte Atmung, bei der die akzessorische Atemmuskulatur (bei Inspiration die Hals-, bei Exspiration die Bauch- und Interkostalmuskulatur) stark beteiligt sind, ist ein Zeichen vermehrter Atemarbeit und beginnender oder bestehender Ateminsuffizienz.

Inspiratorischer Stridor ist besonders häufig bei stenosierenden Prozessen im Bereich der oberen Luftwege, bei Atembehinderung im Kehlkopf- und Tracheabereich, bei Struma, Tracheomalazie, Glotisspasmus oder Ödem und Laryngospasmus. Exspiratorischer Strior deutet auf Einengung der tieferen Atemwege (obstruktive Ventilationsstörung).

Schnarchgeräusche werden meist durch Senkung des Kiefers und die zurückfallende Zunge verursacht und können mit paradoxer Atmung verbunden sein. Hochheben des Kiefers und Einführung eines Guedel-Tubus beheben diese Atemstörung sofort. Außerdem sind vermehrte Amplitude der Thoraxbewegung, periodische Atmung, erniedrigte oder erhöhte Atemfrequenz, Somnolenz und Schwitzen sichere Zeichen einer Atemstörung.

Bei ungenügender Belüftung größerer Lungenbezirke wird physikalisch neben einer Dämpfung (bei Perkussion) auch eine Abschwächung des respiratorischen Geräuschs (bei Auskultation) festzustellen sein. Zusätzlich bestätigt das Röntgenbild (fleckige oder homogene Verschattungen bzw. Luftaufhellungen eines Lungenflügels oder der Lungen sowie Mediastinalverschiebung) den Verdacht auf pathologische Prozesse in den Lungen. Bei Thoraxübersichtsaufnahmen im Bett am liegenden oder sitzenden Patienten ist zu beachten, daß die Zwerchfellkuppeln im Liegen höher und im Sitzen tiefer stehen und in der Seitenlage das Zwerchfell der aufliegenden Seite maximal hoch steht. Die Aufnahmen werden aus 140 cm, besser 200 cm Abstand angefertigt.

Sowohl Beobachtung des Patienten als auch Perkussion, Auskultation und Röntgendurchleuchtung geben nur einen indirekten Hinweis auf den Funktionszustand der Lungen. Objektivierung des Zustands und Bestimmung des Grades einer Ateminsuffizienz können nur auf Grund der Messung der wichtigsten Atemgrößen und einer Blutgasanalyse erfolgen.

Bei intubiertem Patienten ist die Messung des Atemvolumens mit einem Dräger-Volumeter, der an einen Narkoseapparat angeschlossen ist, am einfachsten. Bei extubiertem Kranken kann ein Wright-Volumeter, der an einer Gesichtsmaske angebracht ist, benutzt werden (Abb. 40 und 41). Das so gewonnene Atemminutenvolumen und zusätzlich die gezählte Atemfrequenz geben einen Überblick über die mechanischen Ventilationsgrößen. Die Bedeutung dieser Größen ist im einzelnen bereits beschrieben

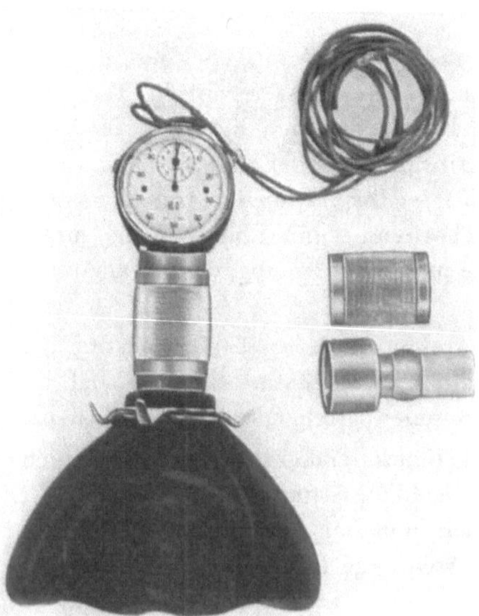

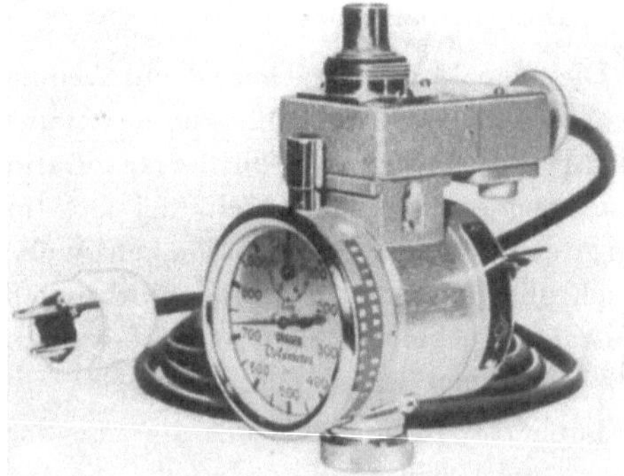

Abb. 41 Wright-Volumeter zur Messung des Atemminutenvolumens, mit einer Gesichtsmaske und verschiedenen Verbindungsstücken

Abb. 40 Dräger-Volumeter

worden. Die endgültige Diagnose einer Ateminsuffizienz kann nur mit Hilfe der Blutgasanalyse gestellt werden (s. S. 89).

Differentialdiagnose und Therapie der Ateminsuffizienz

Physiotherapie

Die Physiotherapie hat eine physische und psychische Aufgabe. Sie besteht darin, den Patienten und insbesondere seinen Respirationstrakt auf die bevorstehende Operation und die im Anschluß an diese zu erwartenden Schwierigkeiten vorzubereiten, ihm die Wichtigkeit einer speziellen Atemgymnastik zu erklären und ihn darin zu unterweisen. Dem Patienten muß durch Worte und Hilfeleistung gezeigt werden, »wie es gemacht wird«. Physiotherapie beginnt also immer Tage vor der Operation und ist keine spezifische postoperative Behandlung. Richtiges Atmen und Abhusten sind eine aktive Tätigkeit des Patienten. Passive Maßnahmen, wie Klopfmassage und Lagerungsdrainage, sollen die aktive Tätigkeit des Patienten zur Vermeidung postoperativer Komplikationen seines Respirationstrakts nur unterstützen.

1. *Atemübungen.* Das Ziel besteht darin, dem Patienten jeden Anteil seiner Atmung bewußt zu machen. Dazu läßt man ihn gegen den Widerstand der aufgelegten Hände atmen: Druck auf den Oberbauch ist Zwerchfellatmung, Druck auf die Flanken des Thorax ist thorakale Atmung (Abb. 42).

2. *Tiefatmen.* Nur effektives regelmäßiges und bewußtes Tiefatmen (2- bis 3mal alle 10 Minuten verleihen den Lungen die Möglichkeit, sich vollständig auszudehnen und bereits kollabierte Alveolen wieder zu entfalten. Zur Förderung des Tiefatmens haben sich zwei einfache technische Hilfsmittel bewährt. Eine mit Wasser gefüllte BÜLAU-Flasche erhöht den Atemwiderstand und läßt an der ausperlenden Luft den Patienten selbst die Zeitdauer der Ausatmungsphase kontrollieren (Abb. 43). Die dosierte künstliche Totraumvergrößerung führt ebenfalls zur Steigerung der Gesamtventilation. Diese kann entweder mit Hilfe des Totraumvergrößerers nach GIEBEL erzielt werden, oder man verwendet selbst hergestellte verschieden lange Plastikschläuche. Ist ein Patient postoperativ nicht in der Lage, tief durchzuatmen, so besteht die Möglichkeit, ihn zu

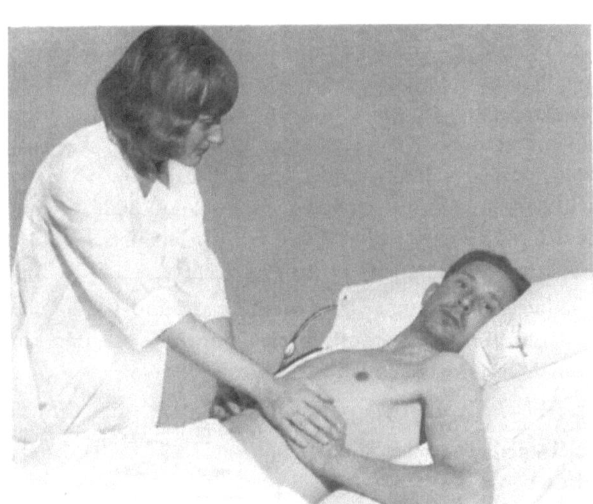

Abb. 42 Unterweisung in der richtigen Atemtechnik. Der Kopf ist von der operierten Seite abgewandt

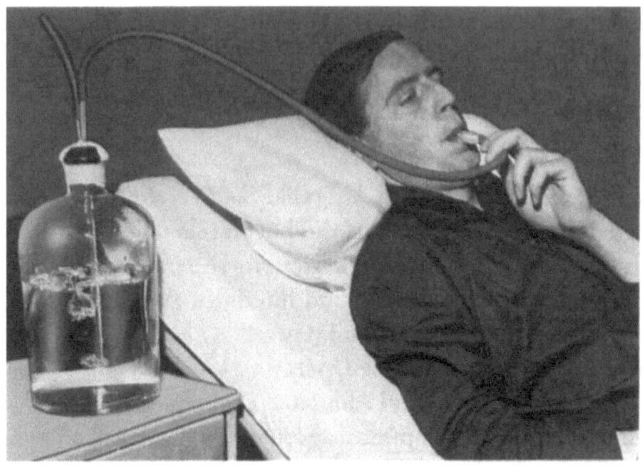

Abb. 43 Durch Erhöhung des Ausatmungswiderstandes (wassergefüllte BÜLAU-Flasche) Förderung der Lungenausdehnung

lehren, sich völlig zu entspannen und durch Relaxation der Stimmbänder dem Anästhesiologen oder der Schwester zu gestatten, mittels Maske und Atembeutels die Lungen passiv zu dehnen. Zur passiven Dehnung der Lungen mit gleichzeitiger Zufuhr von lokal wirksamen Antibiotika oder Mukolytika wurden spezielle Geräte entwickelt, die durch verlängerte Überdruckphase in der Ausatmung den gewünschten Zweck erzielen und leicht vom Patienten selbst bedient werden können.

3. *Hustenübungen.* Abhusten ist notwendig, um das Tracheobronchialsystem von Sekret zu befreien. Jeder effektvolle Hustenstoß beginnt mit tiefer Inspiration. Nach Schluß der Stimmbänder bringt eine explosionsartige Exspiration das Sekret hervor. Die damit verbundenen ruckartigen Bewegungen führen im Anschluß an Operationen zu heftigen Schmerzen, weshalb die meisten Patienten nicht abhusten können oder wollen. Um das Abhusten zu fördern und zu erleichtern, muß neben entsprechender analgetischen Therapie die Operationswunde bei jedem Husten durch Druck stabilisiert werden. Dies kann sowohl durch eine Hilfsperson als auch durch den Patienten selbst erfolgen (Abb. 44). Das Husten soll mit tiefer Inspiration beginnen und in kleinen Stößen erfolgen, wodurch das Sekret schrittweise hochgebracht wird. Bei starken Schmerzen soll man mit offenen Stimmbändern husten, was durch stimmhaftes Husten (simultanes Husten und Summen) erreicht werden kann.

4. *Vibrations- und Klopfmassage.* Sie lockern das Sekret im Bronchialsystem. Inhalationstherapie mit sekretolytischen Medikamenten soll jeder Vibrations- oder Klopfmassage vorausgehen, während Hustenübungen im Anschluß daran das gelockerte Sekret nach außen befördern. Die Klopf- oder Vibrationsmassage soll immer 1 bis 2 Minuten an einer Stelle durchgeführt werden. Die Vibrationen erfolgen mit flach aufgelegten Händen möglichst kräftig mit einer Frequenz von 5 bis 6 Sekunden. Noch stärkeren Effekt hat die Klopfmassage, wobei das durch die hohlen Hände sich bildende Luftpolster beim Klopfen die Wirkung verstärkt (Abb. 45).

5. *Lagerungsdrainage.* Bei reichlichem und vor allem flüssigem Sekret, insbesondere bei Bronchiektasen, kann durch entsprechende Lagerung eine Drainage der einzelnen Lungenabschnitte erreicht werden:

seitliche Kopftieflagerung von 20° entleert die Unterlappen der obenliegenden Seite;

Seitenlagerung mit leicht erhöhtem Kopf entleert den Oberlappen der oben liegenden Seite;

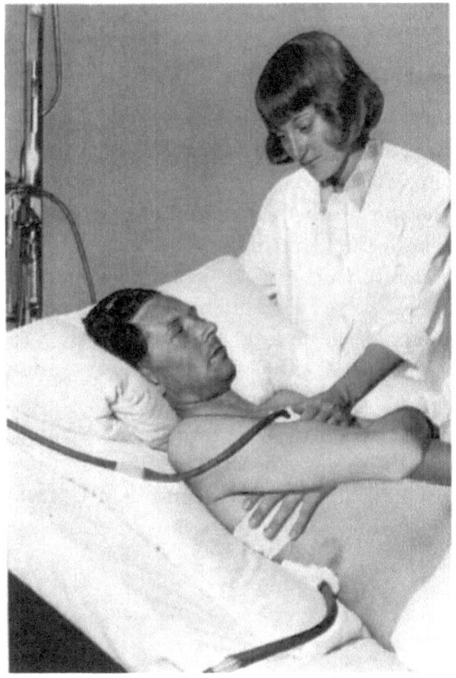

Abb. 44 Stabilisation der Operationswunde durch den Patienten unter Assistenz der Physiotherapeutin bei Atemübung

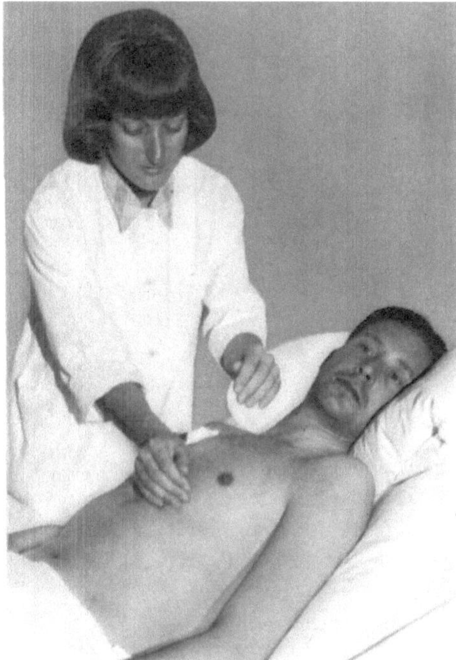

Abb. 45 Klopfmassage

Drehung nach vorn entfernt die hinteren Segmente und Drehung nach hinten die vorderen Segmente und den Mittellappen.

Inhalationstherapie

Sie ist eine der wichtigsten Hilfsmaßnahmen zur Verhütung oder Behandlung der postoperativen Ateminsuffizienz. Bei Lungenerkrankungen, Verteilungs-, Diffusionsstörungen und lokaler Verminderung der Gewebsdurchblutung kommt vor allem Sauerstofftherapie in Form einer Inhalation in Frage. Bei obstruktiven Ventilationsstörungen sowie zur Verhütung von Atelektasenbildung und Austrocknung der Tracheal- und Bronchialschleimhaut wird die Applikation von Gasgemischen und Medikamenten in Form von Aerosolen bevorzugt. Beide Maßnahmen werden in der Praxis meist kombiniert, insbesondere deshalb, weil Lungenerkrankungen, bei denen Aerosolanwendung nützlich und angezeigt ist, gleichzeitig mit Sauerstoffmangel verbunden sind.

Inhalationstherapie mit Sauerstoff

Das Ziel ist die Erhöhung des Sauerstoffpartialdrucks des arteriellen und venösen Blutes, ohne daß es gleichzeitig zur Retention von Kohlensäure kommt. Damit sind die Anwendungsgrenzen für Patienten mit Spontanatmung umrissen. Bei Patienten mit Hypoventilation und gleichzeitiger Kohlensäuredruckerhöhung im arteriellen Blut, vor

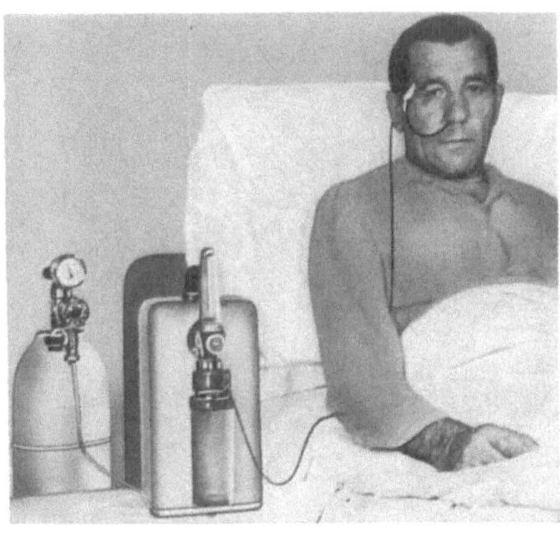

Abb. 46 ULMER-Gerät zur intermittierenden Sauerstoffgabe

allem, wenn die respiratorische Insuffizienz Folge einer obstruktiven Ventilationsstörung ist, sind bei Sauerstofftherapie Nebenwirkungen zu erwarten. Schon eine kontinuierliche Gabe von 2 l Sauerstoff je Minute kann die Atmung, die bei diesen Patienten über »Sauerstoffmangel« gesteuert ist, erheblich verschlechtern. Die Kohlensäureretention nimmt zu, und es können sich tiefe Bewußtlosigkeit, respiratorische Azidose und Atemstillstand einstellen. Bei diesen Patienten ist nur eine intermittierende Gabe von Sauerstoff in einer Konzentration von 30 bis 40% angezeigt, z. B. mit dem ULMER-Gerät (Abb. 46). Das Gerät verfügt über einige Stufen, die jeweils längere Zeit eine Sauerstoffzufuhr gestatten (Tab. 18).

Tabelle 18

	Dauer	Pause
Stufe I	20 sec	40 sec
Stufe II	40 sec	60 sec
Stufe III	180 sec	120 sec
Stufe IV	ununterbrochene Zufuhr	

Je nach Zustand des Patienten ist es in den meisten Fällen besser, ihn künstlich zu beatmen. Dabei kann eine entsprechende Sauerstoffkonzentration in der Einatmungsluft gewählt werden.

Arterielle und venöse Hypoxie *ohne* Erhöhung des Kohlensäurepartialdrucks, aber mit Zyanose, Atemnot, Abfall des Herzminutenvolumens und gesteigerter Pulsfrequenz, können durch Gaben von Sauerstoff wesentlich gebessert werden.

Die einfachste Methode zur Sauerstoffapplikation ist der nasale Katheter. Es handelt sich um dünne Gummi- oder Plastikschläuche (Charr 8 bis 12), die durch die Nase in den Rachenraum so eingeführt werden, daß die Katheterspitze in Höhe des weichen Gaumens liegt. Die Entfernung zwischen Nasenflügel und Ohrläppchen des Patienten bestimmt die notwendige Sitztiefe des Katheters. Die Katheter werden über ein Y-Stück aus Plastik oder Glas mit einer Sauerstoffquelle verbunden. Mit einem schmalen Pflasterstreifen können die Katheter auf der Stirn des Patienten befestigt werden. POULSEN empfiehlt zur besseren Befeuchtung des strömenden Sauerstoffs folgende Methode: Die Katheter werden in ein kleines Schaumgummikissen zentral gelegt, so daß die Spitze des Katheters nur etwa 1 bis 2 cm in der Nase placiert ist. Jedes Schaumgummikissen liegt in der Nasenöffnung und verhindert somit das Aufliegen der Katheter auf der Schleimhaut. Dadurch kann die natürliche Befeuchtung des Sauerstoffs durch die Nasenschleimhaut ausgenutzt werden.

Abb. 47 Sauerstoffplastikmaske

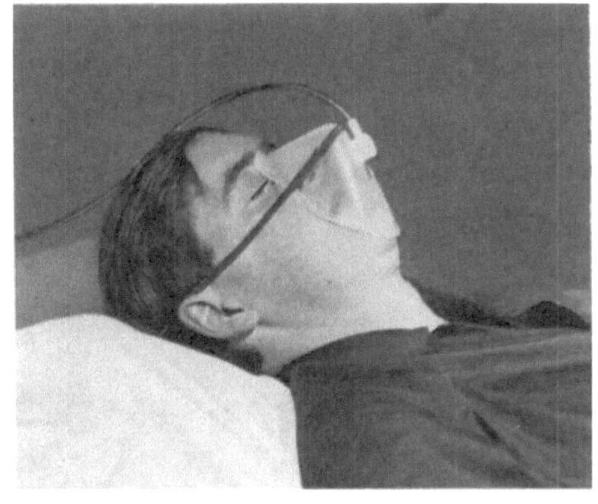

Die Sauerstoffkonzentration in der Inspirationsluft ist bei Anwendung der Nasenschläuche vom Sauerstoffdurchfluß je Minute abhängig. Bei einem Durchfluß von 3 l/Minute ist eine Erhöhung der Sauerstoffkonzentration von 21 auf 30%, bei 5 l/Minute auf 38% zu erwarten. Höhere Sauerstoffdurchflußmengen sind nicht indiziert, da der verstärkt strömende Sauerstoff eine Behinderung der Ausatmung und eine gefährliche Austrocknung der Tracheal- und Bronchialschleimhaut hervorrufen kann.

Die Sauerstoffplastikmaske ohne zusätzliches Sauerstoffreservoir, wie Abbildung 47 veranschaulicht, ist wahrscheinlich die beste Form der Sauerstofftherapie. Die Maske ist bequem, leicht und einfach zu befestigen. Bei einer Durchflußmenge von 8 bis 10 l Sauerstoff/Minute kann eine Inspirationskonzentration von etwa 60% Sauerstoff erreicht werden. Bei dieser Form der Sauerstofftherapie soll darauf geachtet werden, daß der Sauerstoffdurchfluß höher ist als das Atemminutenvolumen des Patienten.

Mit einer dicht abschließenden Gummimaske kann eine nahezu 100%ige Sauerstoffkonzentration erreicht werden. Es handelt sich dabei um eine Maske, die mit einem Einwegventil und Gummibeutel als Sauerstoffreservoir ausgestattet ist (Abb. 48). Der eingestellte Sauerstoffstrom muß etwa das Doppelte des Atemminutenvolumens betragen. Diese Art der Sauerstoffapplikation wird häufig vor einer endobronchialen Absaugung oder kurz vor Intubation des Patienten angewandt.

Für die Dauerbehandlung mit Sauerstoff hat sich das Sauerstoffzelt (Abb. 49) als eine günstige Methode bewährt. Das Zelt bietet unter anderem auch die Möglichkeit einer Kühlung des Patienten, die oft notwendig sein kann. Die Sauerstoffkonzentration im Sauerstoffzelt beträgt bei optimaler Abdichtung des Zelts 30 bis 35%. Ist die Zufuhr einer höheren Sauerstoffkonzentration erwünscht, so kann man dem Patienten Sauer-

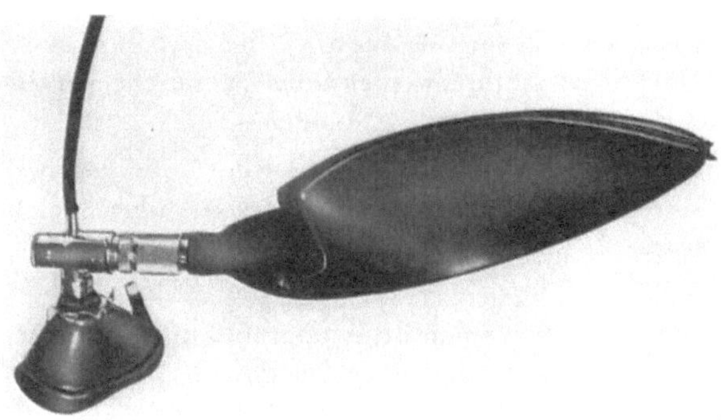

Abb. 48 Maske aus Gummi mit Pendelsystemansatz, mit O_2-Anschluß und Atembeutel

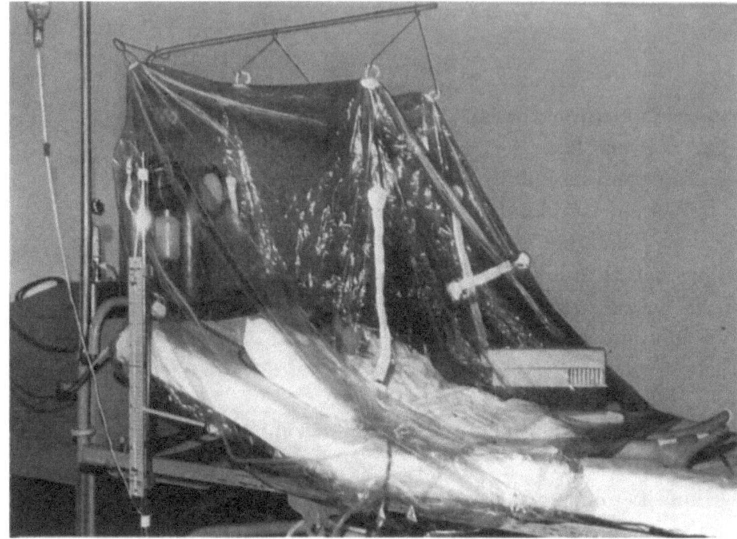

Abb. 49
Sauerstoffzelt

stoff zusätzlich durch Nasensonden zuführen. Dabei kann die inspiratorische Konzentration auf 70 bis 90% gesteigert werden.

Die Gefahren der Sauerstofftherapie, vor allem einer hohen Sauerstoffkonzentration in der Inspirationsluft, wurden auf Seite 106 besprochen.

Aerosoltherapie

Für die normale Funktion der Mukosa und Ziliaraktivität sind Erwärmung und Anfeuchtung der Einatmungsluft von großer Bedeutung. Schon wenige Minuten nach Einströmen von nicht angefeuchtetem Sauerstoff in die Trachea stellen die Ziliarepithelien ihre Tätigkeit nach und nach ein. Wasserverlust, Austrocknung der Mukosa, verminderte Resistenz gegen Infektionen, Bildung von zähen Sekretbelägen und Atelektasen sind die Folgen.

Ziel der Therapie ist es, die Mukosa des Respirationstrakts funktionsfähig zu erhalten, trockene Sekrete zu verflüssigen und durch gezielte Medikamente, z. B. mit Bronchodilatatoren, lokale Angriffspunkte zu erreichen. Die Indikation zur Anfeuchtung ist durch das Ausmaß bestimmt, in dem die normalerweise anfeuchtenden oberen Luftwege ausgeschaltet sind.

Um ein trockenes Gas auf 37 °C Wasserdampf zu sättigen, müssen 44 mg Wasser je Liter Gas zugeführt werden; das entspricht bei einem Atemminutenvolumen von 10 l ./. 650 g Wasser in 24 Stunden.

Die Anfeuchtung der Inspirationsluft kann auf zwei verschiedenen Wegen erfolgen: 1. durch Erhitzung des Wasserreservoirs, über oder durch das das Inhalationsgas geleitet wird, 2. durch Übersättigung des Gases mit kleinsten Wassertropfen und Erzeugung eines Nebels.

Bei der Methode der Erhitzung muß die Temperatur so hoch gewählt werden, daß Wärme- und Feuchtigkeitsverlust durch Niederschlag auf dem Weg zum Patienten ausgeglichen werden. 60 °C sind dabei ausreichend. Zusätzlich wird bei dieser Tempera-

Abb. 50 BENNETT-Cascade-Anfeuchter

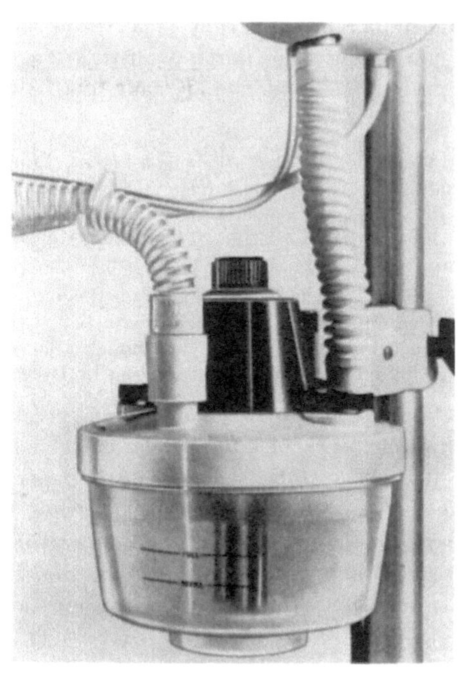

tur das Wachstum von Keimen unterbunden. Bei zu hoher Temperatur besteht die Gefahr der Überhitzung des Patienten. Zur Therapie mit lokal wirksamen Medikamenten sind geheizte Anfeuchter weniger geeignet. Außerdem muß bei diesen Geräten darauf geachtet werden, daß sie tiefer liegen als Mund oder Tracheostoma des Patienten, da sonst infolge Temperaturdifferenzen kondensiertes Wasser in das Trachealsystem gelangen kann.

Die Abbildungen 50 und 51 zeigen die am häufigsten verwendeten Geräte dieses Typs

Auch der Anfeuchter des ENGSTRÖM-Respirators ist geheizt. Das angefeuchtete Gasverliert aber auf dem Weg zum Patienten durch Kondensierung und Niederschlag an Wassergehalt und erreicht die Lungen nach Neuerwärmung mit ungesättigtem Wasserdampfgehalt.

Wird Gas mit kleinsten Wassertropfen übersättigt, so entsteht Nebel. Somit kann auch ohne Erhitzung das Wasserdefizit in der Inspirationsluft ausgeglichen werden. Die Suspension von Wasserpartikeln in einer Gasphase wird am einfachsten erreicht, indem man komprimiertes Gas durch eine Venturidüse leitet, die mit einem Wasser reservoir verbunden ist. Der dabei entstehende

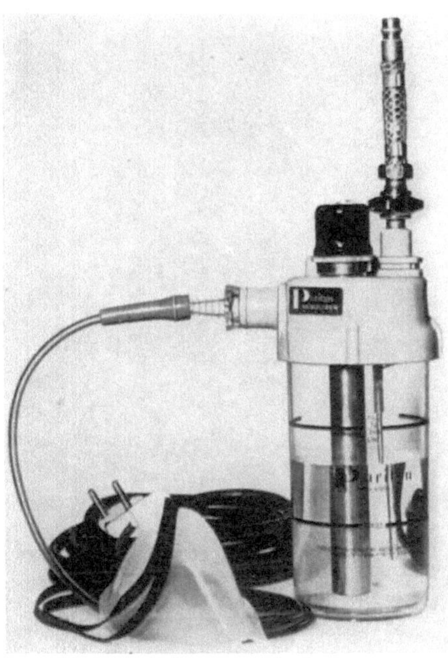

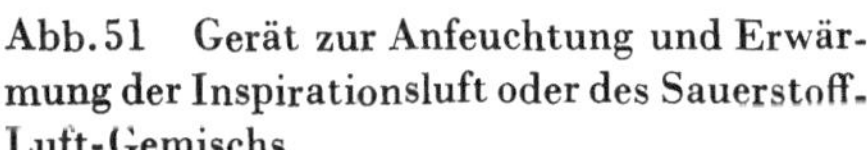

Abb. 51 Gerät zur Anfeuchtung und Erwärmung der Inspirationsluft oder des Sauerstoff-Luft-Gemischs

Nebel umfaßt, abhängig vom Druck an der Venturidüse, Wasserpartikel verschiedener Größe, die durch Konstruktion der Kammer oder durch in den Gasstrom eingebrachte Widerstände auf die gewünschte Partikelgröße verändert werden können.

Tröpfchen bis zu 2 μ gelangen bis zur Lungenperipherie. Hiermit kann z. B. eine Bronchodilatatorenbehandlung durchgeführt werden. Diese feinen Tröpfchen werden in den Luftwegen nicht abgelagert, sondern zu 40 bis 60% wieder ausgeatmet. Die Menge an wirksamen Medikamenten, die von so kleinen Tröpfchen getragen werden, ist sehr klein, da die »Schleppfähigkeit« mit der dritten Potenz des Tröpfchendurchmessers abnimmt.

Weniger potente Medikamente zur Behandlung der oberen Luftwege, besonders der Bronchien, werden mit Tröpfchen bis zu 6 μ vernebelt. Größere Tröpfchen, zwischen 6 und 20 μ, dienen zur Befeuchtung der Trachea. Sie können relativ große Medikamentenmengen tragen, sind aber instabil und erreichen nur die oberen Luftwege.

Von einer optimalen Anfeuchtung gesehen, produzieren nur geheizte Vernebler und Ultraschallvernebler 100% relativer Feuchtigkeit bei 37 °C.

Beim Sauerstoffsprudler, bei dem Sauerstoff durch ein Wasserreservoir geleitet wird, ist der Feuchtigkeitsgewinn sehr gering. Durch Wärmeverlust beim Übergang in die Dampfphase sinkt die Wassertemperatur im Reservoir um etwa 10 °C ab. Das Gas erwärmt sich wieder auf dem Weg zum Patienten, die relative Sättigung vermindert sich stark und erreicht bei Körpertemperatur in den Lungen kaum 21% relative Feuchtigkeit.

Die Kapazität eines normalen Sprudlers reicht also nur dann aus, wenn bei Verwendung von Nasenschläuchen oder Gesichtsmaske im Mund- und Rachenraum die zusätzliche Erwärmung und Anfeuchtung normal funktionieren.

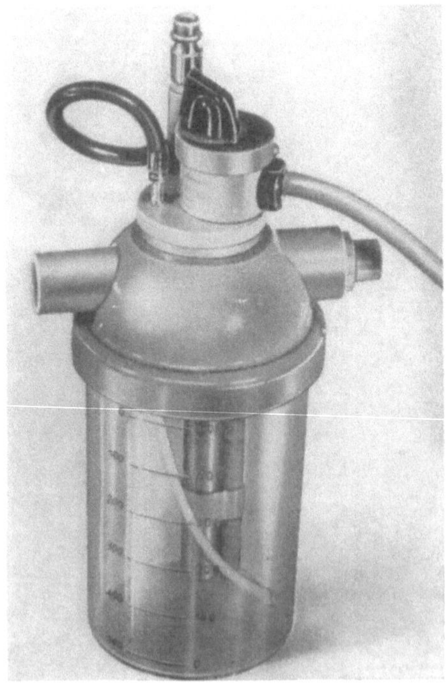

Abb. 52 BIRD-Vernebler mit Thermostat

Der Bronchitiskessel entspricht nur wenig den Anforderungen der Inhalationstherapie. Der durch eine Düse versprühte heiße Wasserdampf besitzt nur geringe Wirkung. Wirksame Verneblung von Medikamenten ist nicht möglich.

Der elektrisch betriebene AIRSHIELD-Kaltvernebler »Croupaire« zerstäubt Flüssigkeit nach dem Zentrifugalprinzip und hat, da er ohne Kompressor oder Sauerstoffdruckanschluß auskommt, weitere Verbreitung gefunden. Die Gesamtmenge an produziertem Nebel ist nicht groß; deshalb muß das Gerät dicht an den Patienten herangebracht werden.

Größere Flüssigkeitsmengen vernebelt ebenfalls »Hydrojette«, ein AIRSHIELD-Gerät. Der mit Kompressor und Sauerstoffdruckanschluß erzeugte Flüssigkeitsstrom wird durch eine Düse gegen eine

Kuppel geschleudert und weiter zerstäubt. Der beweglich angebrachte Vernebler läßt sich leicht in ein Sauerstoffzelt einbringen und sorgt für ausreichende Anfeuchtung.

Der BIRD-Vernebler (Abb. 52) arbeitet nach dem BERNOULLI-Prinzip und liefert Kaltnebel. Es gibt zwei verschiedene Formen des Verneblers, wobei die erste, ein Mikrovernebler, mehr zur Vernebelung von Medikamenten, die zweite, ein 500-ml-Vernebler, mehr zur Daueranfeuchtung der Inspirationsluft angewandt wird. In letzter Zeit ist es auch möglich, mit dem BIRD heated Nembulizer den erzeugten Nebel zu erwärmen. Das Heizgerät des BIRD-Verneblers besitzt drei Stufen, bei denen folgende Wassertemperaturen gemessen werden können: Stufe I etwa 18 °C, Stufe II etwa 40 °C und Stufe III etwa 53 °C.

Der BIRD-Vernebler ist einfach konstruiert (Abb. 53), leicht desinfizierbar und dient zur Anfeuchtung und Verneblung mit Sauerstoff oder gereinigter Druckluft für Inhalationen. Der Vernebler liefert hauptsächlich Partikel in einer Größe von 0,1 bis 4 μ, enthält aber auch die für eine Befeuchtung der Trachea und Bronchien wichtigen Partikelgrößen bis zu 20 μ Durchmesser. Der BIRD-Vernebler kann mit Hilfe eines Verbindungsstücks an die zentrale Sauerstoffversorgung angeschlossen werden. Bei entsprechendem Sauerstoffstrom sowie in Verbindung mit einem Gummireptilschlauch und Plastik-T-Stück (Abb. 54) kann eine

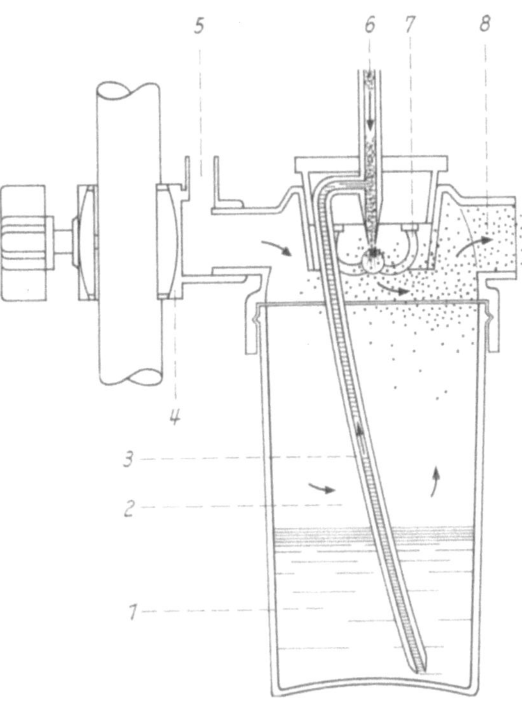

Abb. 53 Konstruktionsschema des BIRD-Verneblers. *1* Wasser, *2* Plastikbehälter, *3* Plastikschlauch, *4* Halterung, *5* Luftstrom, *6* Druckinjektor, *7* Zerstäubungskugel, *8* Nebel

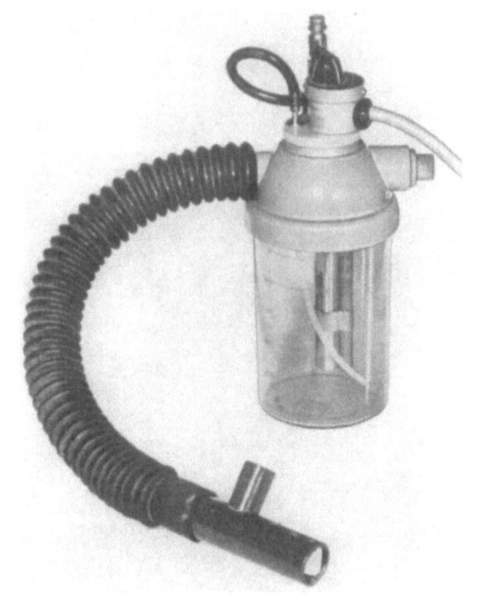

Abb. 54 BIRD-Vernebler in Verbindung mit einem Gummireptilschlauch und einem Plastik T-Stück zur Befeuchtung der Einatmungsluft bei Spontanatmung

ausreichende Befeuchtung bei spontan atmenden, tracheotomierten oder intubierten Kranken erreicht werden.

Ultraschallvernebler

Eine der wirksamsten und besten Methoden zur Erzeugung des Nebels ist die Benutzung von Ultraschall. Da die Partikelgröße eine direkte Funktion der verwendeten Ultraschallfrequenz ist, ergibt sich bei einer Frequenz von 1 MHz eine Partikelgröße von 4 μ und bei 5 MHz unter 1 μ. Die Nebelmenge ist bei der Ultraschallzerstäubung bei hoher Nebeldichte so groß, daß sie stets das erforderliche Atemvolumen decken kann. Normalerweise vernebelt ein Ultraschallgenerator etwa 12 Tropfen (0,72 g) Wasser je Minute, so daß in 24 Stunden dem Kranken zusätzlich etwa 200 ml Wasser zugeführt werden. Die Ultraschallvernebler sind sehr empfindliche Geräte und gestatten eigentlich nur Vernebelung destillierten Wassers. Bei Benutzung von Kochsalzlösung oder Medikamenten kann der Schwingungsvermittler verkrusten, wodurch sich die Kapazität des Geräts erheblich verringert.

Der von Herzog, Norlander und Engström entwickelte Ultraschallvernebler (Abb. 55) wird in volumengesteuerten Geräten (z. B. Engström-Respirator) eingesetzt. Er kann auch zwischen die Sauerstoffquelle und den Patienten geschaltet werden und dient dann zur Inhalationstherapie. 70% der durch den Generator erzeugten Tröpfchen haben eine Größe zwischen 0,8 und 1 μ. Ähnliche Eigenschaften besitzen andere Ultraschallvernebler, von denen das Hico-Devilbiß-Nembulizer mit verstellbarer Vernebelungsleistung und der Air-Shields Ultrasonic-Nembulizer erwähnt werden sollen (Abb. 56).

Inhalation durch assistierte intermittierende Überdruckbeatmung

Eine umfassende Inhalationstherapie ist ohne den gezielten Einsatz von Überdruckbeatmungsgeräten zur assistierten Beatmung nicht denkbar. Nur so ist es möglich,

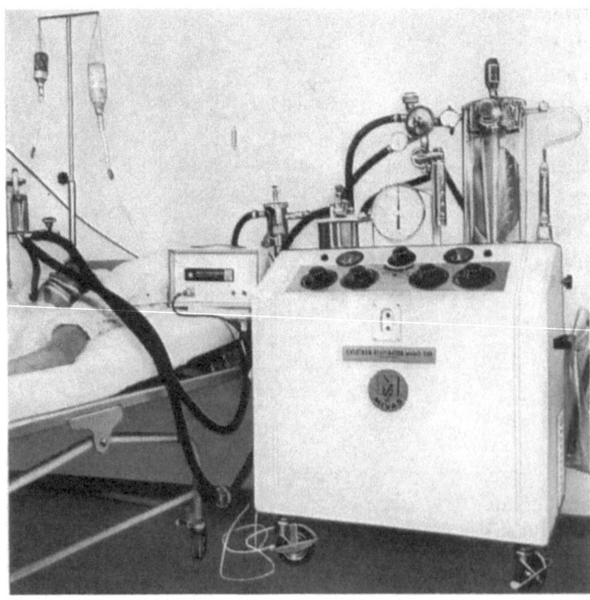

Abb. 55 Engström-Respirator in Verbindung mit einem Herzog-Norlander-Ultraschallvernebler

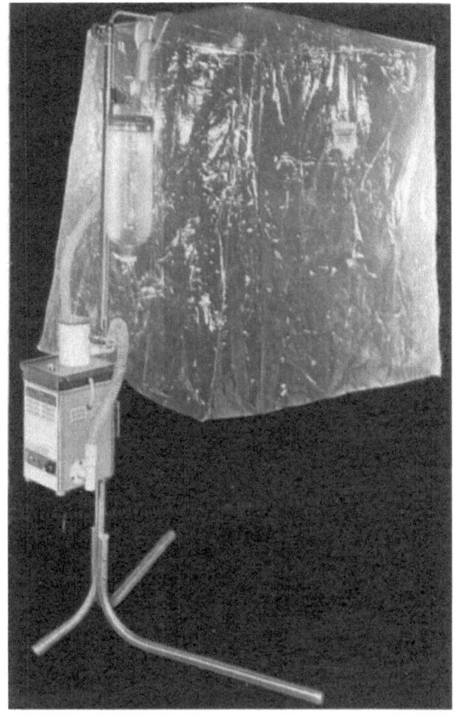

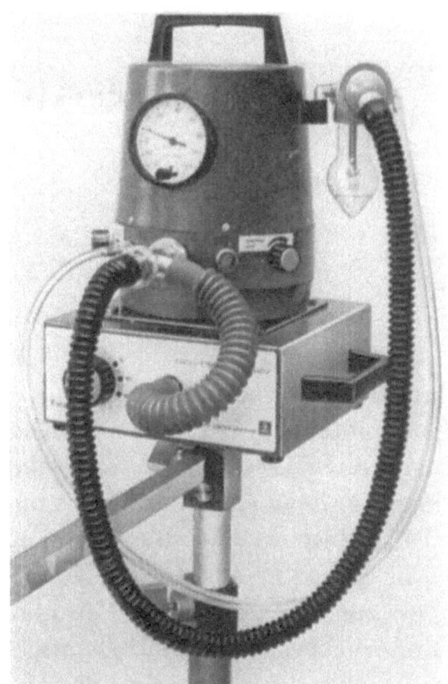

Abb. 57 DRÄGER-Assistor 640

Abb. 56 Hico-Devilbiß-Ultraschallvernebler, Modell 984

Atelektasen als Folgen chronischer Hypoventilation der peripheren Lungenbezirke zu beseitigen. Die zur Verfügung stehenden Geräte werden bei assistierter Beatmung durch den geringen Unterdruck in der Einatmungsphase des Patienten ausgelöst. Sie bauen dann mit veränderbarer Geschwindigkeit den eingestellten Druck auf, den man langsam steigert, bis auch die peripheren Lungenbezirke ausgedehnt sind und vom Aerosol erreicht werden.

Von den zur Verfügung stehenden Geräten bieten der DRÄGER-Assistor, BIRD-Respirator und BENNET-Assistor besonders variable Einstellungsmöglichkeiten.

Der DRÄGER-Assistor (Abb. 57) ist ein kleines druckgesteuertes Beatmungsgerät für die assistierte Beatmung mit positivem Druck. Es wird mit Druckluft oder Sauerstoff aus einer zentralen Sauerstoffversorgungsanlage oder aus Stahlflaschen betrieben. Wird mit Sauerstoff gearbeitet, erhält der Patient ein Gasgemisch, das ungefähr 50% Sauerstoff enthält.

Für die Vernebelung von Medikamenten und zur Anfeuchtung der Atemluft ist eine Aerosoleinrichtung vorhanden, die Teilchen von einer Größe von 0,5 bis 5 μ erzeugt (Abb. 58).

Der notwendige Triggerimpuls, der erzeugt werden muß, damit sich das Gerät einschaltet, beträgt etwa $-$ 1 cm H_2O. Die Eigenatmung eines Patienten kann bis zu einem Druck von $+10$ bis 80 cm H_2O unterstützt werden. Die Gasdurchflußgeschwindigkeit ist von 5 bis 50 l/Minute regelbar.

Während der Assistor 640 pneumatisch arbeitet, ist der mit Elektrotimer ausgestattete Assistor ein elektronisch gesteuertes und auch zur kontrollierten Beatmung benutz-

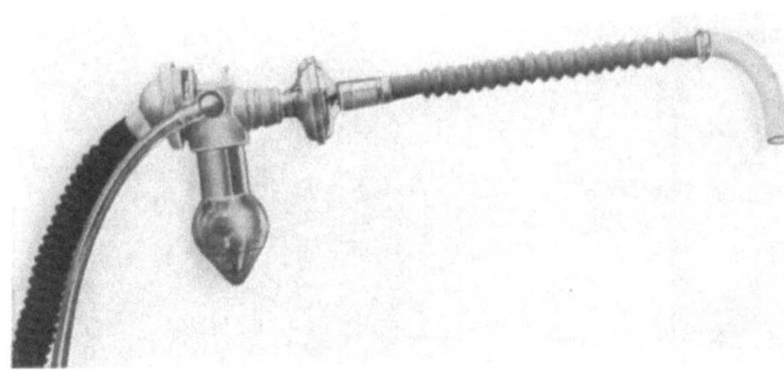

Abb. 58 Inhalationsteil des DRÄGER-Assistor mit einer Tracheal-Kanüle

bares Gerät. Es besitzt einen Frequenzregelbereich zwischen 8 und 50/Minute. Hört die Spontanatmung des Kranken auf, so schaltet sich der Assistor ein und beatmet mit der eingestellten Frequenz weiter. Kehrt die Spontanatmung zurück, so schaltet sich der Timer nur dann ein, wenn die Atmung langsamer ist als die eingestellte Frequenz.

BIRD-Respirator wird auf Seite 121 beschrieben.

Der BENNETT-Assistor (Abb. 59) ist ein elektronisch betriebenes, gut transportables Gerät zur rein assistierten Beatmung. Die Einatmungsphase wird schon durch einen Unterdruck von 0,5 cm H_2O ausgelöst. Der Umschaltmechanismus funktioniert nur dann, wenn der Flow zum Patienten weniger als 1 l/Minute beträgt. Der eingestellte Inspirationsdruck kann nicht überschritten werden. Ein Sauerstoffanschluß ermöglicht zusätzliche Sauerstoffanreicherung des Inhalationsgemischs. Eine Vernebelung von Medikamenten ist möglich.

Inhalation von Medikamentenaerosolen

Zur Zerstäubung von Medikamenten eignen sich am besten kleinere Verneblungsgeräte, die meist nach dem Zerstäuber- oder Injektorprinzip arbeiten und dosierbare, kleine Mengen von Medikamentenaerosolen in der Größe von 0,1 bis 0,2 μ liefern.

Zu den wichtigsten Medikamenten, die bei der Inhalationstherapie zur Anwendung kommen, zählen Bronchodilatatoren. Obstruktive Ventilationsstörungen, die weitaus häufigsten Ursachen ventilatorischer Insuffizienz, die bei Bronchokonstriktion eine wesentliche Rolle spielt, können mit diesen Medikamenten besonders gut behandelt werden. Je nachdem, ob Bronchokonstriktion, Schleimhautschwellung oder mechanische Einengung der Bronchien im Vordergrund stehen, sind individuelle Dosierung und Mischung der entsprechenden Medikamente erforderlich. Isoproterenol (Aludrin, Novodrin), 0,5 bis 1 ml der 1%igen Lösung, und bei starker Schleimhautschwellung eventuell Zusatz von 0,5 bis 1 ml Epinephrin (Adrenalin) der 1%igen Lösung, kann in akutem Asthmaanfall für 2 bis 4 Atemzüge ohne Gefahr der Allgemeinwirkung, wie Blutdruckabfall und Herzrhythmusstörungen, vernebelt werden. Empfehlenswert ist die Verdünnung auf das 5- bis 10fache, wodurch es zu einem allmählichen Wirkungseintritt während der 20 Atemzüge kommt. Weitere bronchialerweiternd wirkende Pharmaka sind:

Alupent, 2%ige Lösung, 3 bis 5 Atemzüge mehrmals täglich;

Isolevin (Laevo-Isopropyl-Noradrenalin-bitartaricum), 0,75%ige Lösung, 1:5 verdünnt, 3 bis 5 Atemzüge mehrmals täglich;

Bronchovydrin (Papaverinum hydrochloricum + Atropinmethylnitrat + Adrenalin), Lösung 1:2 verdünnt, 10 bis 15 Atemzüge mehrmals täglich.

Sekretolytika und Sekretomotorika erleichtern das Gleiten und Abhusten von Sekret. Tacholiquin setzt die Oberflächenspannung herab und wird zur Kurzinhalation als 1%ige Lösung (3 bis 4 ml je Inhalation) angewandt. Zur Dauerinhalation wird diese Lösung 1:10 verdünnt.

Proteolytika sind Fermente, die spezifisch sekretolytisch wirken. Varidase ist ein Streptokinase-Streptodornase-Präparat, das fibrinolytische und antiinflammatorische Wirkung aufweist. Dosierung: Beginn mit 5000 IE Streptokinase und 1250 IE Streptodornase in 1 ml physiologischer Kochsalzlösung. Eine Steigerung bis auf 50000 IE Streptokinase und 5000 IE Streptodornase an drei aufeinanderfolgenden Tagen wird empfohlen.

In Azetylzystein (Mucolyticum Lappe, Mucosolvin) liegt eine neue mukolytische Substanz vor, die Polysaccharidbindungen des Muzins angreift und die Viskosität des Schleims erheblich vermindert. Die 20%ige Lösung kann entweder tropfenweise durch Trachealkanüle und Tubus instilliert oder zu 5 bis 10 ml unverdünnt vernebelt werden.

Auch Bisolvon, ein neu synthetisiertes Sekretolytikum auf Ammoniumchloridbasis, bewirkt deutliche Schleimverflüssigung und Viskositätsminderung. Nachstehend sollen weitere Beispiele sinnvoller Mischungen angeführt werden:

1. zur Bronchodilatation: 5 Tropfen 2,25% Micronephrin (Razemat des Adrenalins) in 40 Tropfen Wasser; 2,5 ml 2,4% Aminophyllin + 2,5 ml Wasser + 4 bis 6 Tropfen Micronephrin (STOFFREGEN);

2. zur Behandlung des Lungenödems: 5 Tropfen Micronephrin 2,25% + 50 Tropfen 20%iger Äthylalkohol;

3. zur Reduktion der Schleimviskosität und Bronchodilatation: 5 Tropfen Micronephrin + 40 Tropfen 4%ige Salzlösung.

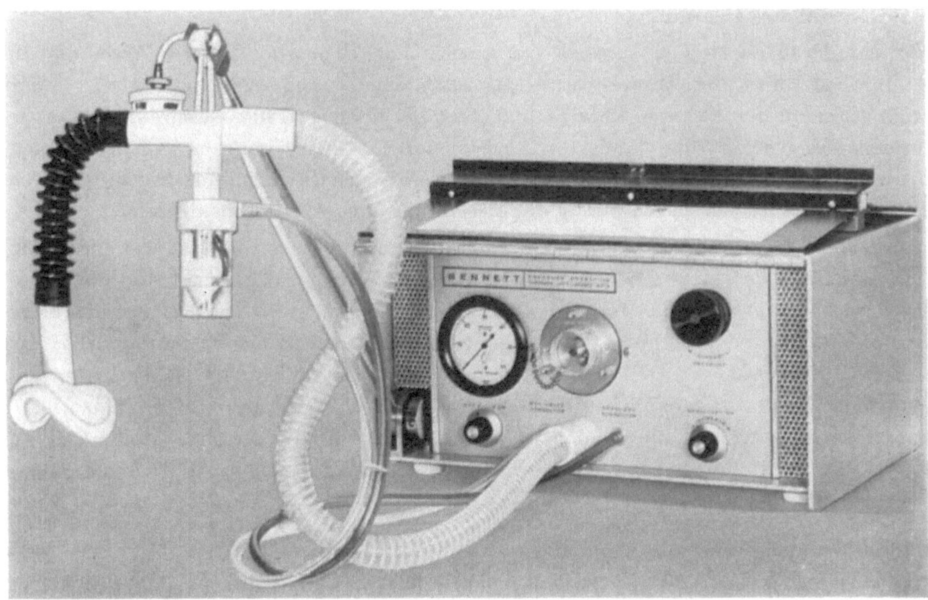

Abb. 59 BENNETT-Assistor

Antibiotika

Für die Inhalationstherapie eignen sich besonders Antibiotika, die wegen ihrer Nebenwirkungen nicht oral oder parenteral in ausreichender Menge geben werden können, aber lokal in entsprechend niedriger Dosierung stark wirksam sind. So können Nebacetinlösungen (2 bis 3 ml) 2- bis 3mal täglich vernebelt werden. Terravenös werden 3- bis 4mal täglich je 2 ml unverdünnt inhaliert. Zur Behandlung von Lungenmykosen vernebelt man Nystatin (Moronal) 2- bis 3mal täglich 100000 IE in 1 ml physiologischer Kochsalzlösung.

Maschinelle Beatmung

Indikation zur künstlichen Beatmung

Jede postoperative Ateminsuffizienz, die trotz therapeutischer Sofortmaßnahmen nicht behoben werden kann und mit Hypoxie und/oder Hyperkapnie verbunden ist, stellt eine Indikation zur künstlichen Beatmung dar.

Beurteilung des gesamtklinischen Bilds und Stellung der Indikation erfolgen auf Grund der Beobachtung des Patienten (angestrengte Atmung, paradoxe Zwerchfellkontraktionen, Zyanose), der Messung der Atemgrößen (AMV, AV und V_D/V_T) und schließlich der arteriellen Blutgasanalyse. Unabhängig von den Ursachen der Funktionsstörung der Lungen wird letztlich immer die Blutgasanalyse über die Anwendung der künstlichen Beatmung entscheiden, da sie über die Sauerstoffversorgung des Körpers und Abtransport der Kohlensäure am besten informiert.

Mit Hilfe von Respiratoren, die nachstehend besprochen werden, kann die adäquate Ventilation wiederhergestellt werden. Grundsätzlich können zwei verschiedene Formen der künstlichen Beatmung zur Anwendung kommen:

1. assistierte Beatmung,
2. kontrollierte Beatmung.

Einer der wesentlichen Vorteile der künstlichen Beatmung ist die Abnahme der Atemarbeit durch den Respirator. Unter normalen Bedingungen beträgt der Sauerstoffverbrauch der Atemmuskulatur nur einen geringen Teil des Gesamtsauerstoffverbrauchs des Körpers. Bei forcierter, angestrengter Atmung kann es jedoch zu einem beträchtlichen Anstieg der Sauerstoffkonsumption durch die Atemmuskulatur kommen. Dies führt schnell zur Erschöpfung des Patienten und zur Ateminsuffizienz.

Assistierte Beatmung übernimmt nur einen Teil dieser Arbeit und ist erst dann möglich, wenn der Patient sie toleriert, nicht gegen den Respirator atmet und die Atemfrequenz nicht mehr als 25/Minute beträgt. Diese Art der künstlichen Beatmung erfordert außerdem eine außerordentlich sorgfältige Überwachung des Patienten. Sie ist bei akuter postoperativer Ateminsuffizienz, z. B. bei ungenügender Dekurarisierung, Pseudocholinesterinasemangel oder Myasthenia gravis, gut anwendbar. Künstliche, kontrollierte Beatmung nimmt dem Patienten nicht nur die gesamte Atemarbeit ab, sondern gestattet darüber hinaus die Wahl eines jeden beliebigen Atemvolumens und einer Atemfrequenz.

Einfluß der Beatmung mit einem Respirator auf den Kreislauf

Das Problem der Auswirkung der künstlichen Beatmung auf den Kreislauf und Gasaustausch war Gegenstand zahlreicher Diskussionen. Die günstigen Einflüsse des negativen intrapulomnalen Drucks auf das Verhalten des Herzminutenvolumens werden immer vom gleichzeitigen Abfall des arteriellen pO_2 als Ausdruck zunehmender Atelektasenbildung begleitet. Zwar verhindert die Beatmung mit positivem intrapulmonalem Druck die Gefahr der arteriellen Hypoxie, vermindert jedoch das Herzminutenvolumen deutlich. Untersuchungen an herzinsuffizienten Patienten haben jedoch gezeigt, daß die Gefahr der Abnahme des Herzminutenvolumens bei Beatmung mit positivem Druck (IPPB) nicht übermäßig groß ist. Selbst bei hohem positivem Beatmungsdruck konnte durch entsprechende Einteilung der Inspirations-Exspirations-Zeit keine negative Kreislaufwirkung beobachtet werden. Die Tatsache, daß der negative Einfluß der Beatmung mit hohem Inspirationsdruck durch Gaben von Natriumbikarbonat behoben werden kann, spricht zusätzlich für den verhältnismäßig geringen Einfluß des positiven intrapulmonalen Drucks auf die Größe des Herzminutenvolumens. Grundsätzlich sollte bei künstlicher Beatmung der kleinstmögliche mittlere Beatmungsdruck angewandt werden. Dies kann am besten durch Verlängerung der Apnoezeit erreicht werden.

Respiratoren

Künstliche Beatmung als therapeutisches Hilfsmittel zur Behandlung schwerer respiratorischer Insuffizienz hat sich seit Jahren als zuverlässige und unersetzliche Methode immer wieder bewährt.

Es sind grundsätzlich zwei, pathophysiologisch verschiedene Ateminsuffizienzformen, bei denen ein Respirator zu Hilfe genommen wird: pulmonal bedingte respiratorische Insuffizienz und extrapulmonale respiratorische Insuffizienz.

Die Einteilung in beide Formen der Ventilationsstörungen ist nicht willkürlich geschehen. Sie hat vor allem ihre Bedeutung bei Anwendung der verschiedenen Respiratorentypen. Bei extrapulmonaler Ateminsuffizienz, bei der in der Regel normale Lungenverhältnisse (Dehnbarkeit, Diffusion, Durchblutung) herrschen, können praktisch alle Respiratorentypen benutzt werden. Bei anatomisch-funktionellen Veränderungen der Lungen und des Thorax, z. B. verminderte inspiratorische Dehnbarkeit, müssen wechselnd hohe Inspirationsdrucke angewandt werden, was sich am besten mit einem sicheren volumenkonstanten Respirator erreichen läßt.

Bei besonderen Formen einer Ateminsuffizienz, hauptsächlich bei obstruktiven Ventilationsstörungen im Sinne eines Asthma bronchiale oder Emphysems, gestatten die volumengesteuerten Geräte nicht immer eine optimale Beatmung. Das liegt daran, daß gewisse Anforderungen der Krankheit selbst an einen Respirator, z. B. variabler Inspirations-Exspirations-Flow, verändertes Verhältnis zwischen Ein- und Ausatmung, Änderung des Lungenbeatmungsvolumens je Zeiteinheit und maximaler Druck am Ende der Inspiration, von einem volumengesteuerten Gerät nicht erfüllt werden können. Hierfür sind druckgesteuerte Geräte am geeignetsten.

Volumengesteuerte Respiratoren

Volumengesteuerte Respiratoren sind Beatmungsgeräte, bei denen der Umschaltmechanismus von der Inspiration zur Exspiration durch Austritt eines bestimmten, einstellbaren Volumens aus dem Apparat ausgelöst wird. Dieses Volumen kann durch einen Faltenbalg oder Kolben abgegeben werden. Die Steuerung ist mechanisch oder elektrisch.

Der Vorteil dieser Geräte liegt darin, daß selbst bei schnell ansteigendem intrabronchialem Druck das eingestellte Volumen verabreicht wird. Voraussetzung dafür ist das Fehlen jeglicher undichter Stellen (besonders muß auf die Verbindung zwischen Faltenschläuchen und Zwischenstücken geachtet werden), die sonst das Atemminutenvolumen erheblich vermindern können, ohne das dies bemerkt wird. Es wird deshalb immer eine sorgfältige Kontrolle des Atemminutenvolumens mit Hilfe eines Volumeters empfohlen. Sowohl DRÄGER-Spiromat als auch ENGSTRÖM-Respirator haben eingebaute Gasuhren, die eine Überwachung des Atemminutenvolumens ermöglichen. Der Nachteil dieser Geräte ist, daß sie meist sehr groß und unhandlich sind. Darüber hinaus können sie sich, wie bereits erwähnt wurde, nicht jeder mechanischen Atemhilfe anpassen.

DRÄGER-Spiromat (Abb. 60 und 61). Er wird in zwei verschiedenen Formen hergestellt: als Narkosegerät, gleichzeitig als Langzeitbeatmungsgerät (Spiromat 650), und als Langzeitbeatmungsgerät nur für »offene System« (Spiromat 661).

Beide Geräte haben elektrischen Antrieb. Die Beatmungsfrequenz wird von einem elektrischen Schaltsystem gesteuert und ist zwischen 6 und 60 bzw. 7 und 70/Minute einstellbar. In engem Zusammenhang mit der Beatmungsfrequenz steht das Atemzeitverhältnis (Inspirations-Exspirations-Zeit), das bei beiden DRÄGER-Spiromaten zwischen 1:1 bis 1:4 einstellbar ist. Es kann unabhängig von der Beatmungsfrequenz gewählt und auch gewechselt werden. Die Beatmungsdrucke können wahlweise von 0 über Zwischenstufen 30, 40 und »maximal« (= 100 cm H_2O) eingestellt werden. Eine Vergrößerung des Arbeitsdrucks führt allerdings zur Erhöhung der Strömungsgeschwindigkeit des Einatmungsgases und damit zur Verkürzung der effektiven Inspirationszeit. Die Möglichkeit der Einstellung eines negativen Beatmungsdrucks (zwischen 0 und −20 cm H_2O) ist vorhanden. Zur Erhöhung des mittleren Beatmungsdrucks kann der

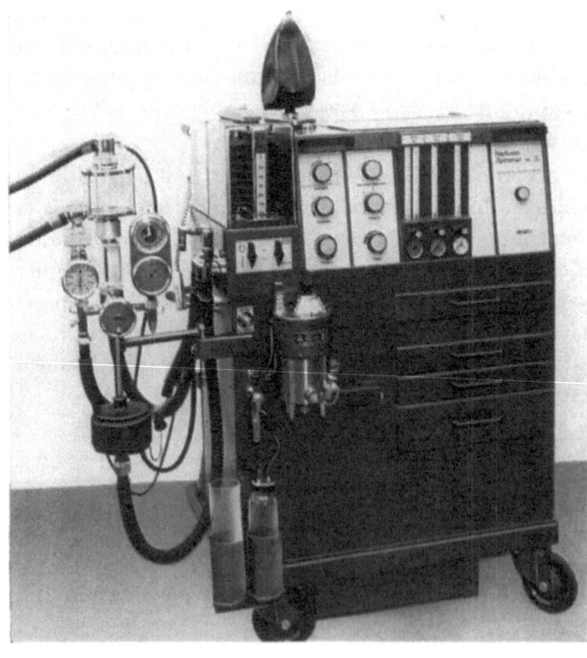

Abb. 60 DRÄGER-Spiromat 650

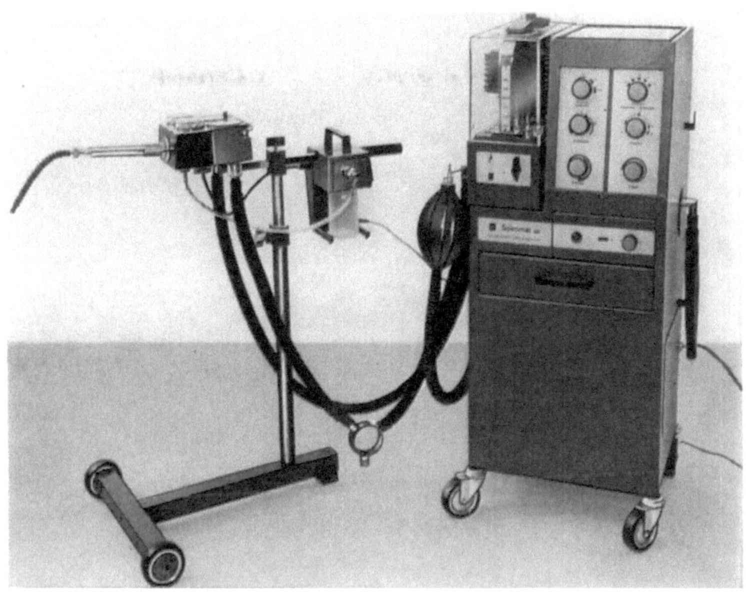

Abb. 61 DRÄGER-Spiromat 661

Exspirationsdruck bis zu +20 cm H_2O eingestellt werden, wodurch sich die Atemmittellage zum positiven Druck verschieben läßt. Das Beatmungsvolumen kann beim DRÄGER-Spiromat zwischen 20 und 1500 cm^3 reguliert und an einem Volumeter abgelesen werden.

Um eventuell während der Beatmung entstehenden Atelektasen vorbeugen zu können, wurde beim DRÄGER-Spiromat 661 eine Vorrichtung eingebaut, die nach je 100 Beatmungszügen sechs aufeinanderfolgende Atemvolumina unter erhöhtem exspiratorischem Widerstand verabreichen läßt. Das führt zum »Aufblähen« der Lungen und zur Belüftung der kollabierten Bezirke.

Der DRÄGER-Spiromat enthält darüber hinaus eine besondere Kleinkinderausrüstung, mit der Säuglinge und Kleinkinder beatmet werden können.

ENGSTRÖM-Respirator 150–200 (Abb. 62, Tab. 19). Er ist ein elektromechanisch zeitgesteuerter Stromgenerator mit nahezu sinusförmigem Stromverlauf sowie Druck- und Volumenbegrenzung. Die Beatmungsfrequenz ist zwischen 10 und 30/Minute einstellbar. Das Einatmungs-Ausatmungs-Verhältnis ist beim ENGSTRÖM-Respirator mit 1:2 konstant. Der Arbeitsdruck der Maschine kann stufenlos verändert werden. Bei geschlossenem Wasserschloß beträgt der Maximaldruck 100 cm H_2O. Die Geschwindigkeit des Luftstroms während der Inspiration wird in Abhängigkeit zum Widerstand der Lungen automatisch reguliert. So ist es möglich, hohe Volumina mit relativ niedrigem Druck zu verabreichen. Der Sauerstoff kann sowohl aus einer Sauerstoffflasche als auch aus einer zentralen Sauerstoffversorgungsanlage entnommen werden.

Als Begrenzungsdruck dient zuerst ein »Wasserschloß«, der auf etwa 30 cm H_2O eingestellt ist. Da bei höherem intrapulmonalem Druck das Atemminutenvolumen teilweise durch das Wasserschloß in Form von Luftblasen verlorengeht, vermindert sich das eingestellte Atemminutenvolumen um diesen Betrag.

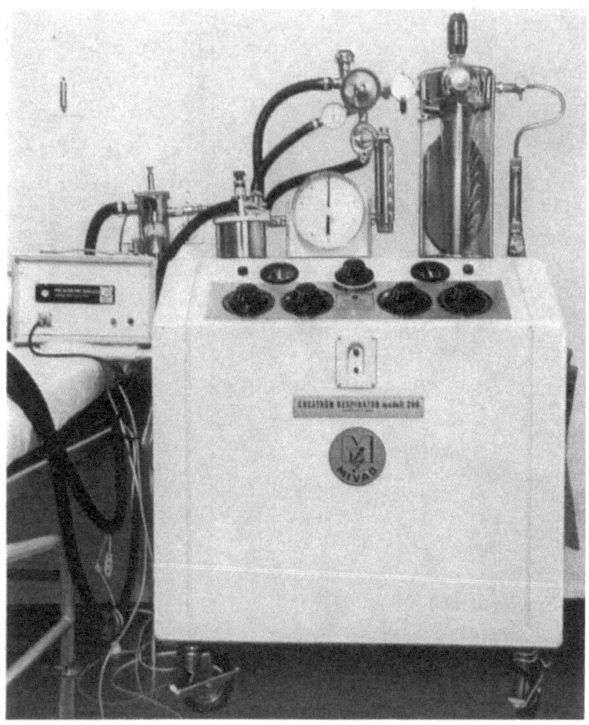

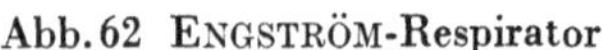

Abb. 62 ENGSTRÖM-Respirator

Tabelle 19 Wichtigste Maßnahmen bei Benutzung des ENGSTRÖM-Respirators

Einzelne Vorgänge zur Inbetriebnahme

1. an das Stromnetz anschließen und »an«
2. O_2 von der O_2-Anlage anschließen, Rotameter 3 bis 4 l
3. Apparat auf Venturi einstellen
4. Manometer rechts auf »rote Marke« und 40 cm H_2O einstellen (10 cm H_2O höher als Wasserschloß)
5. Frequenz einstellen (nur bei laufendem Motor)
6. Atemminutenvolumen einstellen
7. Wasserschloß auf 30 cm H_2O einstellen
8. Inspirations- und Exspirationsweg prüfen
9. Wasser im Anfeuchter nachfüllen (auf roten Schwimmer einstellen) bzw. Ultraschallvernebler anschließen
10. Patienten an den Respirator anschließen
11. Luftventil öffnen
12. Rückatmung messen

Routinekontrolle bei eingestelltem Apparat

1. *beim Patienten*

a) Blutdruck und Pulskontrolle
b) ausreichende Atmung, Lungen auskultieren
c) Schwitzen des Patienten als Zeichen einer Hypoventilation beachten

2. *beim Apparat*

a) Rückatmung (l/min) mit Spirometer und mit AMV vergleichen, das Defizit darf nicht mehr als 10% betragen
b) Übereinstimmung zwischen U-Rohr und Ausatmungsventil prüfen
c) Sauerstoffzufuhr und Rotameter prüfen
d) Manometer kontrollieren
e) Wasserschloß prüfen

Beachte: Wahlschalter links darf nie auf Chest Respirator stehen

Druckgesteuerte Respiratoren

Das sind Geräte, bei denen das Umschalten von der Ein- in die Ausatmungsphase durch Erreichen eines bestimmten, vorher eingestellten Inspirationsdrucks bedingt wird. Stromstärke der Inspirationsluft und inspiratorischer Druck können bei diesen Geräten unabhängig voneinander reguliert werden. Das ist ein Vorteil, da sonst zur Erzeugung einer bestimmten Ventilation unnötig hohe inspiratorische Drucke angewandt werden müßten. Infolge der Regulierbarkeit der inspiratorischen Stromstärke kann bei druckgesteuerten Respiratoren das Verhältnis der Inspirations- zur Exspirationszeit so variiert werden, daß physiologische zeitliche Verhältnisse zwischen Ein- und Ausatmung erreicht werden können.

Das Atemminutenvolumen muß bei druckgesteuerten Geräten besonders sorgfältig überwacht werden. Schleimpfropfen, Atelektasen, Pleuraerguß u. a. verschlechtern die Dehnbarkeit der Lungen und vermindern das Atemvolumen. Gelingt es nicht, durch gezielte Maßnahmen die Dehnbarkeit der Lungen zu verbessern, so muß zur Aufrechterhaltung einer Normoventilation ein höherer Inspirationsdruck eingestellt werden.

Bei undichtem System wird unter Umständen kein Umschalten in die Exspirationsphase erfolgen können. Der Apparat »bläst«, und der Patient wird nicht beatmet. Dieser bedrohliche Zustand muß sofort erkannt und behoben werden. Es hat sich als sehr nützlich erwiesen, bei jedem mit Druck gesteuerten Apparat beatmeten Patienten ein Beatmungsbalg oder ein »Pendelsystemventil« mit Beutel als Sicherheitsfaktor für eventuelle Notbeatmung griffbereit zu legen. Dies hat ferner den Vorteil, daß nach jedem Absaugen die Lunge mit Hand gut ausgedehnt werden kann.

BIRD-Respirator (Abb. 63). Er ist ein typischer Vertreter druckgesteuerter Respiratoren, mit denen sowohl assistierte als auch kontrollierte Beatmung möglich sind. Das Gerät wird von einer Luftdruck- oder Sauerstoffdruckquelle mit einem minimalen Arbeitsdruck von 3,5 at betrieben.

Die Bedienung des BIRD-Respirators und seine sinnvolle Anwendung sind recht kompliziert und erfordern Kenntnisse der Atemphysiologie. Die Anpassung an verschiedene Beatmungsformen ist durch die Möglichkeit einer Veränderung des Drucks sowie der Zeit- und Flowphase sehr groß.

Die Benutzung des BIRD-Respirators erfordert außerdem – wie bei allen druckgesteuerten Geräten – eine ständige Kontrolle des Atemminutenvolumens sowie ein gut ausgestattetes und funktionierendes blutgasanalytisches Laboratorium.

Bei einem Druckrespirator ist für das verabreichte Atemvolumen die Druckbegrenzung ein limitierender Faktor. Die Zeit des Druckablaufs beim BIRD-Respirator wird sowohl durch die Atemfrequenz (assistierte Beatmung) als auch durch die Geschwindigkeit des Druckablaufs (Flowrate) beeinflußt. Darüber hinaus

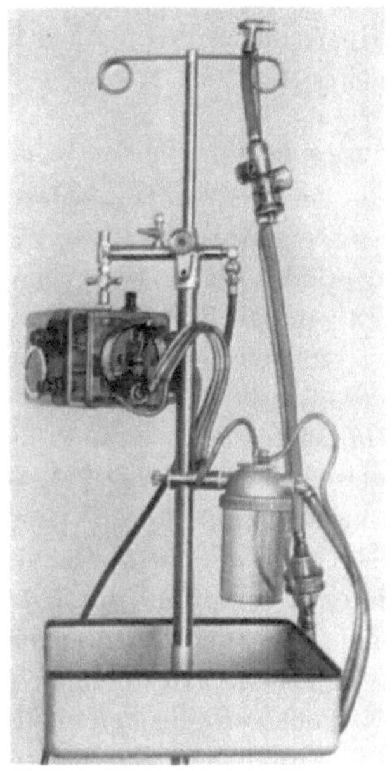

Abb. 63 BIRD-Respirator

kann sie durch Betätigung speziell dafür verfügbarer Bedienungsknöpfe und Hebel (Apnoezeit, Sensivity) zusätzlich geändert werden.

Der gewünschte endinspiratorische Druck wird mit einem Hebel auf der rechten Seite des Geräts eingestellt. Er ist zwischen 0 und 60 cm H_2O regulierbar. Die normale Stellung des Hebels liegt zwischen 10 und 15 cm H_2O. Das Gesamtvolumen je Atemzug ist beim BIRD-Respirator vom Inspirationsdruck, Inspirationsflow und von der Zeit des Druckablaufs abhängig. Der Inspirationsdruck begrenzt das Atemvolumen; der Inspirationsflow kann, je nach Einstellung das Atemvolumen verringern oder vergrößern. Gleichzeitig wird auch die Einatmungszeit und damit die Atemfrequenz verändert. Hoher Inspirationsflow ist ungünstig, weil durch den hohen Durchfluß eine große Reibung und eine turbulente Strömung im Bronchialsystem erzeugt werden (steiler Anstieg des Drucks = schlechte Expansion der Lungen). Außerdem wird durch kurze Inspirationszeit das Atemvolumen wesentlich verkleinert.

Die Exspirationszeit und die Zeit bis zum Beginn der nächsten Inspiration können

1. durch eine Stenosekappe mit verschieden großen Öffnungen an der Seitenwand des Ausatmungsventils und

2. durch Einstellung der Apnoezeit – expiratory time for apnoe – beeinflußt werden.

Die erste Vorrichtung dient zur Verschiebung der Beatmungsmittellage nach »oben«, d. h. mehr zu einem positiven Druck hin. Die Verlängerung der Apnoezeit verursacht Senkung des mittleren Beatmungsdrucks, wodurch hämodynamisch günstigere Verhältnisse erreicht werden können.

Bei Verwendung von Sauerstoff als Druckquelle erlauben BIRD-Respiratoren durch einen Zugknopf (AIR-MIX) die Mischung von Sauerstoff und Raumluft. Je höher der eingestellte Inspirationsdruck im Beatmungssystem ist, um so höher ist der Sauerstoffanteil. Dies gilt auch für die eingestellte Flowrate.

Die Angaben, daß bei der Einstellung AIR-MIX eine Sauerstoffkonzentration von 40% in der Inspirationsluft zu erwarten sei, treffen nicht zu. Bei Beatmung mit Sauerstoff werden je nach Druck und Flowrate Sauerstoffkonzentrationen bis zu 85% gemessen.

Zusammensetzung der Inspirationsgase

Die Zusammensetzung der Gase in der Inspirationsluft, insbesondere die Höhe der Sauerstoffkonzentration, richtet sich nach dem aktuellen Sauerstoffpartialdruck des arteriellen Blutes. Wertvolle Aufschlüsse gibt auch die Bestimmung des pO_2 im gemischten venösen Blut.

Unter normalen Bedingungen ist die Beatmung mit einem Sauerstoff-Luft-Gemisch von etwa 30 bis 35% ausreichend. Fällt der arterielle Sauerstoffpartialdruck unter 70 mm Hg, so empfiehlt es sich, die Sauerstoffkonzentration im Inspirationsgemisch stufenweise zu erhöhen, bis PO_2-Werte von 90 bis 100 mm Hg erreicht werden. Die Verbesserung des arteriellen Sauerstoffgehalts des Blutes ist durch Erreichen einer 100%igen Sauerstoffkonzentration im Inspirationsgasgemisch und durch die Größe des in den Lungen vorliegenden Kurzschlusses limitiert. Da in der postoperativen Phase bei kardial schlechten Patienten auch mit einer Steigerung des Herzminutenvolumens nicht zu rechnen ist, kann eine weitere Verbesserung der Sauerstoffversorgung nur auf dem Weg einer erheblichen Mehrventilation oder hyperbaren Oxygenation erwartet werden. Der Abtransport der Kohlensäure bereitet auf Grund seiner großen Diffusionsgeschwindigkeit in der Regel keine Schwierigkeiten, vorausgesetzt, daß das Atemminutenvolumen richtig gewählt wurde.

Eine langdauernde Beatmung des Patienten mit einem Sauerstoffanteil von mehr als 60% ist mit Gefahren verbunden. Schon nach 24 Stunden kann es zum Hustenreiz und zu retrosternalen Schmerzen kommen. Es entwickeln sich Stauung und Proliferation in den Lungenkapillaren, dann ein zunächst interstitielles, später ein alveoläres Lungenödem. Sauerstoffkonzentrationen unter 50% sind nicht gefährlich. Auf die Entstehung von Lungenschädigungen wirken höheres Alter, Adipositas, Fieber und Hyperkapnie begünstigend.

Ungeachtet dieser Veränderungen wird bei Patienten mit niedrigem pO_2 (unter 60 mm Hg) eine Erhöhung der Sauerstoffkonzentration – notwendigerweise auch auf 100% – oft unvermeidlich sein. Allerdings werden bei diesen Patienten selbst bei so hohen Sauerstoffkonzentrationen nur geringe Verbesserungen des arteriellen Sauerstoffpartialdrucks zu erwarten sein. Ob die beschriebenen schädlichen Wirkungen von Sauerstoff auch bei diesen Patienten ihre Gültigkeit haben, ist noch nicht endgültig bewiesen. Viele Reanimationszentren führen deshalb bei einem Shunt von mehr als 60% des HZV als Ultima ratio die Beatmung mit 100% Sauerstoff erforderlichenfalls auch über mehrere Tage durch.

Wahl von Atemminutenvolumen und Atemfrequenz

Sie sollen bei künstlich beatmeten Patienten so gewählt werden, daß der arterielle Kohlensäurepartialdruck etwa 40 mm Hg beträgt. Die Höhe des dabei gemessenen Sauerstoffpartialdrucks ist von der Sauerstoffkonzentration in der Inspirationsluft abhängig, soweit die Oxygenation nicht durch intrakardiale oder -pulmonale Kurzschlüsse beeinflußt wird.

Unter normalen Bedingungen (gesunde Lungen, kein Fieber, normaler Totraum, normale CO_2-Produktion usw.) kann die notwendige Ventilationsgröße mit einiger Genauigkeit errechnet werden. Hierzu empfehlen wir das Nomogramm nach Radford (Abb. 64) oder Nunn (Abb. 65). Außerdem kann als Faustregel die von Baldwin et al. angegebene Abhängigkeit angenommen werden:

$$\text{Atemminutenvolumen} = 4\ \text{l/m}^2\ \text{Körperoberfläche.}$$

Das aus den genannten Nomogrammen ermittelte Atemminutenvolumen sollte bei Beatmung mit Respiratoren zur sicheren Verhinderung einer Hypoventilation um 20% erhöht werden.

Der Anwendung von Ventilationsnomogrammen sind klinischerseits durch verschiedene pathologische Zustände gewisse Grenzen gesetzt. So erhöht sich z. B. bei Patienten mit großen Kurzschlüssen ($Q_S = 50$ bis 60% des HZV) das Ruheatemminutenvolumen von 4 auf 5,7 l/Minute/m². Bei Abfall des arteriellen Sauerstoffpartialdrucks von 90 auf 80 mm Hg und Erhöhung der Körpertemperatur um 1 °C nimmt die spontane Ventilation um 10% zu. Bei Verbrennungen, nach Operationen am Thorax und Bauch können CO_2-Produktion und Sauerstoffverbrauch erheblich vergrößert sein. Dies alles erfordert Erhöhung des Beatmungsvolumens. Als einzige Richtlinie dient in solchen Fällen die arterielle Blutgasanalyse.

Die Bestimmung des zur adäquaten Ventilation notwendigen Atemminutenvolumens und der Frequenz mittels eines der erwähnten Nomogramme wird bei Lungenerkran-

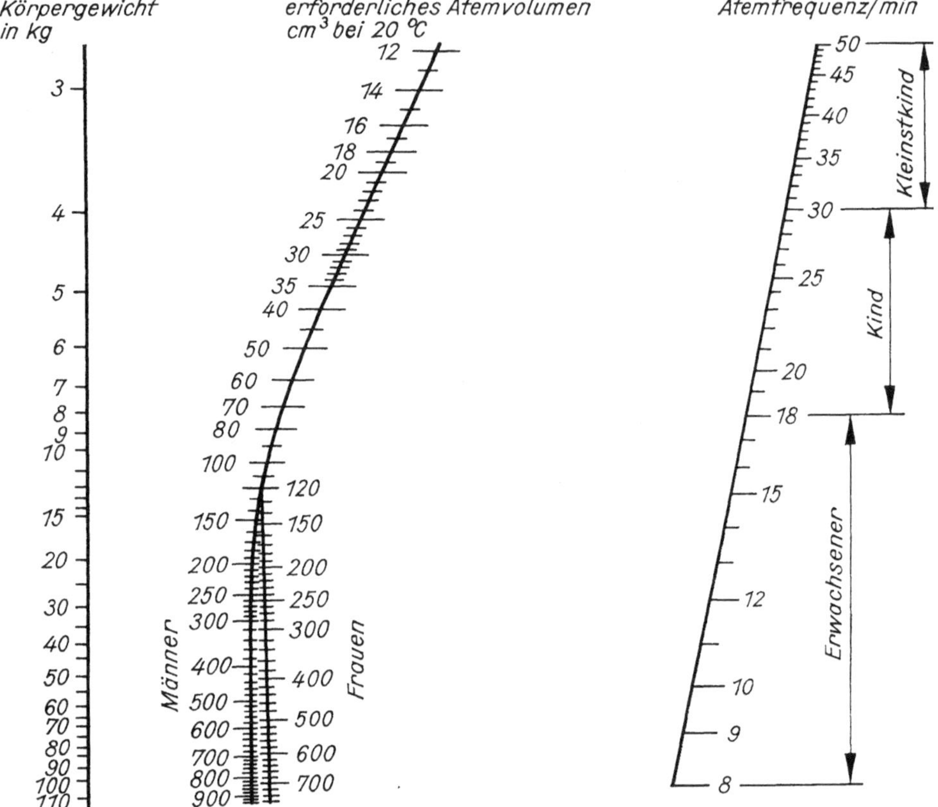

Abb. 64 Nomogramm (nach RADFORD)

kungen, insbesondere obstruktiven Ventilationsstörungen oder größeren intrapulmonalen Shunts, noch schwieriger und manchmal nahezu unmöglich. Bei diesen Patienten ist zur korrekten und erfolgreichen Ventilation der Lungen die Kenntnis des Verhältnisses zwischen Atemvolumen und Totraumventilation notwendig. Die Untersuchung und Ermittlung dieser wichtigen Größe sind nicht schwierig. Der Totraum kann nach der BOHRschen Gleichung wie folgt vereinfacht berechnet werden:

$$V_D = V_T \frac{PaCO_2 - P_{\bar{E}}CO_2}{PaCO_2} \qquad (1)$$

wobei $PaCO_2$ = arterieller Kohlensäurepartialdruck.
$P_{\bar{E}}CO_2$ = Kohlensäurepartialdruck der Exspirationsluft (gesammelt in einem DOUGLAS-Sack über 1 Minute und bestimmt in einem Ultrarotanalysator, z. B. URAS), V_D = Totraum und V_T = Atemminutenvolumen.

Ist der Totraum groß, so muß zur Aufrechterhaltung einer genügenden alveolären Ventilation ein großes Atemvolumen bewegt werden; denn nur so kann die Kohlensäure aus dem Alveolar- und Totraum abtransportiert werden. Verständlicherweise geht hier ein großer Teil der Ventilation zugunsten der Totraumventilation verloren. Dementsprechend verschiebt sich auch das Verhältnis V_D/V_T.

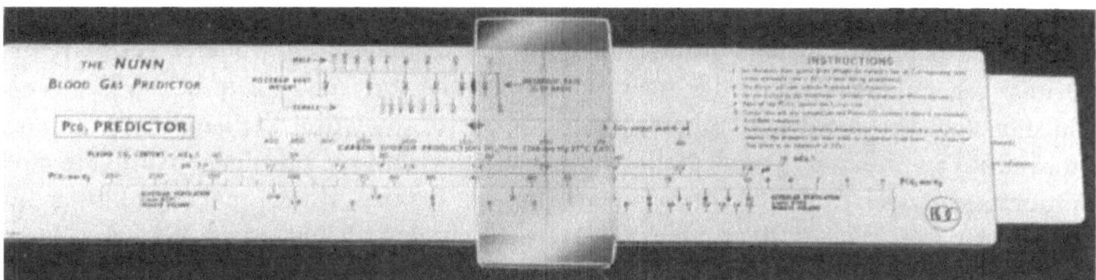

Abb. 65 Nomogramm (nach NUNN)

Nach der Gleichung 1 wird das Verhältnis V_D/V_T nach der Formel

$$\frac{V_D}{V_T} = \frac{PaCO_2 - P_{\bar{E}}CO_2}{PaCO_2} \qquad (2)$$

berechnet.

Hierzu sei ein Beispiel angeführt: Ein 65jähriger, 70 kg schwerer Patient mit Emphysembronchitis, soll wegen postoperativer Ateminsuffizienz beatmet werden. Die arterielle Blutgasanalyse ergab einen pCO_2 von 50 mm Hg. Das Atemzugvolumen betrug 500 ml, $P_{\bar{E}}CO_2 = 20$ mm Hg. Nach der Gleichung 1 wird der Totraum bestimmt. Er beträgt 300 ml (normaler Totraum 150 ml). Das Verhältnis V_D/V_T ist 0,6.

Zur Durchführung einer adäquaten Ventilation muß das Atemminutenvolumen 7200 ml ausmachen. Da nur ein Drittel der Totalventilation im Totraum verlorengehen kann, müssen sich das Atemzugvolumen auf 900 ml und die Atemfrequenz auf 8/Minute belaufen. Solche Patienten lassen sich am besten mit einem BIRD-Respirator beatmen, bei dem die Einatmungsphase langsam und der inspiratorische Flow niedrig eingestellt werden kann. Durch Ausnutzung der exspiratorischen Pause können der mittlere Beatmungsdruck erniedrigt und der venöse Rückstrom zum Herzen erhöht werden. Weitere Korrekturen der Beatmung, insbesondere die Höhe des Sauerstoffpartialdrucks, müssen in Anlehnung an die arterielle Blutgasanalyse erfolgen.

Ateminsuffizienz pulmonalen Ursprungs

Atelektasen

Jede Form der künstlichen Beatmung – maschinelle, positive oder Wechseldruck-, manuelle Beatmung – führt nach einer gewissen Zeit, oft schon nach ½ Stunde, zur Atelektasenbildung. Die Ursache dafür liegt in der ungleichmäßigen Belüftung der Alveolen, wodurch es zum Kollaps und Ausscheiden aus dem aktiven Gasaustausch kommt. Da die Alveolen weiter durchblutet werden (man vermutet sogar, daß durch die atelektatischen Bezirke mehr Blut fließt als durch die belüfteten), bildet sich ein intrapulmonaler Shunt mit entsprechender Untersättigung des arteriellen Blutes. Je nach Größe dieses Shunts können Hypoxie und Hyperkapnie oder Hypoxie allein auftreten.

Atelektasen entstehen immer durch Resorption des im Lungenparenchym vorhandenen Atemgases bei aufgehobener oder hochgradig behinderter Ventilation. Es muß sich eine Atelektase herausbilden, wenn mehr Luft resorbiert wird als durch die Bronchien in die Peripherie der Lungen gerät. Voraussetzung dafür ist eine intakte Lungendurchblutung. Ohne Durchblutung ist eine Atelektasenbildung ausgeschlossen. Eine für die Klinik sinnvolle Klassifizierung ist nur nach der Lokalisation der Ventilationsstörung möglich. Es sind den Atelektasen mit zentraler Ventilationsstörung (Verschluß der Haupt- und Lappenbronchien durch Schleimpfröpfe), solche mit peripherer Ventilationsstörung gegenüberzustellen, da auch therapeutische Konsequenzen bei beiden verschieden sind. Die Art der peripheren Ventilationsstörung ist im Einzelfall nicht immer einwandfrei zu eruieren; grundsätzlich läßt sich jedoch für die postoperative Phase eine Einteilung in zwei Atelektasentypen vornehmen: 1. reine Resorptionsatelektasen im Verlauf der künstlichen Beatmung, 2. Atelektasen mit gleichzeitiger intraalveolärer Blutung (z. B. beim Postperfusionslungensyndrom).

Die *Diagnose* »multiple Atelektasen« ist röntgenologisch selten zu stellen, da es sich meist nicht um den typischen Kollaps eines ganzen Lungenbereichs, sondern um viele in beiden Lungen verstreute kollabierte und relativ kleine Bezirke handelt. Auch physikalische Untersuchungen der Lungen erlauben nur mitunter eine sichere Diagnose. Hinweise auf die Existenz multipler Atelektasen bringen eigentlich erst die Messung des Sauerstoffpartialdrucks im arteriellen Blut und häufige Bestimmungen der Lungendehnbarkeit.

Eine während der Beatmung bei konstanten Kreislaufverhältnissen immer größer werdende $A\text{-}aD_{02}$ verweist eindeutig auf Atelektasenbildung. Bei Beatmung mit drucksteuertem Respirator wird das Atemvolumen bei zunehmender Atelektasenbildung immer kleiner werden. Umgekehrt wird der zur Aufrechterhaltung eines konstanten Atemminutenvolumens notwendige Beatmungsdruck entsprechend höher gestellt werden müssen.

Die Bildung einer großen Atelektase, während oder nach der Operation, kann durch folgende Ursachen ausgelöst werden:

1. Hypersekretion der Tracheal- und Bronchialschleimhaut infolge zu geringer Atropingabe oder durch Prostigmingaben ohne vorherige Atropinisierung;
2. Entleerung eines Lungenabszesses oder Bronchiektasensekrets in die gesunden Bezirke der Lungen bzw. Aspiration des Erbrochenen;
3. fehlerhafte Intubation (zu tiefe, endobronchiale Intubation);
4. periphere Atelektasenbildung im Sinne eines Postperfusionslungensyndroms.

Zu 1. Diese Atelektasen entstehen oft kurz nach der Extubation. Die Patienten zeigen starke Hypersalivation, so daß Mund- und Rachenraum mit Speichelsekret gefüllt sind. Die Ateminsuffizienz entwickelt sich sehr schnell; der Patient wird zunehmend unruhig und zyanotisch. Es kann gleichzeitig CO_2-Retention mit zunehmender Somnolenz auftreten. Die Haut des Patienten ist mitunter feucht.

Gezieltes endotracheales Absaugen, blind oder mit einem Bronchoskop, bessert in den meisten Fällen rasch den Zustand. Intravenöse Injektion von Atropin (0,25 bis 0,50 mg) verhindert weitere Hypersekretion. Nach dem Absaugen sollen die Lungen sorgfältig ausgedehnt werden.

Zu 2. Aspiration von erbrochenem Mageninhalt, soweit es sich um Flüssigkeit handelt, zeichnet sich infolge sauren pH-Werts durch eine spezifische Reaktion der Bronchialschleimhaut im Sinne einer »Pneumonitis« aus. Durch Schleimhautschwellung können ganze Lungenbezirke atelektatisch werden. Die Therapie besteht in sofortiger Spülung des Bronchialsystems mit 0,9%iger Kochsalzlösung (intratracheale Injektion) von 5 bis 10 ml Kochsalzlösung mit anschließendem Absaugen, in der Gabe hoher Antibiotikadosen (Penizillin 1 bis 2 Mega) und von Kortisonpräparaten (Solu-Dekortin,

Prednisolut, 50 bis 100 mg). Spülung des Bronchialsystems mit Natriumbikarbonatlösung zur Neutralisierung der Säure ist nicht zu empfehlen, da Natriumbikarbonat allein ebenfalls zu ödematösen Veränderungen der Bronchialschleimhaut führen kann.

Bei Aspiration des Eiters aus einem Lungenabszeß oder bei Bronchiektasen muß das Bronchialsystem sofort gründlich abgesaugt werden. Eine richtige Lagerung des Patienten (Seiten- bzw. Kopftieflagerung) verhindert weitere Aspiration.

Zu 3. Eine versehentliche und nicht erkannte endobronchiale Intubation kann schon während der Operation bedrohliche Komplikationen hervorrufen. Ein Patient, bei dem die Hälfte des Blutes ohne Kontakt mit Sauerstoff als venöses Blut auf die arterielle Seite übertritt, wird zyanotisch und dyspnoisch. Die Pulsfrequenz steigt an, der Blutdruck fällt ab. Bei älteren Patienten mit primären ventilatorischen Störungen kann es sehr schnell zum Herzstillstand kommen. Deshalb ist es notwendig, sich bei intubierten Patienten über die korrekte Lage des Tubus mittels Auskultation beider Lungen zu überzeugen. Bei zu tiefer Intubation muß der Tubus zurückgezogen werden. Die Ausdehnung der Lungen unter Druck verhindert Atelektasen. Eine abschließende Röntgenkontrolle ist sehr zu empfehlen, und eine arterielle Blutgasanalyse erlaubt, die eventuell entstandene metabolische Azidose zu diagnostizieren und zu behandeln.

Zu 4. Die mit Anwendung der extrakorporalen Zirkulation verbundenen und als Postperfusionslungensyndrom bezeichneten Veränderungen sind zum erstenmal vor 10 Jahren beschrieben worden. Als frühestes Zeichen dieser Komplikation ist ein Anstieg der Atemfrequenz zu beobachten, häufig schon am Ende der Operation. Die Blutgasanalyse zeigt selbst bei hohen Sauerstoffkonzentrationen in der Inspirationsluft erhebliche Untersättigung des arteriellen Blutes. Die $A\text{-}aD_{O_2}$ ist groß, die pCO_2-Werte sind oft normal. Der Patient ist zyanotisch. In diesem frühen Stadium sind radiologisch meist keine Lungenveränderungen nachzuweisen; erst später treten fleckige und dann homogene Verschattungen auf. Sehr schnell entwickelt sich das Bild einer schweren Ateminsuffizienz mit Dyspnoe Zyanose und Hypotension.

Die Behandlung ist außerordentlich schwierig. Da im Vordergrund die Untersättigung des arteriellen Blutes infolge Verringerung der effektiven Atemfläche steht, ist die Anwendung der künstlichen Ventilation unumgänglich. Die Zusammensetzung der Gase in der Inspirationsluft des Respirators, insbesondere der Sauerstoffkonzentration, soll vom Sauerstoffpartialdruck im arteriellen Blut abhängig gemacht werden (weitere Einzelheiten s. S. 122).

Behandlung. Die Verhütung der Atelektasenbildung gehört zu den wichtigsten Aufgaben während der künstlichen Beatmung, gleich, ob es sich um eine Beatmung während der Narkose und Operation oder eine Langzeitbeatmung handelt. Die einfachste Methode zur Verhütung von Atelektasen ist eine regelmäßige Ausdehnung der Lungen mit einem großen Atemvolumen und einem Überdruck von 40 bis 60 cm H_2O (manchmal sind höhere Drucke erforderlich). Dies soll in mindestens halbstündigen Abständen geschehen. Je länger eine Atelektase besteht, ein desto höherer Druck ist notwendig, um die Lungen wieder auszudehnen. Bei über 2 Stunden anhaltenden Atelektasen ist eine Ausdehnung oft nicht mehr möglich. Die Art der Beatmung, d. h. die Wahl eines entsprechenden Atemzugvolumens und der Atemfrequenz, spielt hierbei eine große Rolle. Frequenz und Druckaufbau sollen möglichst langsam gewählt werden, damit die Luftverteilung in den Lungen gleichmäßig alle Alveolen erfaßt. Die langsame Beatmung hat

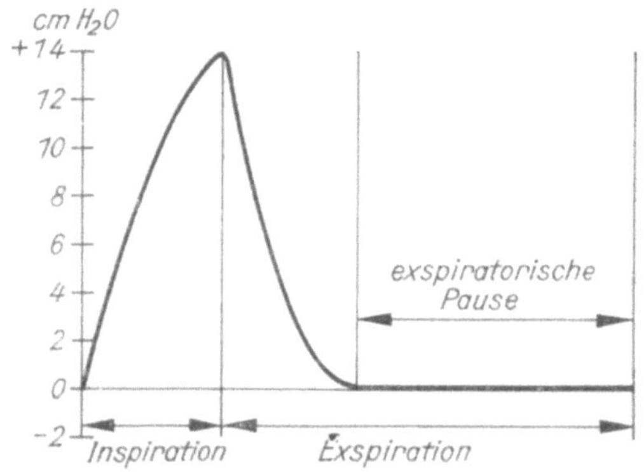

Abb. 66 Intrapulmonaler Druckablauf bei der Beatmung mit einem BIRD-Respirator

außerdem den Vorteil, daß die in kleineren Bronchien beim steilen Druckanstieg auftretende turbulente Strömung weitgehend zugunsten einer laminaren ausgeschaltet werden kann. Bei einem Atemvolumen von 10 bis 15 ml/kg Körpergewicht soll eine Frequenz von 8 bis 12/Minute gewählt werden. Die längere »exspiratorische Pause« (Abb. 66) setzt den mittleren Beatmungsdruck wesentlich herab, so daß Kreislaufkomplikationen im Sinne einer Abnahme des Herzminutenvolumens und eines damit verbundenen Blutdruckabfalls nicht zu erwarten sind.

Weitere Maßnahmen zur Verhütung von Atelektasen sind Befeuchtung der Einatmungsluft und Physiotherapie, die in vorangegangenen Kapiteln bereits besprochen wurde.

Schleimansammlungen, die rasch zu Atelektasenbildung führen, müssen durch Absaugen entfernt werden. Das Absaugen muß unter sterilen Bedingungen erfolgen. Als Absaugkatheter eignen sich am besten die RÜSCH-Normabsaugkatheter, die steril verpackt und zum einmaligen Gebrauch vorgesehen sind. Um einen zu hohen Unterdruck zu vermeiden, sollte zwischen Katheter und Saugpumpe ein Y-Stück aus Glas oder Plastik angebracht werden (Abb. 67), dessen freie Öffnung mit dem Finger jeweils geöffnet oder geschlossen werden kann. Die Absaugung soll nach vorangegangener Sauerstoffinhalation vorgenommen werden und darf nicht länger als 10 bis 20 Sekunden dauern. Bei Patienten mit großer venöser Beimischung und einem pO_2 unter 50 mm Hg muß das Absaugen auf einige Sekunden beschränkt werden, da sonst schwere Hypoxie mit Herz- und Kreislaufkomplikationen droht.

Das blinde endotracheale Absaugen soll nach vorheriger Prämedikation und nur beim nüchternen Patienten erfolgen. Der Nasenrachenraum kann mit Pantokain (1%iger Pantokainspray) anästhesiert werden, wonach sich der Absaugkatheter durch die Nase in die Trachea einführen läßt. Der dabei entstehende Hustenstoß trägt wesentlich zur

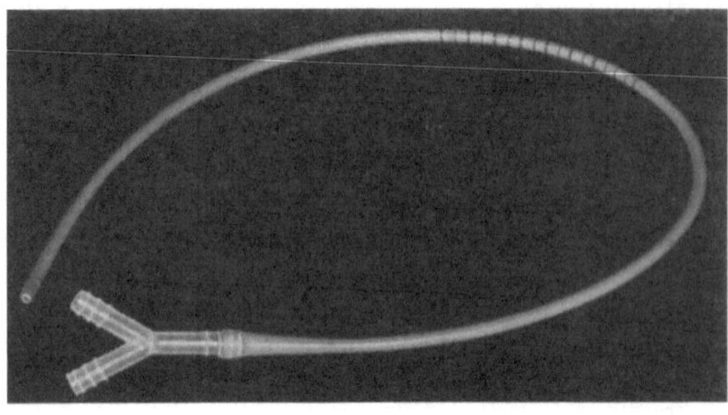

Abb. 67 Absaugkatheter mit einem Y-Stück aus Plastik. Eine der freien Öffnungen wird an eine Saugpumpe angeschlossen, die andere mit dem Finger jeweils geöffnet oder verschlossen

Abb. 68 Sekretauffangbehälter aus Plastik (steril)

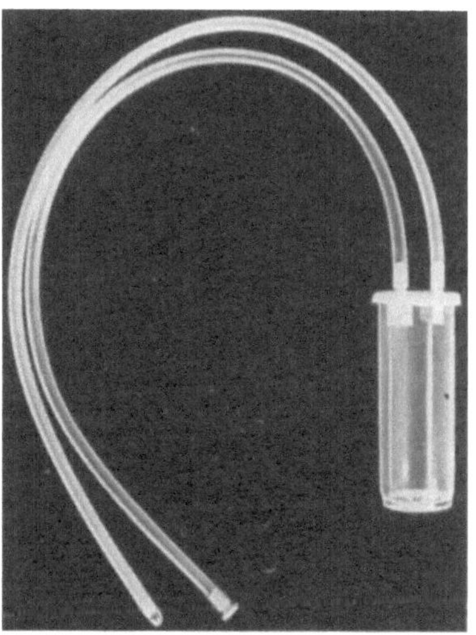

Entfernung von Schleimmassen bei. Bei Patienten in schlechtem Allgemeinzustand, vor allem im Hinblick auf die vagalen Reflexe, empfiehlt sich auch die Anästhesie von Kehlkopf und Trachea, die mit dem Laryngoskop vorgenommen werden kann. Dadurch werden Hustenreflexe weitgehend ausgeschaltet. Die Anästhesie von Kehlkopf und Trachea hat aber den Nachteil, daß es nach dem Absaugvorgang leicht zur Aspiration oder Regurgitation kommen kann, ohne daß der Patient mit seinen Reflexen dem entgegenwirken kann. Deshalb dürfen Kranke nach Endobronchialabsaugung in Lokalanästhesie etwa 2 Stunden keine feste oder flüssige Nahrung aufnehmen.

Das endobronchiale Absaugen erfolgt mit Hilfe eines Bronchoskops in Narkose. Als Narkosemittel kommen sowohl Barbiturate als auch Epontol in Frage. Muskelerschlaffung erfolgt mit Sukzinylcholinchlorid (1 mg/kg Körpergewicht). Das Bronchoskop muß mit einem Beatmungsbeutel ausgestattet werden. Dieser ist mit einer Sauerstoffquelle verbunden, um während der Bronchoskopie dem Patienten ausreichende Mengen von Sauerstoff zuführen zu können. Mit dem Bronchoskop werden vor allem Trachea und große Bronchien sichtbar. So können mit einer Fremdkörperzange Membranen und verkrustetes Sekret entfernt werden. Außerdem können aus den Bronchialabgängen mit Hilfe eines Sekretauffangbehälters (Abb. 68) gezielt Sekretproben zur bakteriologischen Untersuchung entnommen werden.

Ein gezieltes Absaugen der einzelnen Bronchien kann auch in Intubationsnarkose unter einem Röntgenschirm durchgeführt werden. Mit dem METRAS-Katheter lassen sich Schleimansammlungen beseitigen, wonach die Lungen ausgedehnt werden können.

Das Absaugen der Bronchien mit zu starkem negativem Druck kann innerhalb von Sekunden zur Entstehung von Atelektasen in den meist noch normal funktionierenden Lungenbezirken führen. Die Lungen müssen deshalb nach jedem Absaugvorgang sorgfältig ausgedehnt werden.

Lungenödem

Der kolloidosmotische Druck beträgt in den Lungenkapillaren normalerweise etwa 25 mm Hg und ist damit um 10 mm Hg höher als der sogenannte hydrostatische Druck. Dadurch kann es zum Flüssigkeitsübertritt von den Kapillaren in die Alveolen kommen. Steigt der Druck in den Lungenkapillaren rasch an und übersteigt er den kolloidosmotischen Druck, dann bildet sich ein Lungenödem heraus. Gewebsflüssigkeit und Blut treten in die Alveolen über, erschweren plötzlich den Gasaustausch in den Lungen und verursachen eine sich schnell entwickelnde Hypoxie.

Die häufigste Ursache des Lungenödems ist ein Versagen des linken Ventrikels bei erhaltener Förderleistung des rechten Herzens, wodurch innerhalb von einigen Sekunden der kapillare Druck enorm ansteigt. Darüber hinaus können auch massive Transfusionen von Blut, verminderter kolloidosmotischer Druck (z. B. bei Hypoproteinämie) und schließlich akute Vergiftungszustände (Phosgen, nitrose Gase, E 605, Barbiturate usw.) zum Lungenödem führen (Tab. 2).

Das sogenannte toxische Lungenödem (Lungenödem ohne -stauung) entsteht durch Stoffe (Reizgase), die vorwiegend an Bronchiolen und Lungenalveolen angreifen. Der toxische Reiz bewirkt Entzündung der Alveolarwände mit ödematöser Durchtränkung des Alveolarseptums und Lungenödem. Über den Lungen sind meist zuerst rechts unten klingende, feinblasige Rasselgeräusche zu hören, deren Anzahl schnell anwächst und die sich in manchen Fällen rasch über die ganze Lungenoberfläche ausbreiten.

Gelegentlich kann ein Lungenödem bei ungenügender »Dekurarisierung« beobachtet werden, wenn die Sauerstoffgaben durch Nasenschläuche die noch bestehende Ateminsuffizienz verdecken. In dieser Zeit kommt es sehr schnell zur CO_2-Retention mit ihr folgender Freisetzung der sympathischen Überträgerstoffe, die über die Zunahme der Herzfrequenz und zuerst über einen Blutdruckanstieg ein Versagen des linken Ventrikels hervorrufen. Auch die Niereninsuffizienz ist häufig mit pulmonalen Komplikationen verbunden.

Infolge Störungen des Elektrolyt- und Wasserhaushalts kommt es zu interstitieller Flüssigkeitsansammlung in den Lungen. Lungenödem, Hypoxie, dekompensierte metabolische oder kombiniert metabolisch-respiratorische Azidose sind in fortgeschrittenem Stadium die Folgen.

Therapie. Die dringendsten Maßnahmen beim akuten Lungenödem sind auf die Herabsetzung des Flüssigkeitsdrucks und Aufrechterhaltung der alveolären Ventilation zu richten. Aderlaß und periphere Abschnürung durch Anlegen von Blutdruckmanschetten an den oberen und unteren Extremitäten (nach Beendigung der Behandlung soll der Druck in den Manschetten *langsam* abgelassen werden) sind gute Methoden zur Verringerung des Füllungsdrucks im rechten Vorhof. Auch Lagerung mit aufgerichtetem Oberkörper zur Verringerung des hydrostatischen Drucks bringt gute Erfolge.

Eine sehr wichtige, einfache und ausgezeichnete Maßnahme ist die Anwendung des positiven Beatmungsdrucks mit dem Ziel, den venösen Rückfluß zu vermindern und gleichzeitig die alveoläre Ventilation zu verbessern.

Die einfachste Maßnahme ist die Benutzung einer Sauerstoffmaske.

Seit einigen Jahren werden auch Respiratoren mit Vernebler angewandt. Sie haben den Vorteil, daß während der Inspirationsphase Medikamente besonders zur Herabsetzung der Oberflächenspannung vernebelt werden können. Gegen Schaumbildung ist Aerosol aus Äthylalkohol sehr geeignet.

Einige Respiratoren, vor allem der BIRD-Respirator, erlauben eine Verzögerung der

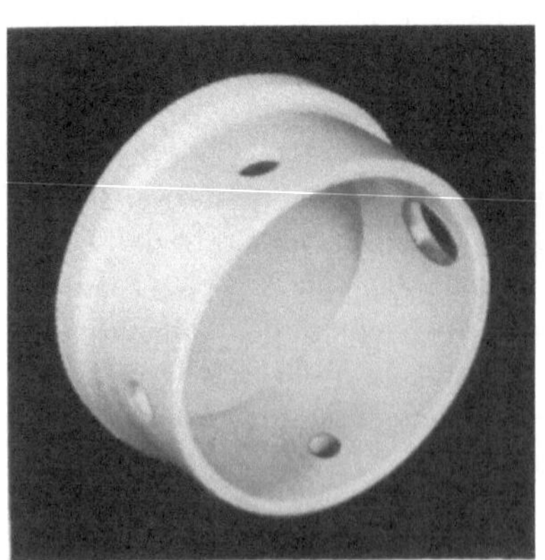

Abb. 69 BIRD-Verzögerungskappe („Stenosekappe")

exspiratorischen Strömung, was zur weiteren Erhöhung des mittleren intrathorakalen Drucks führt. Die BIRD-Verzögerungskappe (Abb. 69) wird über das Ausatmungsventil gesetzt. Zuerst wird die größte Öffnung über der seitlichen Kerbe versucht. Toleriert der Patient diese Verzögerungskappe, so kann versuchsweise auf eine kleinere Öffnung übergegangen werden.

Tabelle 20

erhöhter Lungenkapillardruck	verminderter kolloidosmotischer Druck	gestörte Membranpermeabilität	Veränderung des Alveolardrucks
Embolie, Traumen (Thorax- und Schädelverletzungen), Hirntumoren, Epilepsie *Leitsymptom:* Versagen des linken Herzens durch Sauerstoffmangel als auslösende Ursache: Bluttransfusionen, massive Übertransfusionen	essentielle Hypoproteinämie, Hungerdystrophie; Übertransfusion von Glukose, Lävulose und Elektrolytlösungen; akute Blutverluste; Leber- und Nierenerkrankungen	Phosgen, nitrose Gase, Chlorwasserstoff, E 605, Barbiturate, Muskarin, harnpflichtige Substanzen, Bakterien, Viren	Fremdkörper, Ergüsse, Lungentumoren, Mediastinaltumoren, Strumen

Kardiale Unterstützung, vor allem mit Digitalispräparaten, richtet sich nach der Entstehungsursache des Lungenödems. Bei Mitralstenose kann z. B. Digitalis das Auftreten des Lungenödems beschleunigen und sogar verschlimmern.

Im allgemeinen wird zur Behandlung Digitoxin angewandt. Bei nicht digitalisierten Patienten können im Rahmen der sogenannten Schnelldigitalisierung 0,9 mg/m² Körperoberfläche Digitoxin (Digimerck) oder Digoxin (Lanicor, Dilanacin) gegeben werden.

Bronchialerweiternde und schleimlösende Mittel sind besonders bei gleichzeitig bestehenden obstruktiven Ventilationsstörungen sinnvoll (s. auch S. 114).

Die Sedierung soll mit einem Psychopharmakon, am besten mit Atosil, Prothazin (25 bis 50 mg), und einer mäßigen Dosis von Pethidin, Dolcontral (25 bis 50 mg) durchgeführt werden.

Abdichtung der Alveolarmembran und damit Verminderung der Permeabilität werden durch intravenöse Gaben von Kalzium (10 ml 10%iges Kalziumglukonat) und Tachostypan (10 bis 15 ml) erreicht. Epsiaminokapronsäure, Trasylol, Contrykal und andere gerinnungsfördernde Mittel haben ebenfalls guten Erfolg.

Obstruktive Ventilationsstörungen

Unter dem Sammelbegriff »obstruktive Ventilationsstörungen« werden drei wichtige Krankheitsbilder zusammengefaßt:

1. chronische Bronchitis;
2. Emphysem;
3. Asthma bronchiale.

Im Vordergrund des klinischen Bilds stehen erschwerte und verlängerte Expiration und Sauerstoffuntersättigung mit oder ohne Hyperkapnie. Dementsprechend wird die sich entwickelnde Ateminsuffizienz als partielle oder globale Insuffizienz bezeichnet. Die wichtigsten Ursachen der obstruktiven Ventilationsstörungen sind:

1. Schwellung der Bronchialschleimhaut mit Hyperämie der Kapillaren, prästatischer Blutfülle und Verbreiterung der Basalmembran der Alveolen;
2. Spasmus der glatten Bronchialmuskulatur, der insbesondere bei Asthma und Bronchitis eine wichtige Rolle spielt;
3. Abnahme der Elastizität der Lungen durch Kontraktionsvorgänge in den Bronchioli terminales und Alveolen (Emphysem);
4. Hypersekretion des Schleims (Hyperkrinie, Dyskrinie) mit gehindertem Abfluß.

Obstruktive Ventilationsstörungen stellen für den Anästhesisten besonders im Hinblick auf die postoperative Phase ein großes Problem dar, da es sich hier um eine chronische Lungenkrankheit handelt, bei der es schon unter Bedingungen einer Narkose und Operation zur Entwicklung einer manifesten Ateminsuffizienz kommen kann. Die Ursachen für diese Ateminsuffizienz sind mannigfaltig. Deshalb ist bei Auswahl und Vorbereitung der Patienten größte Sorgfalt notwendig.

Schon die Prämedikation kann die kompensierte Ateminsuffizienz manifest werden lassen. Opiate und Barbiturate führen, versehentlich angewandt, bei dieser Gruppe von Patienten rasch über die Depression des Atemzentrums zur Hypoxie und Hyperkapnie und schließlich zum Versagen des rechten Herzens. Bei ungenügender Atropingabe kann schon der Intubationsakt einen Bronchospasmus auslösen. Auch die Wahl der Anästhetika ist wichtig. Zyklopropan wirkt ausgesprochen bronchospastisch; Äther dilatiert zwar die Bronchien, bedingt aber verstärkte Sekretion der Bronchialschleimhaut. Sukzinylcholinchlorid erhöht den Tonus der Bronchialmuskulatur und kann ebenfalls Bronchospasmus hervorrufen. Da Aufnahme und Ausscheidung von Narkotika erheblich verzögert sind, ergibt sich, daß sie in der postoperativen Phase noch relativ lange wirksam sind und Störungen der Atmung verursachen können. Sehr gefährdet sind Patienten, bei denen aus diagnostischen Gründen intravenös oder endobronchial Kontrastmittel injiziert werden. Hier kann es innerhalb kurzer Zeit zur ausgeprägten Ateminsuffizienz, sogar zum akuten Asthmaanfall kommen.

Der labile Zustand zwischen kompensierter und unkompensierter Ateminsuffizienz wird besonders an Hand statistischer Angaben deutlich, die besagen, daß bei Patienten mit obstruktiven Ventilationsstörungen in der postoperativen Phase in etwa 50 bis 80% der Fälle mit einer Ateminusffizienz verschiedenen Grades zu rechnen ist. Dabei sind Patienten, die mit bereits bestehender Ateminsuffizienz operiert werden mußten, ausgenommen.

Die postoperative Ateminsuffizienz kann sich schleichend entwickeln. Der Hypersekretion gesellt sich eine zunehmende Atelektasenbildung hinzu; parallel werden Atemwiderstand und -arbeit immer größer. Die Objektivierung des Zustands des Patienten und die Entscheidung zur entsprechenden therapeutischen Maßnahme werden vorwiegend auf Grund der arteriellen Blutgasanalyse erfolgen. Dementsprechend teilen wir die Patienten in drei Gruppen ein:

1. leichte obstruktive Ventilationsstörung ohne manifeste Ateminsuffizienz. $V_D/V_T = 0{,}4$ bis 0,5; keine Stauung, kein Bronchospasmus, geringe Sekretion der Bronchialschleimhaut; die Blutgasanalyse zeigt bei Luftatmung einen Sauerstoffpartialdruck von 60 bis 80 mm Hg; pCO_2 zwischen 30 und 38 mm Hg (leichte Hyperventilation); pH

meist normal; BE zwischen – 2 und 4 (respiratorische Alkalose mit kompensierten metabolischen Azidosen, leichte Hypoxie);

2. mittelschwere obstruktive Ventilationsstörung mit beginnender Ateminsuffizienz. $V_D/V_T = 0{,}5$ bis 0,6; Bronchospasmus, Schwellung der Bronchialschleimhaut, bronchiale Sekretstauung mittleren Grades, erhöhte Atemarbeit, verstärkter Gesamtsauerstoffverbrauch; die Blutgasanalyse zeigt bei Luftatmung erniedrigten Sauerstoffpartialdruck (zwischen 50 und 60 mm Hg); pCO_2 zwischen 45 und 55 mm Hg (mäßige Hypoventilation, Hyperkapnie); pH meist zwischen 7,30 und 7,35; BE positiv (respiratorische Azidose + metabolische Alkalose, mittelschwere Hypoxie);

3. schwere obstruktive Ventilationsstörung mit manifester therapiebedürftiger Ateminsuffizienz. V_D/V_T über 0,6. Bronchospasmus, bronchiale Sekretstauung schweren Grades; Asthma, Status asthmaticus; die Blutgasanalyse zeigt bei Luftatmung eine schwere arterielle Hypoxie (pO_2 weniger als 50 mm Hg), ausgeprägte Hyperkapnie (pCO_2 über 60 mm Hg); pH unter 7,30; BE negativ (schwere metabolische und respiratorische Azidose, schwere Hypoxie).

Therapie. Entsprechend der Einteilung sind Patienten der Gruppe I in der postoperativen Phase meist nicht therapiezwingend. Zur Verhütung einer eventuell drohenden Hypoxie kann in den ersten postoperativen Stunden Sauerstoff in intermittierenden Dosen (ULMER-Gerät) gegeben werden. Möglichst früh einsetzende Physiotherapie, vor allem Atemübungen, verhütet pulmonale Komplikationen.

Eine mittelschwere obstruktive Ventilationsstörung ist therapiebedürftig. Intermittierende Beatmung mit einem Assistor (s. S. 113) soll mit Gaben von Bronchodilatatoren in Form von Aerosolen kombiniert werden (Alupent, Aludrin, Novodrin, Micronephin). Intravenöse Verabfolgung von Theophyllin (0,24 mg 4mal täglich) und Calcium gluconicum (10 ml) sowie Prednisolon (25 bis 50 mg/die) verhindern weitere Schwellungen der Bronchialschleimhaut. Antibiotika (2 bis 4 g Cryptocillin täglich) zur Verhütung der Superinfektion sind zu empfehlen. Die Sauerstofftherapie richtet sich nach dem Sauerstoffpartialdruck im arteriellen Blut. Bei assistierter Beatmung genügt schon eine inspiratorische Sauerstoffkonzentration von 30%, um die arteriellen Sauerstoffwerte wesentlich zu verbessern.

Schwere obstruktive Ventilationsstörungen

Bei schwerer obstruktiver Ventilationsstörung, die oft mit chronischer Bronchitis oder Bronchopneumonie kombiniert ist, ist die Anwendung einer assistierten oder kontrollierten Beatmung notwendig. Sie erfolgt in den ersten 36 bis 48 Stunden über einen endotrachealen Tubus. Eine nasale Intubation mit einem Plastiktubus (Abb. 70) gestattet bessere Pflege des Mund-Rachen-Raums und ist der oralen Intubation vorzuziehen. Gummituben sind für prolongierte Intubationen nicht zu empfehlen, da sie weniger gewebsfreundlich sind und rasch zu Schwellung der Trachealschleimhaut und Ulzera führen können.

Für die assistierte Beatmung werden BIRD- und BENNET-Respiratoren benutzt. Mit dem ENGSTRÖM-Respirator oder DRÄGER-Spiromat kann kontrolliert beatmet werden. Die assistierte Beatmung ist zu bevorzugen, wenn die Eigenatmung des Patienten mindestens die Hälfte des notwendigen Atemvolumens beträgt und die Atemfrequenz nicht über 25/Minute steigt, da sonst mit einem ungünstigen Verhältnis zwischen Totraumventilation und Atemzugvolumen (V_D/V_T) zu rechnen ist.

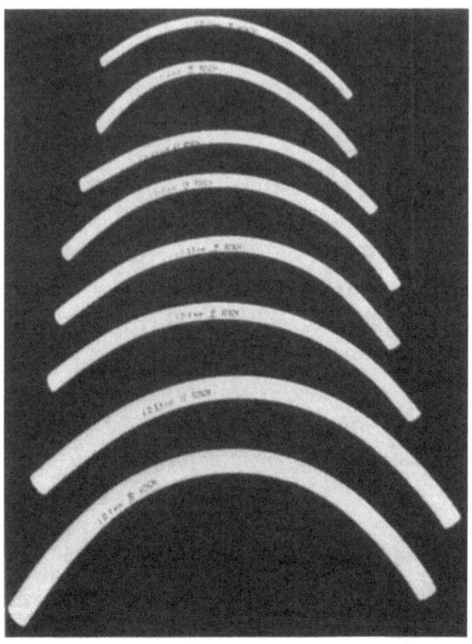

Abb. 70 Verschiedene Plastiktuben zur nasotrachealen Intubation

Bei komatösen, erschöpften Patienten ist künstliche kontrollierte Beatmung angezeigt, die neben besserer Ventilation einen beträchtlichen Teil der Atemarbeit übernimmt und dadurch den Gesamtsauerstoffverbrauch des Organismus erheblich reduziert.

Die Indikation zur Tracheotomie ist gegeben, wenn auf Grund starker Sekretion der Bronchialschleimhaut (eitriges Sekret) mit einer Beatmung über 48 Stunden zu rechnen ist. Der Vorteil der Tracheotomie liegt hier vor allem in der Möglichkeit einer sorgfältigen Pflege des Respirationstrakts. Der Gewinn im Sinne einer Verminderung der Totraumgröße und Verbesserung der alveolären Ventilation ist dagegen nur gering, da bei schweren obstruktiven Ventilationsstörungen der anatomische Totraum nur einen kleinen Teil des großen physiologischen Totraums ausmacht. Die Entscheidung zur Tracheotomie bei dieser Gruppe von Kranken ist nicht leicht. Bekanntlich führt eine Tracheotomie oft zur Bildung von Trachealstenosen. Da man bei obstruktiven Ventilationsstörungen schweren Grades mit weiteren Entgleisungen der Atmung rechnen muß, kann auch eine erneute Tracheotomie notwendig werden. Aus diesen Gründen ist das Belassen eines Tracheostoma manchmal nicht zu vermeiden.

Die Wahl der entsprechenden Ventilationsgröße ist außerordentlich schwer zu treffen. Da der Totraum meist den Normwert von 150 ml wesentlich übersteigt, muß mit hohem Atemzugvolumen und langsamer Frequenz beatmet werden. Vor allem muß die Ausatmungszeit so festgelegt werden – 1:2, 1:3 –, daß ein Abtransport der »verbrauchten« Luft aus dem Totraum möglich ist (s. S. 86).

Befeuchtung der Atemwege, intratracheale Verneblung, z. B. von Bronchodilatatoren, Mukolytika und Netzmitteln, Antibiotikatherapie, Absaugen und Freihalten des Bronchialsystems sind weitere wichtige Maßnahmen.

Zur Sedierung künstlich beatmeter Patienten können verschiedene Psychopharmaka angewandt werden. Wir bevorzugen Atosil, Prothazin, 20 bis 30 mg intramuskulär, Valium, Faustan, 10 bis 20 mg intramuskulär, und Dolantin, Dolcontral, 25 bis 50 mg, das im Gegensatz zu anderen Opiaten auf die glatte Muskulatur spasmolytisch wirkt.

Zur Relaxation sollen nur Muskelrelaxanzien benutzt werden, die keine Freisetzung des Histamins bewirken. Wir geben Imbretil, Myo-Relaxin, 1 bis 3 mg intravenös. Die Entwöhnung vom Respirator stellt bei dieser Patientengruppe ein besonders schwieriges Problem dar. Der erste Schritt zur Entwöhnung ist der Übergang von der kontrollierten zur assistierten Beatmung, wobei der Zeitpunkt in der überwiegenden Zahl der Fälle durch Abklingen der Bronchialinfektion und Verminderung der Bronchialsekretion

(= Vergrößerung der aktiven Atemfläche in den Lungen) bestimmt wird. Der Übergang von der assistierten zur Spontanatmung muß sehr langsam und zunächst nur für einige Minuten erfolgen, da die entwöhnte, bei längeren Beatmungsperioden sogar atrophisch gewordene Atemmuskulatur nicht den Anstrengungen der Spontanatmung standhalten kann. Zum Übergang zwischen assistierter und Spontanatmung eignen sich am ehesten der BENNET- und DRÄGER-Assistor sowie der BIRD-Respirator, bei denen die Möglichkeit einer Unterstützung der Atmung über ein Mundstück oder eine Verbindung zur Trachealkanüle gegeben ist. Beträgt die Vitalkapazität des Kranken das Doppelte eines normalen Atemzugvolumens (etwa 10 ml/kg Körpergewicht), so kann die Spontanatmung fortgesetzt werden. Zeigt die Blutgasanalyse ungenügende Arterialisierung des Blutes oder Hyperkapnie über 70 mm Hg, dann muß der Patient wieder assistiert beatmet werden.

Folgendes Vorgehen ist angezeigt:

1. assistierte Beatmung, Messung des Atemminutenvolumens und der Atemfrequenz, Blutgasanalyse;
2. Versuch einer Spontanatmung über 30 Minuten, Sauerstoffzufuhr durch Nasenschläuche (notfalls intermittierend), danach wiederholt Blutgasanalyse;
3. ist die Blutgasanalyse nicht zufriedenstellend (s. oben), dann muß weiter beatmet werden;
4. kann die Spontanatmung auf Grund guter Blutgaswerte fortgesetzt werden, so empfiehlt es sich, eine weitere Blutgasanalyse nach 1 Stunde, dann nach 3 und 6 Stunden anzufertigen;
5. Inhalationstherapie mit Bronchodilatatoren und Physiotherapie müssen fortgesetzt werden.

Status asthmaticus

Die Behandlung eines akuten Asthmaanfalls oder eines Status asthmaticus unterscheidet sich nicht wesentlich von den schon beschriebenen schweren obstruktiven Ventilationsstörungen. Die Entstehungsursache eines sich postoperativ entwickelnden Status asthmaticus ist vor allem in der Überempfindlichkeit auf die während der Operation und Narkose verabfolgten Medikamente zu sehen. So rufen Kurare (über Freisetzung von Histamin), Sukzinylcholinchlorid und Prostigmin (über Hypersekretion der Bronchialschleimhaut) Schwellung der Schleimhaut der Bronchien und Obstruktion hervor. Kontrastmittel, intravenös oder endobronchial injiziert, können ebenfalls einen schweren Asthmaanfall verursachen. Besonders ungünstig wirken sich eine zu flache Narkose und ungenügende Atropingabe aus, da sie zum Übergewicht des N. vagus und zu krampfhaften Kontraktionen der glatten Muskulatur führen können.

Die therapeutischen Maßnahmen richten sich nach dem Schweregrad der Ateminsuffizienz. In den meisten Fällen kann der Zustand mit Sauerstoffinhalation sowie intravenösen Gaben von Kalzium (10 ml Calcium gluconicum) und Theophyllin (0,24 g) rasch gebessert werden. Ständige Kontrolle des Atemminutenvolumens ist notwendig. Anschließende assistierte Beatmung mit Zerstäubung von bronchialerweiternden Mitteln (Alupent, Micronephrin) bringt gute Resultate.

Bei ungenügender Ventilation, respiratorischer Azidose und Hypoxie muß der Patient intubiert und beatmet werden. Beim Status asthmaticus ist die zur Intubation notwendige Dosis von Barbiturat und Sukzinylcholin so niedrig wie möglich zu halten, da die bestehende Hypoxie rasch zum Versagen des Herzens führen kann. Die Beatmung ist oft sehr schwierig und erfordert auf Grund sehr schlechter Dehnbarkeit der Lungen die Anwendung hoher Inspirationsdrucke. Deshalb ist es ratsam, bis zur Überwindung des akuten Anfalls den Patienten mit der Hand und nicht maschinell zu beatmen. Meist lassen sich hier nur die zentral gelegenen Lungenbezirke beatmen, während die gesamte Peripherie aus dem Gasaustausch ausgeschlossen bleibt. Neben der Injektion von Adrenalin (0,5 bis 1 ml einer Lösung 1:10000), Isoproterenol (Aludrin, Lösung 1:10000, 1 bis 2 ml), Orciprenalin (Alupent, 1:10000, 3 bis 4 ml intravenös) sowie Theophyllin (10 ml intravenös) soll auch Prednisolon (Solu-Decortin) in einer Dosis von 50 bis 100 mg intravenös injiziert werden. Gleichzeitige Verneblung von Bronchodilatatoren ist empfehlenswert, jedoch darf die Gesamtdosis (intravenös und endobronchial) nicht zu ausgeprägter Tachykardie (Gefahr von Kammerflimmern) führen. Gute Erfolge können auch mit Injektionen von Ephedrin oder Papaverin (0,04 g = 1 Ampulle in 10 ml physiologischer Kochsalzlösung) erzielt werden. Zur Sedierung sind nur Präparate geeignet, die keine Atemdepression hervorrufen. Wir bevorzugen Atosil (Promethazin) und Valium (Diazepam).

Die Behandlung eines Status asthmaticus mit Halothannarkose (Halothan wirkt spasmolytisch auf die Bronchialmuskulatur) ist abzulehnen, da die bekannte depressive Wirkung von Halothan auf den Herzmuskel sich ungünstig auf den Gesamtkreislauf auswirken und unter Umständen Herzstillstand verursachen kann.

Postoperative Ateminsuffizienz nicht pulmonalen Ursprungs

Depression des Atemzentrums

Postoperative Störungen der Atmung, bei denen die Depression des Atemzentrums im Vordergrund steht, werden in den meisten Fällen durch die Nachwirkung von Narkotika und Analgetika hervorgerufen.

Gefährdet sind vor allem die Patienten, die in tiefer Narkose extubiert und auf einer Allgemeinstation untergebracht wurden. Gerade im Hinblick auf die Depression des Atemzentrums durch verschiedene Narkotika sollen alle operierten Patienten bis zum Aufwachen im sogenannten Aufwachraum unter Aufsicht geschulten Personals verbleiben.

Es muß immer daran gedacht werden, daß Barbiturate, die einen direkten depressiven Einfluß auf das Atemzentrum ausüben, auch postoperativ zu Atemstörungen führen können, besonders dann, wenn Abbau, Ausscheidung und Verteilung durch krankhafte Prozesse gestört werden. Dies betrifft auch die gasförmigen Narkotika, z. B.Halothan, Äther und Methoxyfluran, deren Ausscheidung hauptsächlich von einer guten Ventilation abhängig ist.

Die Behandlung mit nasalen Sauerstoffgaben ist nur dann sinnvoll, wenn eine Hypoxie im Vordergrund der Ateminsuffizienz steht. Zentrale Analeptika (Cardiazol, Deumacard, Coramin, Corvitol, Micoren) sollen nicht angewandt werden, da sie die oft bestehende Hypoxie der lebenswichtigen Organe über einen Anstieg des Sauerstoffverbrauchs weiter verschlimmern können. Die beste Behandlungsmethode ist die Unterstützung der Atmung über eine Maske und einen Beatmungsbalg so lange, bis der Patient aus der Narkose erwacht und das Atemminutenvolumen so groß ist, daß eine ausreichende alveoläre Ventilation gewährleistet werden kann.

Neben Barbituraten wird postoperativ eine Ateminsuffizienz durch Analgetika (Opiate) besonders häufig beobachtet. Gefährdet sind hauptsächlich Patienten, bei denen eine sogenannte Neuroleptanalgesie (Fentanyl) durchgeführt oder während der Operation intravenös Morphin oder Dolantin, Dolcontral, injiziert wurde. Der Grad der Ateminsuffizienz ist von der Dosis und dem Allgemeinzustand des Patienten stark abhängig. Im allgemeinen bewirken schon 50 mg Dolantin, Dolcontral, 5 mg Morphin und 0,1 mg Fentanyl eine Abnahme des Atemminutenvolumens und Retention von Kohlensäure.

Die Behandlung dieser Atemdepression ist nicht schwierig, da im Allyl-normorphin (Nalorphin, Lorfan) ein ausgezeichnetes und prompt wirkendes Antidotum (0,5 bis 1 mg/ Dosis intravenös) vorliegt.

Störung der neuromuskulären Übertragung

Zu den häufigsten Ursachen einer postoperativen Ateminsuffizienz nicht pulmonalen Ursprungs gehört die Störung der neuromuskulären Übertragung. In den meisten Fällen handelt es sich um eine flüchtige Ateminsuffizienz, die leicht zu beheben ist, vorausgesetzt, daß sie früh erkannt wurde und richtige therapeutische Maßnahmen zum Einsatz gelangten.

Es sind grundsätzlich zwei verschiedene Möglichkeiten eines neuromuskulären Blocks zu unterscheiden:

1. Depolarisationsblock,
2. kompetitiver (oder nicht depolarisierender) Block.

Die Lähmung der Muskulatur über die Depolarisation wird durch Sukzinylcholinchlorid hervorgerufen. Die Wirkungsdauer von Sukzinylcholin ist kurz, da die im Blut vorhandene Pseudocholinesterase Sukzinylcholin spaltet, wodurch diese Verbindung die Eigenschaft eines Muskelrelaxans weitgehend verliert. Es gibt kein Antidot gegen Sukzinylcholinchlorid.

Besteht ein Pseudocholinesterasemangel, so kann es schon nach einer Dosis von 50 mg Sukzinylcholin zu einer mehrere Stunden andauernden Ateminsuffizienz kommen. Die Behandlung einer solchen Atemstörung kann auf zwei verschiedenen Wegen erfolgen:

1. Transfusion von 500 ml möglichst frischen Blutes oder Plasmas (auch Trockenplasma). Sowohl Blut als auch Plasma enthalten Pseudocholinesterase und führen zur raschen Wiederkehr der Atmung. Der Nachteil dieser Methode ist die Gefahr einer sich später entwickelnden Virushepatitis, weswegen auf dieses Verfahren immer mehr verzichtet wird;

2. Anwendung einer assistierten Beatmung. Sie wird so lange durchgeführt, bis der Patient wieder normal atmen kann. Die Dauer einer solchen Beatmung kann sich je nach der gebrauchten Dosis des Sukzinylcholins über mehrere Stunden erstrecken. Um die negativen psychischen Einflüsse bei den meist wachen Patienten auszuschalten, empfiehlt sich eine Sedierung mit Atosil, Prothazin, 50 mg intramuskulär und Inhalation von 50% N_2O.

Nach wiederholten Gaben von Sukzinylcholinchlorid kann es zur Umwandlung des bestehenden Depolarisationsblocks in einen kompetitiven Block kommen. Im Gegensatz zum Pseudocholinesterasemangel atmen die Patienten nach der ersten Sukzinylinjektion wieder normal. Erst nach Gabe größerer Gesamtdosen (etwa 500 mg und mehr)

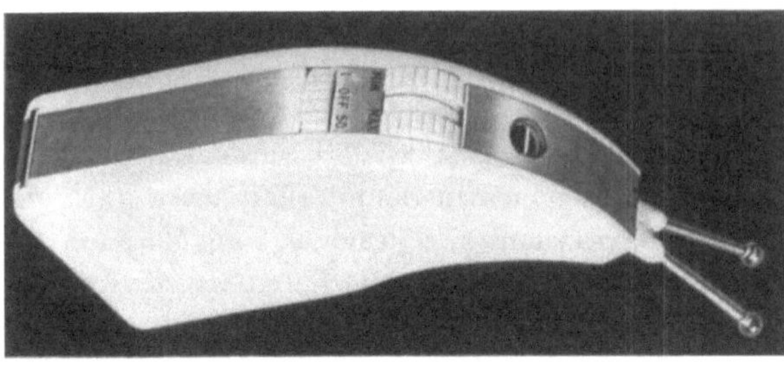

Abb. 71 Nervenstimulator zur Differentialdiagnose eines depolarisierenden oder kompetitiven Blocks

kehrt die Atmung nicht wieder zurück. In einem solchen Fall muß die Beatmung fortgesetzt werden. Ungefähr 1 Stunde nach der letzten Sukzinylcholininjektion können Atropin (0,25 bis 0,5 mg) und danach Prostigmin, Neoeserin (0,5 bis 2 mg) gegeben werden, wonach die Atmung meist wieder normal wird. Eine zu frühe Injektion von Prostigmin, Neoeserin, kann die Wirkung von Sukzinylcholin noch verstärken und die Atemlähmung verlängern. Zur Diagnose eines depolarisierenden oder kompetitiven Blocks bedient man sich heute eines Nervenstimulators (Abb. 71).

Die Ateminsuffizienz infolge ungenügender Dekurarisierung wird ebenfalls mit Atropin und dann mit Prostigmin, Neoeserin, behandelt. Wichtig ist es, das Atemminutenvolumen zu kontrollieren und auf den Tonus der Bauchmuskulatur zu achten.

Myasthenia gravis

Die operative Behandlung der Myasthenia gravis besteht in der Entfernung der in den meisten Fällen hyperplastisch gewordenen Thymusdrüse. Der Krankheit selbst liegt eine Störung des neuromuskulären Übergangs zugrunde, die durch Zugabe von Azetylcholin oder Injektion von Cholinesterasehemmer oder Anticholinesterase beseitigt werden kann.

Der Entfernung der Thymusdrüse folgt in der postoperativen Phase fast bei allen Patienten eine »myasthenische Krise«, die durch extreme Muskelschwäche und damit hochgradige Ateminsuffizienz charakterisiert wird.

Nur bei einem kleinen Teil der Patienten kann infolge ausreichender Ventilation schon unmittelbar nach der Operation mit Gaben von Prostigmin, Neoeserin, Mestinon, Kalymin oder Mytelase (Ambenoniumchlorid) begonnen werden.

Prostigmin, Neoeserin, kann in Abhängigkeit von der Wirkung bis zu 12 Tabletten (1 Tablette = 15 mg) je Tag gegeben werden. Mestinon, Kalymin (1 Tablette = 60 mg, entspricht 15 mg Prostigmin, Neoeserin) werden bevorzugt, weil es weniger Nebenerscheinungen, vor allem von gastrointestinaler Seite, verursacht.

Mytelase (Ambenoniumchlorid) (Tabletten zu 10 und 25 mg) ist lange wirksam und gut verträglich.

Die Medikation von Cholinesterasehemmern muß vorsichtig durchgeführt werden, da es besonders in der postoperativen Phase durch relative Überdosierung dieser Medikamente zum Ausbruch einer cholinergischen Krise mit Hypersalivation, Diarrhoe und abdominellen Krämpfen sowie Apnoe kommen kann.

Bei mittelschwerer und schwerer myasthenischer Krise werden die Patienten entweder intubiert oder sofort tracheotomiert und künstlich beatmet. Bei dieser Patientengruppe ist in den ersten 48 bis 82 Stunden nach der Operation die Anwendung von

Cholinesterasehemmern nicht zu empfehlen. Manche dieser Patienten entwickeln sogar eine Überempfindlichkeit auf Prostigmin oder Mestinon, die schnell zur cholinergischen Krise führt. Erst nach 72 Stunden kann mit Gaben von Mestinon oder Mytelase begonnen werden, wobei die Dosierung entsprechend der obengenannten von Fall zu Fall variiert werden kann. Pflege des Respirationstrakts, insbesondere häufiges Absaugen, verhindert die Bildung von Atelektasen und sekundären Infektionen.

Ateminsuffizienz durch Veränderungen im Pleuraraum

Erguß

Jeder Erguß, gleich welcher Ursache und welchen Inhalts, bewirkt Verdrängung der Lungen und Behinderung ihrer Ausdehnungsfähigkeit. Das Ausmaß des Ergusses bestimmt gleichzeitig den Grad der Ateminsuffizienz, die von geringer Belastungsdyspnoe bis zur Ruheatemnot mit Zyanose reichen kann.

Die Flüssigkeitsansammlung im Pleuraraum wird meist durch Nachblutung oder Insuffizienz des Herzens verursacht.

Vitalkapazität und Atemzugvolumen des Kranken sind vermindert. Die Atemfrequenz ist im allgemeinen sehr hoch. Bei Ergüssen über 1 l kommt es bei Luftatmung zur arteriellen Hypoxie. Kohlensäureretention findet man nur dann, wenn die Behinderung der Atembewegungen der Lungen und des Thorax so schwerwiegend ist, daß es zur allgemeinen Hypoventilation kommt.

Im Röntgenbild wird eine weichteildichte Verschattung der Lungen beobachtet. Ein gleichzeitiger Pneumothorax bewirkt einen Flüssigkeitsspiegel. Folge größerer Ergüsse ist Verlagerung des Mediastinums zur Gegenseite.

Die Behandlung des Ergusses beruht auf Punktion des Pleuraraums (s. S. 175). Anschließend muß dafür gesorgt werden, daß die häufig kollabierten Lungenbezirke ausgedehnt werden. Endotracheale Intubation mit anschließendem Absaugen des Bronchialbaums und manueller Ausdehnung der Lungen wird dann empfohlen, wenn der Erguß durch zusätzliche Bronchitis oder Bronchopneumonie mit Sekretbildung kompliziert ist. Bei Nachblutung, die Atembehinderung hervorruft, ist meist eine Rethorakotomie notwendig (s. auch S. 70).

Pneumothorax

Wie jede restriktive Ventilationsstörung bewirkt auch Luftansammlung in der Pleurahöhle eine Verdrängung der Lungen und Störung des Belüftungs-Durchblutungs-Verhältnisses.

Die Ursachen einer Luftansammlung in der Pleurahöhle können mannigfaltig sein. In der unmittelbaren postoperativen Phase ist ein Pneu oft Folge einer intraoperativen Lungenverletzung. Rippenserienfrakturen mit massiver Verletzung der Lungen, Bronchusabrisse und geplatzte Emphysemblasen führen eher zu einem Spannungspneumothorax mit totalem Kollaps der Lungen und schwerer Ateminsuffizienz.

Die Kranken atmen oberflächlich (das Atemzugvolumen ist klein), frequent und befinden sich im Schockzustand. Es besteht Einflußstauung. Die Lippen sind zyanotisch, die Herztöne leise, der Puls ist frequent. Oft tritt Hyperkapnie als Ausdruck ungenügender Lungenventilation auf. Das Atemgeräusch ist abgeschwächt oder aufgehoben.

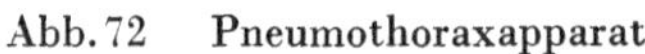

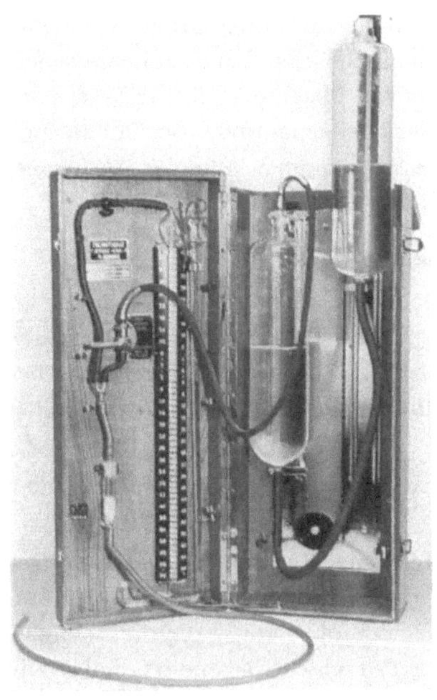

Abb. 72 Pneumothoraxapparat

Im Röntgenbild zeigt sich eine homogene Luftaufhellung ohne Lungenzeichnung zwischen Thoraxwand und Lungen. Beim Spannungspneumothorax wird eine hochgradige Verdrängung des Mediastinums zur Gegenseite bei extrem kollabierten Lungen beobachtet. Die Zwerchfellkuppel der betroffenen Seite ist abgeflacht oder in Richtung Abdomen ausgebuchtet.

Bei begrenztem Pneumothorax kann die Aspiration der Luft durch Punktion und Pneumothoraxapparat erfolgen (Abb. 72). Dehnen sich die Lungen trotzdem nicht aus, muß an Sekretverhaltung im Bronchialsystem gedacht werden, das durch Absaugen zu entfernen ist. Bei Undichtigkeit der Lungen (Fisteln, Emphysemblase) muß eine BÜLAU-Drainage angelegt werden (Technik s. S. 178). Die Notwendigkeit einer Thorakotomie leitet sich aus der Erfolglosigkeit vorausgegangener Methoden ab.

Beim Spannungspneumothorax infolge eines Bronchusabrisses kann es zu bedrohlicher Ateminsuffizienz und sogar zur »äußeren« Herzbeuteltamponade kommen. In dieser Situation sind Intubation mit einem CARLENS-Tubus oder endobronchiale Intubation der gesunden Seite sowie anschließende sofortige Operation notwendig.

Tetanus

Obwohl Tetanus sehr selten die postoperative Phase kompliziert, ist seine Behandlung mit der Intensivpflegestation sehr eng verbunden.

Der Krankheitserreger ist Clostridium tetani, ein anaerober Bazillus. Das von ihm produzierte Toxin, der eigentliche krankheitsauslösende Faktor, hat strychninartige, allerdings etwa 500fach stärkere Wirkung. Das Toxin, dessen Entstehungsort die Eintrittspforte ist, wird wahrscheinlich auf dem Blut- oder Nervenweg (dies ist noch nicht endgültig geklärt) zum Zentralnervensystem transportiert und entwickelt erst dort volle Aktivität.

In den meisten Fällen einer Tetanuserkrankung handelt es sich um einen posttraumatischen Tetanus. Die Eintrittspforten sind tiefere Wunden, wobei die komplizierten Frakturen als besonders tetanusgefährdet gelten. Oberflächliche Hautverletzungen sind weniger tetanusgefährdet, da der atmosphärische Sauerstoff bis zu einer Tiefe von 0,5 bis 1 mm per diffusionem eindringen kann und damit den aneroben Metabolismus unterbindet. Bei einer großen Zahl von Tetanuserkrankungen wird keine Eintrittspforte gefunden. Hier handelt es sich meist um frühere Bagatellverletzungen, die nicht beachtet wurden und beim Ausbruch der Krankheit schon abgeheilt sind.

Die Inkubationszeit der Krankheit beträgt zwischen 1 und 3 Wochen. Zu den ersten Symptomen gehören Spannung und Schmerzen der Rückenmuskulatur und fast parallel auftretende Schluckbeschwerden. Später kommt es zu vollständiger Kieferklemme und immer häufiger werdenden Krampfanfällen. Da von den Krämpfen auch die Atemmuskulatur befallen wird, entwickelt sich eine manifeste Ateminsuffizienz, verbunden mit sich sehr rasch entwickelnder Hypoxie. Die Verhütung drohender Erstickungsgefahr ist deshalb das unmittelbare Ziel der Tetanustherapie, das je nach Schweregrad der Erkrankung mit verschiedenen therapeutischen Maßnahmen erreicht werden kann.

Kausale Therapie

Die Bedeutung der Serumtherapie ist bei manifestem Tetanus sehr problematisch, und für ihre Wirksamkeit gibt es bis heute auch keine sicheren Beweise. Dennoch kann am ersten Aufenthaltstag im Krankenhaus nach vorangegangenem Intrakutantest (0,5 ml Serum) Serum in einer Dosierung von 2000 IE/kg Körpergewicht empfohlen werden. Das Risiko einer allergisch-anaphylaktischen Reaktion ist durch Verwendung von Tetanusgammaglobulin von Menschen geringer geworden. Tritt ein anaphylaktischer Schock auf, so muß die Atmung des Patienten sofort unterstützt werden. Gleichzeitig folgen intravenöse Injektionen von Kalzium (10 ml), Antihistaminika (Atosil, Prothazin, 12,5 bis 20 mg) und Prednisolon (25 bis 75 mg).

Die aktive Immunisierung des Patienten mit manifestem Tetanus ist stets sinnvoll. Sie wird durchgeführt, indem in zweitägigen Abständen 0,5 ml Toxoid injiziert werden. Nach überstandener Krankheit muß der Patient etwa 6 bis 10 Wochen später wiederholt aktiv immunisiert werden.

Zu den wichtigsten Sofortmaßnahmen beim Tetanus gehört die chirurgische Behandlung der Eintrittspforte. Sie muß weit im gesunden Bereich exzidiert werden und offenbleiben.

Symptomatische Therapie

Das Hauptgewicht der Tetanusbehandlung liegt auf einer intensiven, dem Schweregrad der Erkrankung entsprechenden symptomatischen Therapie.

Bei leichtem Tetanus, bei dem keine Krampfanfälle oder Behinderung der Atmung beobachtet werden, jedoch deutliche Hyperreflexie und Muskelspannung bestehen, wird mit Sedativa behandelt. Darüber hinaus muß der Patient in einem ruhigen, verdunkelten Raum untergebracht werden.

Als Sedativa werden Luminal (Lepinal), Verophen (Sinophenin) und Atosil (Prothazin) im Wechsel empfohlen. Bei älteren Patienten wird Chloralhydrat bevorzugt. In letzter Zeit wurde mit guten Ergebnissen Diazepam (Valium, Faustan), ein Ataraktikum, in einer Dosierung von 10 bis 20 mg/Injektion (täglich bis zu 200 mg) angewandt. Bei Wundschmerzen kann Dolantin, Dolcontral (25 bis 50 mg) oder Novalgin, Metapyrin (2 bis 4 ml einer 50%igen Lösung = 1 bis 2 g) zusätzlich injiziert werden.

Bei mittelschwerem Tetanus (vereinzelt Krämpfe ohne Behinderung der Atmung, tonische Starre) soll stets eine Tracheotomie vorgenommen werden, um jederzeit die Atemwege frei halten und im Falle eines schweren Krampfanfalls sofort künstlich beatmen zu können.

Die in diesem Stadium der Tetanuserkrankung erforderliche Sedierung ist meist so beträchtlich, daß sie die Eigenatmung des Patienten sehr in Mitleidenschaft zieht. Ausschlaggebend für den Entschluß zur künstlichen Beatmung ist letztlich das Ergebnis der Blutgasanalyse, die in der Phase tiefer Sedierung häufig durchgeführt werden muß. Erfahrungsgemäß wird heute fast bei jedem mittelschweren Tetanus künstlich beatmet. Die Sicherheit einer adäquaten Ventilation der Lungen und die Gewißheit, dem Patienten eine optimale Sauerstoffversorgung gewährleisten zu können, überwiegen bei weitem die Nachteile der künstlichen Beatmung, die vor allem in vermehrter Bildung von Atelektasen, negativer Beeinflussung des Kreislaufs und erschwerter Bronchialpflege zu sehen sind.

Bei schwerem Tetanus (gehäufte schwere Krämpfe mit Gefahr der Hypoxie und kardialer Belastung) wird der Patient zusätzlich zur Sedierung und Tracheotomie immer voll relaxiert und langzeitbeatmet. Das notwendige Atemminutenvolumen muß so gewählt werden, daß der arterielle pCO_2 um 40 mm Hg liegt. Eine Hyperventilation ist auf jeden Fall zu vermeiden, da sie zur Minderdurchblutung des Hirns führt. Die Sauerstoffkonzentration in der Inspirationsluft soll etwa 30% betragen, woraus, intakte Lungen vorausgesetzt, ein arterieller pO_2 von etwa 120 bis 140 mm Hg resultiert. Als Beatmungsgeräte eignen sich sowohl druck- als auch volumengesteuerte Respiratoren. Bei Beatmung mit einem BIRD-Respirator soll das Gerät zur Vermeidung zu hoher Sauerstoffkonzentration mit Druckluft betrieben werden. Sauerstoff wird zusätzlich in einer Menge von 3 bis 6 l/Minute in den Vernebler geleitet, wodurch sich die inspiratorische Sauerstoffkonzentration entsprechend erhöhen läßt. Als Medikament zur Dauerrelaxation eignet sich am besten Hexakarbacholinbromid (Imbretil), das kein Histamin freisetzt und die Darmmotilität nicht beeinträchtigt.

Allgemeine Therapie

Voraussetzung einer erfolgreichen Behandlung ist eine Dauerüberwachung durch entsprechend geschultes Ärzte- und Pflegepersonal, das stets erreichbar sein muß.

Die Sorge für eine ausreichende Ventilation bei freien Atemwegen ist die Hauptaufgabe der Dauerwache. Hierzu gehören regelmäßige Bronchialtoilette unter sterilen Bedingungen, stündlicher Lagewechsel des Patienten, mehrfaches Blähen der Lungen durch manuelle Überdruckbeatmung zur Verhinderung der Atelektasenbildung, Atemgymnastik und Inhalationstherapie. Zur Überwachung von Herz und Kreislauf sollen halbstündlich Puls und Blutdruck kontrolliert werden. Atemminutenvolumen und Atemfrequenz werden stündlich kontrolliert, EKG-Kontrollen sind in wöchentlichem Abstand notwendig. Herzglykoside sollen nicht nur therapeutisch, sondern auch prophylaktisch gegeben werden.

Die Temperatur wird fortlaufend gemessen. Zur Temperatursenkung sind eine Injektion von Irgapyrin, Wofapyrin oder Novalgin, Metapyrin (2 bis 5 ml) und physikalisch die Anwendung von Eiswickeln oder ein Sauerstoffklimazelt angezeigt.

Die ersten 3 Tage nach Tracheotomie sollen die Kranken intravenös ernährt werden; erst dann kann mit Sondenernährung über eine Plastikmagensonde begonnen werden. Weiche Plastiksonden sind deshalb zu empfehlen, weil sie gewebsfreundlicher als Gummisonden sind und in der Nase und im Pharynx keine Druckstellen hinterlassen. Die Sondenernährung soll hochkalorisch und eiweißreich sein. Der tägliche Bedarf an Kalorien ist bei Tetanuskranken sehr hoch und wird bis zu 8000 Kalorien angegeben.

Die erforderliche Tagesmenge muß zuerst in vielen kleinen Portionen verabreicht werden, hauptsächlich wegen der Gefahr einer Aspiration oder Regurgitation. Nach Möglichkeit sollte man schließlich nur ein Drittel des täglichen Flüssigkeitsbedarfs intravenös applizieren, um die Entwicklung von Thrombophlebitiden weitgehend zu verhindern. Zur Aufstellung einer genauen Flüssigkeitsbilanz muß über einen Harnkatheter fortlaufend Harn gesammelt werden. Der Tagesbedarf an Elektrolyten läßt sich durch Bestimmung des Natriums und Kaliums im Serum und Harn ermitteln und kann mittels Sondenernährung und Infusion zugeführt werden. Infolge einer im Verlauf eines Tetanus fast immer auftretenden Anämie und Hypoproteinämie sind Bluttransfusionen und Infusionen von Plasma und Humanalbumin notwendig.

Schließlich muß die Pflege besonders von Haut, Mund und Augen zur Vermeidung von Dekubitus, Parotitis und Soor sowie Hornhautulzera sorgfältig vorgenommenn werden.

Akuter Herz-Kreislauf-Stillstand und Wiederbelebung

Herzstillstand kann induziert sein oder spontan auftreten. In diesem Kapitel soll lediglich der sogenannte akute Herzstillstand behandelt werden. Man versteht darunter nach SAFAR „das klinische Bild des Kreislaufstillstands bei einem Patienten, dessen Tod zu diesem Zeitpunkt nicht erwartet wurde". Wird die Blut- und damit auch die Sauerstoffzufuhr zum Zentralnervensystem in Normothermie für mehr als 4 Minuten unterbrochen, kommt es zu irreversiblen Schäden, und eine erfolgreiche Wiederherstellung der Hirnfunktion bleibt aus. Bei niedriger Körpertemperatur (Hypothermie, Ertrunkene) ist die Wiederbelebungszeit des Hirns verlängert. Die Aufgabe der Wiederbelebung besteht darin, Blut- und Sauerstoffversorgung des Hirns sofort wieder in Gang zu setzen und aufrechtzuerhalten.

Indikationen zur Wiederbelebung

Bereits aus der Definition geht hervor, daß die Indikation zur Wiederbelebung nur dann gegeben ist, wenn der Herzstillstand unerwartet auftrat. *Keine Indikationen zur Wiederbelebung sind Herzversagen im Endstadium von Allgemeinerkrankungen (Tumor, Herzinsuffizienz) und Verletzungen (Schädel-Hirn-Traumen, Verbrennungen).* Keine Kontraindikation sollte der Zeitfaktor sein, da sich der genaue Zeitpunkt des tatsächlichen Kreislaufstillstands meist nur schwer feststellen läßt. Bei gegebener Indikation muß die Wiederbelebung bis zum Erfolg – oder bis genaue Kriterien deren Nutzlosigkeit ergeben haben – durchgeführt werden.

Ursachen

Der hämodynamische Zustand des Kreislaufstillstands kann durch *Herzstillstand* (Asystole), *ungenügende Herzaktion* und *Kammerflimmern* bedingt sein. Es wird ausgelöst durch verminderte Koronardurchblutung bei Volumenmangel, Koronarverschluß (Embolie), Hypoxie (Hypoventilation, fehlerhafte Zusammensetzung von Narkosegasen), Medikamente (Narkotika, Digitalis, Prostigmin, Kalium, Betarezeptorenblokker, Adrenalin usw.), mechanische Faktoren (direkte Irritation, Herztamponade, elektrischer Strom, Contusio cordis) und Unterkühlung.

Diagnose

Sie muß innerhalb von Sekunden gestellt werden. Jede Auskultation des Herzens ist sinnlose Zeitvergeudung, da überflüssige Wiederbelebung nicht schadet.

Die wesentlichsten Symptome sind:

1. *Bewußtlosigkeit.* Sie tritt nach 10 bis 12 Sekunden auf und ist häufig von Krämpfen begleitet;
2. *Pulslosigkeit.* Die Diagnose darf nur an den zentralen Arterien (A. femoralis, A. carotis) gestellt werden. Bei offenem Thorax oder Abdomen genügt ein Griff an die Aorta;
3. *Atemstillstand.* Er ist 20 bis 30 Sekunden nach Kreislaufstillstand zu beobachten. Danach kann eine oft noch vorhandene ineffektive, durch hypoxische Zwerchfellkontraktion hervorgerufene Schnappatmung eine Spontanatmung vortäuschen;
4. *Zyanose.* Nach 20 bis 30 Sekunden wird die Hautfarbe fahl bis graublau;
5. *Pupillen.* Sie werden erst nach 60 Sekunden weit und lichtstarr und sind bereits das Zeichen einer Hypoxie des Gehirns.

Therapie

Nur bei automatischem Ablauf aller für die Wiederbelebung notwendigen Maßnahmen wird die Therapie effektvoll und damit erfolgreich sein. Es ist daher notwendig, sie zu schematisieren und alle für die Wiederbelebung in Frage kommenden Personengruppen auf ein bestimmtes Schema einzustellen. Dieses Schema soll – schriftlich fixiert – auf allen Stationen medizinischen Gepräges vorliegen. »Wiederbelebung ist keine Angelegenheit des Operationssaals oder der Intensivbehandlungsstation.« Da es nicht möglich ist, alle Pflegepersonen entsprechend zu schulen, empfiehlt sich die Aufstellung eines Wiederbelebungsteams, das aus Anästhesisten, Chirurgen und Schwestern bestehen soll. Besonders vorteilhaft ist es, wenn diese Personengruppe über eine Rufanlage auf gleicher Frequenz gleichzeitig alarmiert werden kann. Die erforderlichen Hilfsmittel sollen an einem bestimmten zentralen Punkt (Aufwachraum, Intensivbehandlungsstation) komplett stationiert werden. Idealerweise werden sie in einer beweglichen Wiederbelebungseinheit zusammengefaßt, die im Prinzip aus einer fahrbaren Trage besteht, in der sämtliche erforderlichen Geräte und Medikamente untergebracht sind. Eine solche, allerdings relativ teure Wiederbelebungseinheit stellt der von der Fa. Corbin Farnworth Max (Abkürzung für Maximal) dar. Sauerstoffflaschen und aufladbare Batterie machen den Apparat mobil und erlauben den Transport in den Operationssaal ohne Unterbrechung der Wiederbelebungstätigkeit. Ein besonderes Verschlußsystem verhindert das Schließen der Schubfächer nach Gebrauch, so daß immer die Vollständigkeit überprüft werden kann. Der große Vorteil einer solchen Anlage besteht darin, daß alles sofort bereit ist und die notwendigen Maßnahmen gezielt und ohne Zeitverlust durchgeführt werden können.

Safar verdanken wir auch das einprägsame ABC der Wiederbelebung, das sich ohne Schwierigkeit ins Deutsche übertragen läßt. Die gesamte Wiederbelebung gliedert sich in drei Hauptphasen:

1. Blut- und Sauerstoffversorgung des Hirns

Atemwege frei machen und frei halten
Beatmung (Mund zu Mund, Tubus, Beutel oder Balg)
Cirkulation (Herzmassage)

2. Wiederherstellung der Spontanaktion des Herzens

Drogen (Adrenalin, Natriumbikarbonat)
Elektrotherapie (EKG, Defibrillation, Schrittmacher)
Flüssigkeitszufuhr (Plasmaexpander, Elektrolyte, Blut)

3. Phase der Intensivbehandlung

Blut- und Sauerstoffversorgung des Hirns

Atemwege

Freimachen. Reinigen von Mund- und Rachenhöhle durch Auswischen mit dem durch Tupfer oder Taschentuch geschützten Zeigefinger (Abb. 73). Saugpumpen mit Fuß- oder Handbetrieb sind praktisch, meist aber nicht vorhanden (Abb. 74).

Freihalten. Dies erfolgt durch Vorziehen des Unterkiefers mit dem Handgriff nach ESMARCH oder durch Überstreckung des Kopfes. Besser sind ver-

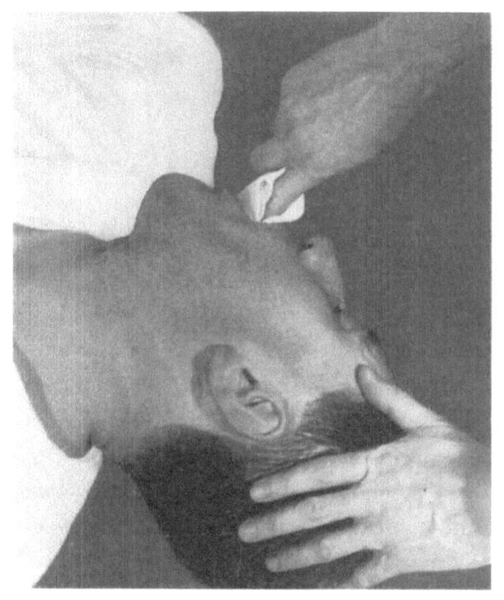

Abb. 73 Auswischen des Mundes mit einem durch Tupfer geschützten Zeigefinger

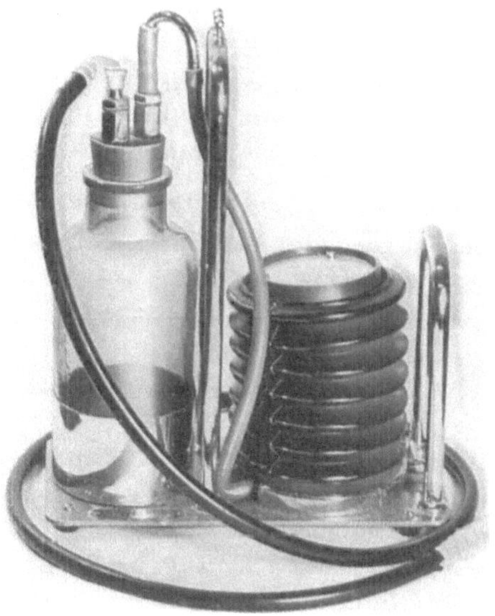

Abb. 74 Saugpumpe mit Fußbetrieb (Ambu)

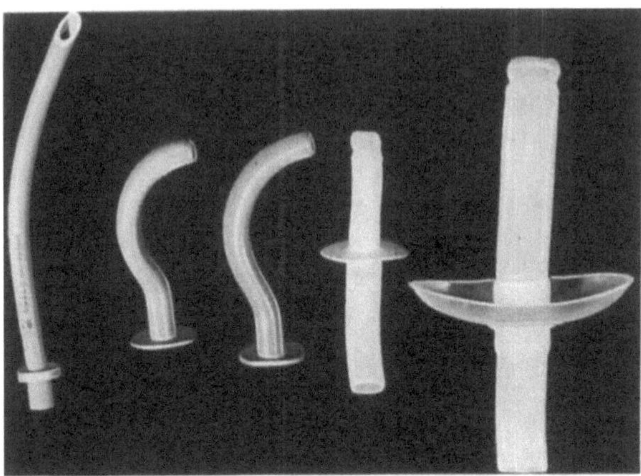

Abb. 75 Verschiedene Tuben zum Freihalten der Atemwege: Nasopharyngealtubus, Rachentubus nach GUEDEL, SAFAR-Tubus

schiedenc Tuben (Abb. 75). Der *Rachentubus* nach GÜDEL, der Nasopharyngealtubus und der SAFAR-Tubus kommen in Betracht, wobei der aus Plastik angefertigte 1-x-Tubus nach SAFAR nicht nur die Freihaltung der Atemwege ermöglicht, sondern auch gleichzeitig die künstliche Beatmung erleichtert.

Die endotracheale Intubation ist die geeignetste Methode zur Freihaltung der Atemwege, da sie durch die aufblasbare Manschette des Endotrachealtubus eine Aspiration von Mageninhalt verhindert, die Beatmung erleichtert und am effektivsten gestaltet. Sie setzt jedoch gewisse Erfahrungen voraus und benötigt immer mehr Zeit als das Einführen eines Orotubus. Bei der Wiederbelebung soll sie deshalb erst in zweiter Linie nach Wiederherstellung der Blutzirkulation einsetzen.

Beatmung

Die klassischen Formen der künstlichen Beatmung sind heute nur mehr bei schweren Gesichtsverletzungen indiziert, allerdings ist hierbei eine endotracheale Intubation ebenfalls besser geeignet.

Manuelle Beatmung nach SILVESTER-BROSCH. Ein Kissen, das unter die Schulter des Patienten gelegt wird, erleichtert die Beatmung und hält gleichzeitig durch Überstrekkung des Kopfes nach hinten die Atemwege frei.

Atemspende – Mund-zu-Mund-Beatmung

Sie hat gegenüber allen anderen Methoden wesentliche Vorteile:

sie ist leicht erlernbar;

sie kann sofort beginnen und überall durchgeführt werden;

sie ist wenig ermüdend;

sie bietet die beste Möglichkeit, den Sauerstoffgehalt des Blutes innerhalb weniger Atemzüge zu normalisieren;

der Spender kann leicht die Effektivität am Heben des Thorax beurteilen;

die Verlegung der Atemwege wird rasch an Geräuschen beim Einblasen oder bei erhöhtem Widerstand erkannt;

sie kann auch bei Verletzungen des Brustkorbs durchgeführt werden;

eine gleichzeitige externe Herzmassage ist möglich.

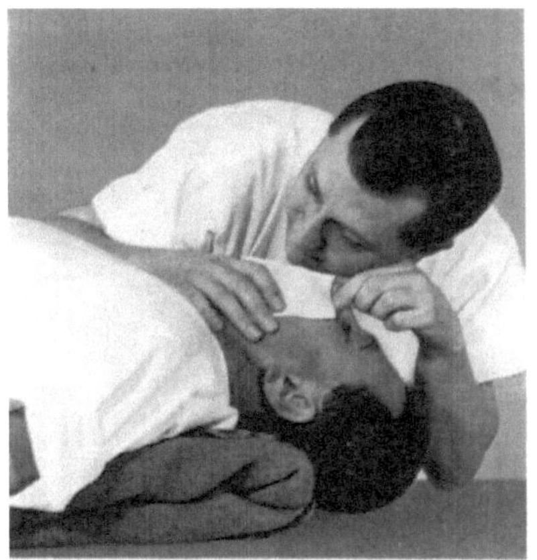

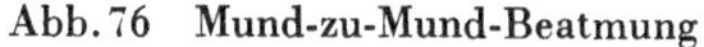

Abb. 76 Mund-zu-Mund-Beatmung

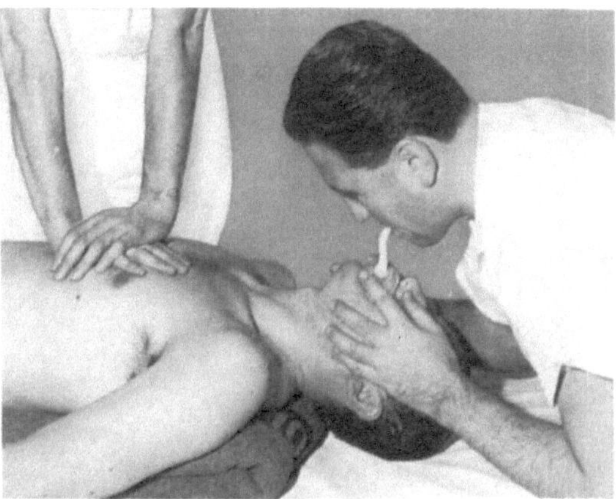

Abb. 77 Beatmung mit Hilfe des SAFAR-Tubus bei gleichzeitiger externer Herzmassage

Technik

Der Helfer steht oder kniet seitlich neben dem Verletzten, der auf dem Rücken liegt. Nach einer tiefen Einatmung bläst der Helfer, indem er seinen geöffneten Mund auf den Mund des Verletzten preßt, nun seine Ausatmungsluft mit einer Frequenz von 15 bis 20/Minute ein. Der Kopf des Verletzten wird dabei nach hinten überstreckt und die Nase mit den Fingern verschlossen. Durch gleichzeitiges Beobachten der Thoraxbewegungen kann die Effektivität der Beatmung kontrolliert werden (Abb. 76). Bei Kindern können Mund und Nase vom Spender gleichzeitig umschlossen werden. Aus hygienischen Gründen wird man ein Stück Mull oder ein Taschentuch zwischen Spender und Patient legen.

SAFAR-Tubus

Bei Verwendung des SAFAR-Tubus wird bei Erwachsenen der längere und bei Kindern der kürzere der beiden Ansätze dem zu Beatmenden zur Freihaltung der Atemwege eingeführt. Die Daumen des Helfers verschließen die Nase, während die übrigen Finger die Abdeckplatte abdichten und gleichzeitig den Unterkiefer des Patienten vorziehen (Abb. 77).

Orospirator

Er ist ein einfaches, aber wirkungsvolles Gerät zur indirekten Mund-zu-Mund-Beatmung. Er ermöglicht eine leichte Beatmung beim Transport, verhindert, daß die Ausatmungsluft des Patienten mit der des Spenders in Berührung kommt, und ermöglicht durch Vorschalten eines Gasfilters auch die Beatmung bei Anwesenheit von Leuchtgas, Rauch oder Motorabgasen (Abb. 78).

Maskenbeatmung

Sie ist für den Ungeübten schwierig, da mit einer Hand gleichzeitig ein luftdichter Verschluß der Maske und eine Überstreckung des Kopfes zur Freihaltung der Atemwege erreicht werden müssen. Die andere Hand betätigt den Beutel. Erleichtert wird die Freihaltung der Atemwege durch Einlegen eines Oropharyngealtubus. Die Masken-

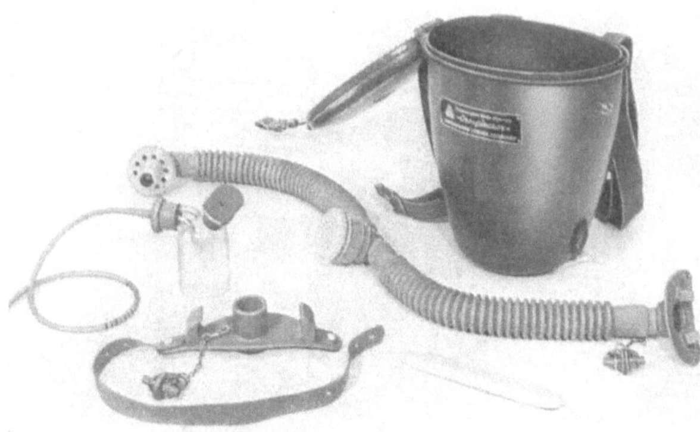

Abb. 78 Orospirator zur indirekten Mund-zu-Mund-Beatmung

beatmung soll deshalb nur vom Erfahrenen vorgenommen werden. Prinzipiell stehen Maske und Beutel mit Anschluß an Sauerstoff und Druckluftgeräte oder elastische sauerstoffunabhängige Bälge zur Verfügung (Abb. 79). Letztere sind einfach, betriebssicher und sollten überall greifbar sein. Sie können auch an einen Endotrachealtubus angeschlossen werden.

Zirkulation

Herzmassage

Das erste Ziel ist nicht das Wiederingangsetzen der Herztätigkeit, sondern die Versorgung des Hirns mit arterialisiertem Blut! Dazu dient die Herzmassage. Sie kann sowohl am offenen als auch am geschlossenen Thorax vorgenommen werden und ist immer mit der künstlichen Beatmung zu kombinieren. Prinzipiell soll jede Herzmassage zunächst geschlossen begonnen werden, um keine Zeit zu verlieren. Bei bestimmten Indikationen ist jedoch die offene oder direkte Herzmassage angezeigt.

Indikationen zur direkten intrathorakalen Herzmassage

Herzstillstand bei Verdacht auf mechanische Behinderung des Herzens oder direkte Verletzung (Herztamponade nach Punktion, Blutung nach Operation, intrathorakale Verletzungen nach Stich und Schuß);

sternumnahe Rippenfrakturen oder Sternumfraktur (Gefahr der Herzverletzung);
bei jeder nicht effektiven extrathorakalen Herzmassage (Faßthorax, Kyphoskoliose);
Brustwirbelfraktur (Gefahr der Querschnittslähmung bei externer Massage).

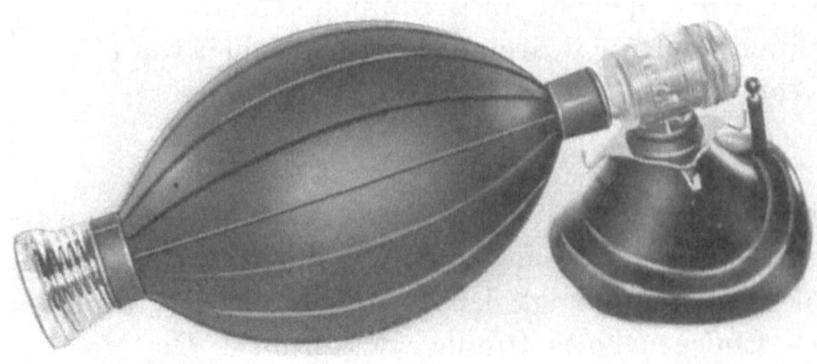

Abb. 79 Balg zur sauerstoffunabhängigen Masken- oder Tubusbeatmung

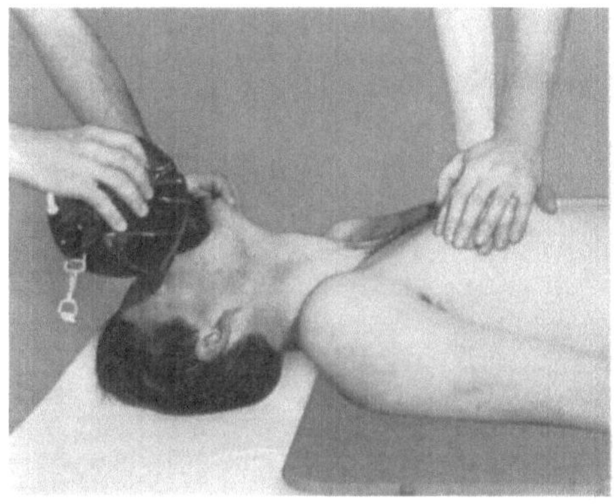

Abb. 80

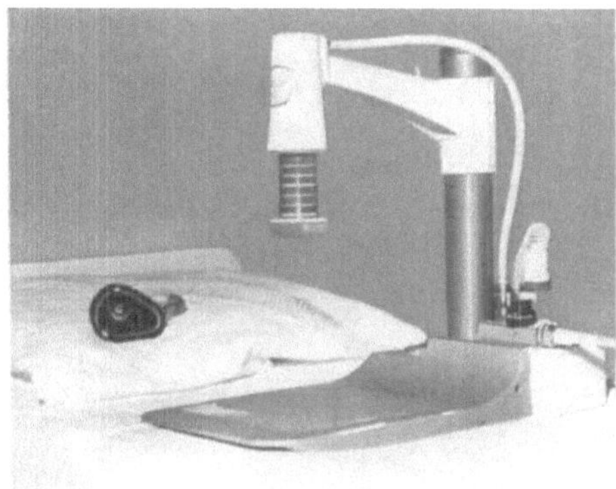

Abb. 81

Abb. 80 Externe Herzmassage beim Erwachsenen mit Freihaltung der Atemwege durch Überstreckung des Kopfes und Maskenbeatmung mit einem RUBEN-Beutel. Als harte Unterlage dient das abnehmbare Kopfbrett des Bettes

Abb. 81 Externeal cardiac resuscitator

Externe Herzmassage

Sie besteht aus mehreren, möglichst gleichzeitig durchzuführenden Maßnahmen!

Lagerung des Patienten auf einer harten Unterlage. Ein eigenes Brett sollte dafür auf jeder Frischoperierten- oder Intensivbehandlungsstation griffbereit sein. Im Notfall dient dazu auch das abnehmbare Fuß- bzw. Kopfteil des Bettes, oder man legt den Patienten auf den Fußboden. Auf der elastischen Matratze ist eine wirksame Thoraxkompression nicht möglich. Um den venösen Rückfluß zu fördern, sollen die Beine erhöht werden.

2- bis 3 kräftige Schläge mit der Faust auf den Thorax links neben dem Brustbein können bei reflektorischem Herzstillstand eine erneute Aktion auslösen. Dann werden sofort und gleichzeitig die eigentliche Herzmassage und Beatmung eingeleitet.

Technik

Bei gestreckten Armen werden die beiden übereinandergelegten flachen Hände mit dem Ballen auf das distale Drittel des Sternums gesetzt und dann rhythmisch und stoßartig mit einer Frequenz von 70 bis 90/Minute 3 bis 4 cm der Wirbelsäule genähert. Um eine Bewegung des Sternums um 4 cm zu erzielen, muß ein Druck von etwa 50 kg aufgewendet werden. Die Finger bleiben bei der Herzmassage gestreckt, und die Kompression soll mit dem ganzen Gewicht des Oberkörpers durchgeführt werden. Damit kann man bei geringster Kraftanstrengung den größtmöglichen hämodynamischen Effekt erreichen (Abb. 80). Ein einfaches und zuverlässiges sowie leicht transportables Gerät zur externen Herzmassage ist der mit Druckluft betriebene »external cardiac resuscitator« (Abb. 81).

Bei *Kindern* genügt der Druck des Handballens, wobei die andere Hand als Widerlager dient. Die Frequenz der Herzmassage muß entsprechend höher – bei 80 bis 100 – liegen (Abb. 82).

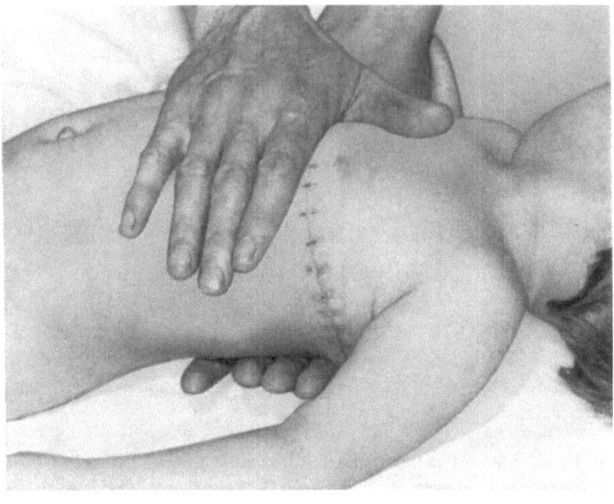

Abb. 82 Externe Herzmassage bei Kindern

Bei *Säuglingen* erzielt man eine effektive Herzmassage durch einfachen Druck mit einem zusammengerollten Tupfer. Wegen der anatomischen Besonderheiten des Säuglings muß man, um Leberverletzungen zu vermeiden, den Druck etwa in der Mitte des Sternums ansetzen. Die Frequenz ist 110 bis 120/Minute (Abb. 83).

Die Herzmassage ist wirkungsvoll, wenn

der Puls der A. femoralis oder A. carotis tastbar ist;

die Pupillen wieder eng werden zu reagieren beginnen;

wenn sich die Hautfarbe normalisiert.

Betreiben zwei Personen die Wiederbelebung, so besteht in der Einhaltung der empfohlenen Frequenz für Beatmung (15/Minute) und Herzmassage (70 bis 90/Minute)

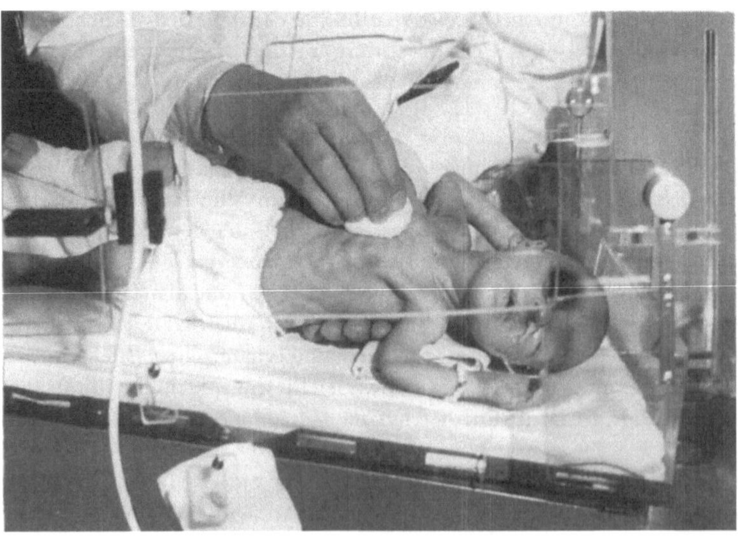

Abb. 83 Externe Herzmassage bei Säuglingen im Intensivinkubator

keine Schwierigkeit. Nach fünf Herzkompressionen soll eine tiefe Beatmung einsetzen, denn sie ist während der Herzmassage nur selten effektiv. Ist man allein, so soll nach etwa 10 bis 15 Herzkompressionen 2- bis 3mal beatmet werden. Diese größeren Intervalle sind wegen des jedesmal beim Umgreifen entstehenden Zeitverlusts vorzuziehen.

Komplikationen

Durch die Massage kann es zu Rippenverletzungen, Lungen- oder Leberverletzungen mit intrathorakalen oder -abdominalen Blutungen kommen. Nach jeder Herzmassage soll daher eine Thoraxübersichtsaufnahme angefertigt werden.

Direkte Herzmassage

Nach kurzer zweimaliger Desinfektion des Operationsgebiets und Abdecken mit Tüchern oder besser mit selbstklebender Folie wird während einer kurzen Unterbrechung der externen Herzmassage der Thorax unterhalb der linken Mamille vom Sternum bis zur Axilla breit eröffnet (Abb. 84). Blutet es bei der Inzision, so bedeutet dies, daß noch kein vollständiger Kreislaufstillstand eingetreten ist. Der interkostale Zugang soll groß gewählt werden, da sonst die Rippen die massierenden Hände behindern und frühzeitig Ermüdung eintritt. Nach kurzem Auseinanderziehen des Interkostalschnitts wird zunächst mit der rechten Hand in den Thorax eingegangen und das Herz im noch verschlossenen Herzbeutel mit der flachen Hand rhythmisch gegen das Brustbein gedrückt. Danach wird der Rippensperrer eingesetzt. Nach 2 bis 3 Minuten überbrückender Massage wird der Herzbeutel durch Längsinzision vor dem N. phrenicus – ohne diesen zu verletzen – eröffnet und sofort weitermassiert. Die Massage erfolgt am besten mit beiden Händen, wobei der Druck durch die flache Hand oder die gestreckten Finger ausgeübt werden soll (Abb. 85). *Massage mit den Fingerspitzen führt nicht selten zur Ventrikelperforation.* Die Vorhöfe sollen bei der Massage frei bleiben. Ist das Herz bzw. der Herzbeutel für eine bimanuelle Massage zu klein, so kann auch mit einer Hand massiert werden (Abb. 86). *Druck mit dem Daumen ist ineffektiv und gefährlich.* Da die Ventrikel nur entleert werden sollen, ist nach jeder Kompression das Herz *aktiv* freizugeben, um eine diastolische Füllung der Herzkammern zu ermöglichen. *Die Lage des Herzens im Thorax soll durch die Massage nicht verändert werden*, da sonst durch Drehung eine Insuffizienz des Klappenapparats resultieren kann.

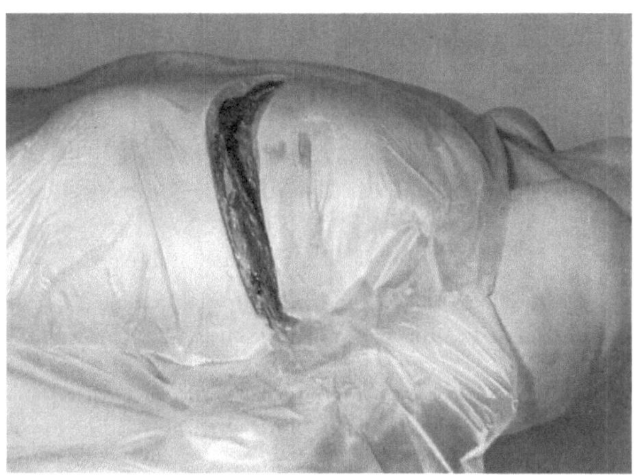

Abb. 84 Nach Aufkleben der Abdeckfolie ausgedehnte submamilläre Thorakotomie links

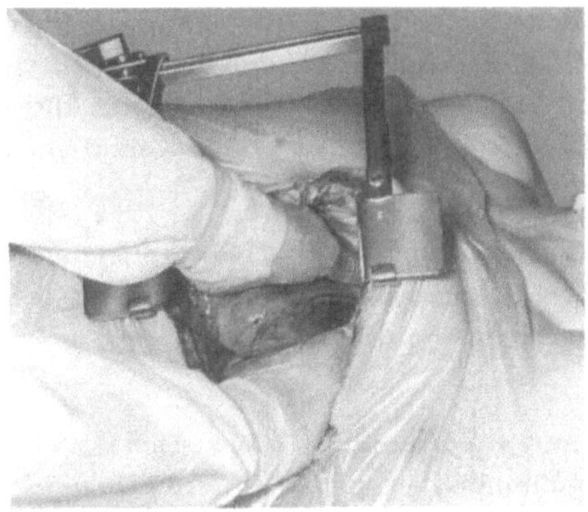

Abb. 85 Bimanuelle Herzmassage

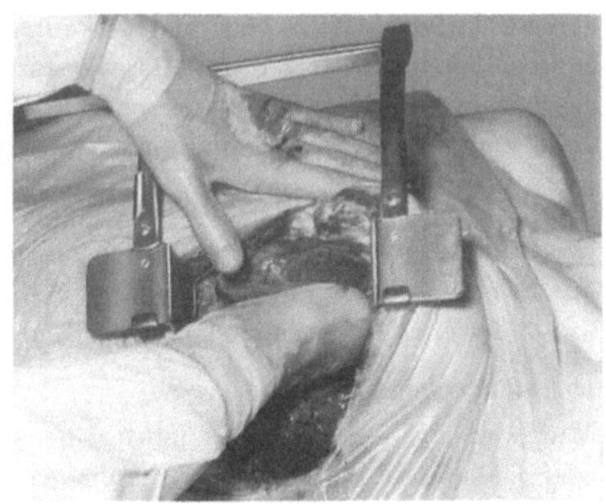

Abb. 86 Herzmassage mit einer Hand. Das Herz wird dabei mit der flachen Hand gegen die Rückseite des Sternums gepreßt

Die Kriterien der Wirksamkeit sind – wie bei geschlossener Massage – Puls, Pupillenreaktion und Hautfarbe. Der Blutdruck muß bei 80 mm Hg meßbar sein! Eine ineffektive Massage ist neben schlechter Technik meist durch ungenügende diastolische Füllung hervorgerufen. Die Diagnose der ungenügenden diastolischen Füllung des Herzens ist bei der direkten Massage einfach und kann entweder durch intravenöse oder auch intraaortale Infusion korrigiert werden. Eine unterstützende Maßnahme stellt das Abklemmen der Aorta descendens distal der linken A. subclavia dar. In Abständen von 10 Minuten muß die Durchblutung jedoch für 1 bis 2 Minuten wieder freigegeben werden.

Setzt die Herzaktion nach entsprechender Massage wieder ein, dann soll mit dem Verschluß des Thorax einige Zeit gewartet werden, denn oft erfolgt auf anfänglich gute Aktion eine Verschlechterung mit neuerlichem Herzstillstand. Kommt es zu keiner ausreichenden Herzaktion, so muß durch Maßnahmen, die unter Drogen oder Elektrotherapie angeführt sind, versucht werden, den Herzkreislaufstillstand zu beheben. Ist die Herzaktion über einen längeren Zeitraum hinweg ausreichend, wird das Perikard unter Belassung einer Lücke am tiefsten Punkt mit Katgut verschlossen. Der Thoraxverschluß selbst wird nach exakter Blutstillung und Einlegen einer Drainage am tiefsten Punkt in Etagen vorgenommen. *Eine Thoraxübersichtsaufnahme soll die Lungenausdehnung kontrollieren.*

Komplikationen

Infektion, Nachblutungen, direkte Schäden des Myokards durch die Massage und Ventrikelperforation sind die Nachteile der offenen Herzmassage.

Wiederherstellung der Spontanaktion des Herzens

Die erste Phase der Wiederbelebung und das ABC der SAFARschen Einteilung gehen ohne Grenze in den zweiten Abschnitt über.

Drogen

Medikamente, die ihre Wirkung in erster Linie am Herzen selbst ausüben, müssen möglichst rasch an ihre Wirkungsstelle, d. h. die Koronarien, herangebracht werden.

Abb. 87 Intrakardiale Injektion bei offener Herzmassage

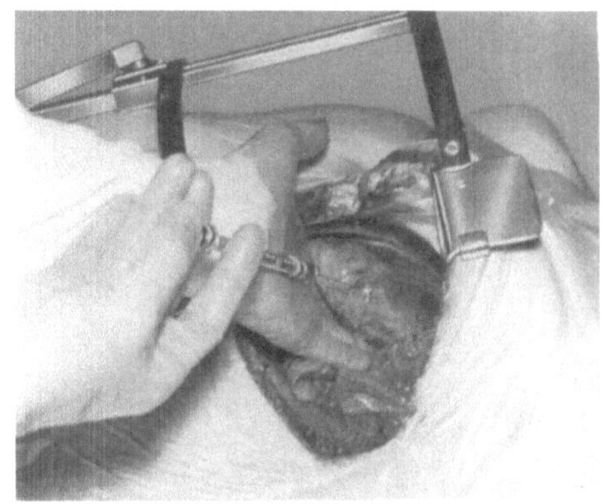

Bei geschlossenem Thorax ist die direkte intrakardiale Injektion mit einer Reihe von Gefahren verbunden. Neben Verletzungen der Lungen und Koronararterien kann es leicht zur intramuralen Injektion der Medikamente mit daraus resultierendem irreversiblem Kammerflimmern kommen. Deshalb wird man die intrakardiale Injektion bei geschlossenem Thorax nur initial vornehmen und im weiteren dann einen intravenösen Zugang wählen.

Intrakardiale Injektionstechnik. Im 4. oder 5. Interkostalraum links parasternal wird mit einer dünnen, mindestens 8 cm langen Kanüle senkrecht eingestochen und Blut aspiriert. Dann erst darf injiziert werden. Man kann das Herz auch vom Epigastrium erreichen, indem man eine 15 cm lange Kanüle vom epigastrischen Winkel hinter dem Sternum nach links und dorsal vorführt.

Bei offener Herzmassage kann die Injektion leicht und sichtbar intrakardial am besten in den linken Ventrikel vorgenommen werden (Abb. 87). Intravenöse Zugangswege sind neben den oberflächlichen Venen vor allem die V. anonyma und V. femoralis (s. venöser Zugang, S. 168).

Die gebräuchlichsten Medikamente zur Behandlung eines akuten Herz-Kreislauf-Stillstands sind:

Adrenalin: Dosierung intrakardial 0,3 bis 0,5 mg = 3 bis 5 ml der Lösung Adrenalin 1 Ampulle 1:1000 auf 9 ml physiologische Kochsalzlösung. Dosis kann nach 3 bis 5 Minuten wiederholt werden;

Oxyprenalin (Alupent): Dosierung intrakardial 0,15 bis 0,25 mg = 3 bis 5 ml der Lösung 1 Ampulle Alupent 1:5000 auf 9 ml physiologischer Kochsalzlösung;

Kalzium: intrakardial 3 bis 5 ml der 10%igen Lösung;

Natriumbikarbonat: intrakardial 5 bis 10 ml der 1molaren Lösung, intravenös initial 2 ml/kg Körpergewicht, dann 1 ml/kg Körpergewicht alle 10 Minuten der 1molaren Lösung,

THAM: initial 5 ml/kg Körpergewicht der 0,3molaren Lösung intravenös.

Elektrotherapie

Vor jedem Einsetzen einer Elektrotherapie müssen wir am geschlossenen Thorax die Differentialdiagnose Asystolie–Kammerflimmern stellen.

Dazu hat sich ein tragbares Batterie-EKG-Sichtgerät sehr gut bewährt (Abb. 88). Ohne Anlegen von Extremitätenelektroden kann durch direktes Aufsetzen der am Gerät fest fixierten Elektrodenfüße auf die Brustwand innerhalb von wenigen Sekunden ein Elektrokardiogramm sichtbar gemacht werden. Im weiteren Verlauf kann man bei Bedarf auch Extremitätenelektroden an das Gerät anschließen. Bei Kammerflimmern

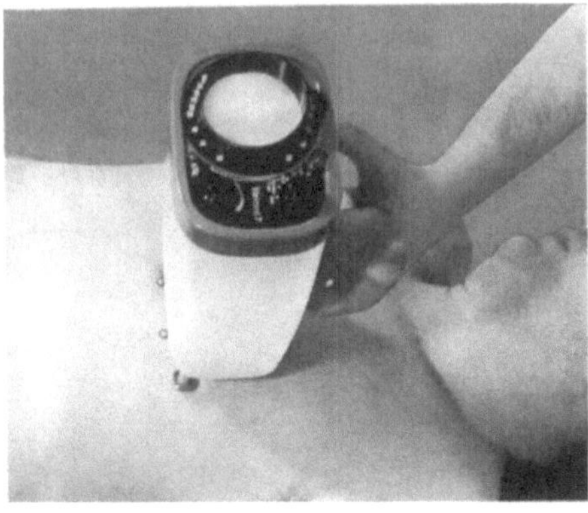

Abb. 88 Differentialdiagnose Kammerflimmern – Asystole durch tragbares Batterie-EKG-Sichtgerät

muß defibrilliert werden. Eine Defibrillation wird jedoch nur am gut tonisierten Herzmuskel erfolgversprechend sein, weshalb die Voraussetzungen zur Defibrillation eine ausreichende Herzmassage und medikamentöse Unterstützung des Herzmuskels sind. Erst wenn diese Bedingungen optimal erfüllt sind, soll ein Defibrillationsversuch unternommen werden.

Defibrillation am geschlossenen Thorax. Sie erfolgt am besten durch Gleichstromdefibrillatoren (Abb. 89). Nach Aufladen des Geräts zeigt eine Kontrollampe die Einsatzbereitschaft an. Die beiden Elektroden werden mit Elektrodenpaste beschmiert und breitflächig angelegt (Abb. 90). Die Berührung der Elektroden mit bloßen Händen bzw. der Kontakt mit dem Patienten ist wegen der Gefahr einer Stromüberleitung unbedingt zu vermeiden. Zur Defibrillation beginnt man mit einer Energie von 150 Wattsekunden, die sich erforderlichenfalls bis auf 400 Ws steigern läßt.

Defibrillation am offenen Thorax. Beim direkten Anlegen der Löffelelektroden am Herzen ist darauf zu achten, daß sie sich nicht berühren sowie breit an der Vorder- und Hinterwand des Herzens aufliegen (Abb. 91). Die Defibrillation erfolgt zunächst mit einer Energie von 50 Ws, die bei Bedarf bis auf 250 Ws gesteigert werden kann. Nach jeder erfolglosen Defibrillation muß sofort die Herzmassage wieder fortgesetzt werden. Ein neuerlicher Versuch darf erst nach einer 3- bis 5minütigen Massage und bei gutem Tonus des Myokards unternommen werden.

Besteht *Asystolie* oder liegt eine *Kammerfrequenz von unter 50* vor, dann muß die Herzreaktion durch *künstliche Schrittmacher* stimuliert werden. Bei geschlossenem Thorax kann dies entweder durch eine Stichelektrode transthorakal oder durch Platten-

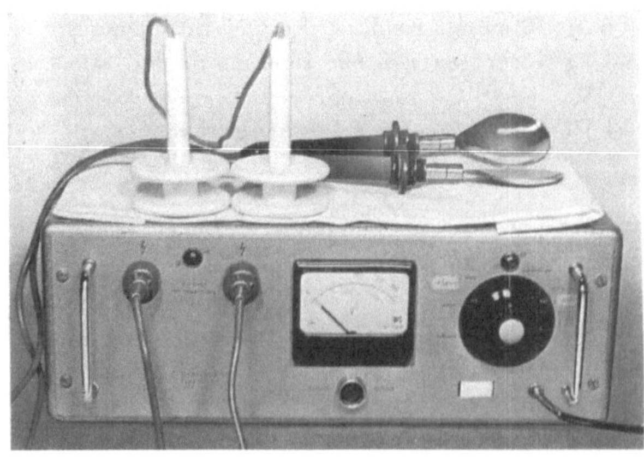

Abb. 89 Gleichstromdefibrillator mit Elektroden zur Defibrillation am geschlossenen und offenen Thorax

Abb. 90 Defibrillation am geschlossenen Thorax, Anlegen der Elektroden

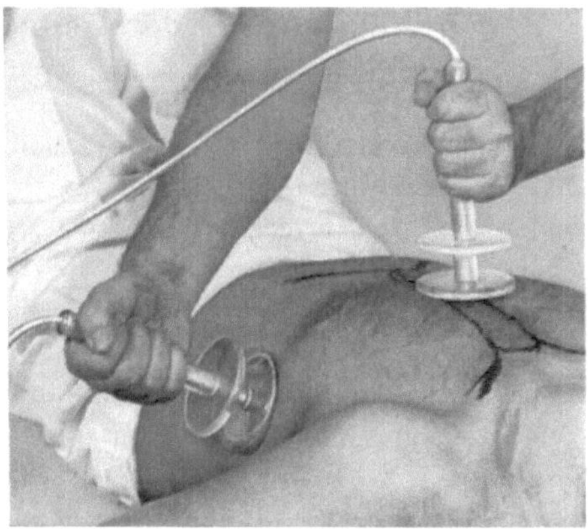

elektroden für kurze Zeit auch extrathorakal erfolgen, während bei offenem Perikard der Herzmuskel direkt stimuliert werden sollte.

Flüssigkeitstherapie

Bis zur erfolgreichen Wiederbelebung ist eine rasche Volumenzufuhr unter Beachtung der Kriterien für die Übertransfusion (Venendruck und -füllung der peripheren Venen) anzustreben. Die Art der zugeführten Flüssigkeit ist zunächst von untergeordneter Bedeutung!

Phase der Intensivbehandlung

War die Wiederbelebung schon nach kurzer Zeit erfolgreich, so wacht der Patient in der Regel ohne wesentliche Ausfallserscheinungen wieder auf. Wurde die kritische Zeit von 4 Minuten Hirnischämie in Normotherapie erreicht oder überschritten, handelt es sich um einen Patienten mit mittlerem bis schwerem Schädel-Hirn-Trauma, dann sind alle dabei indizierten pflegerischen und therapeutischen Maßnahmen anzuwenden (s. Therapie bei Bewußtseinsstörungen).

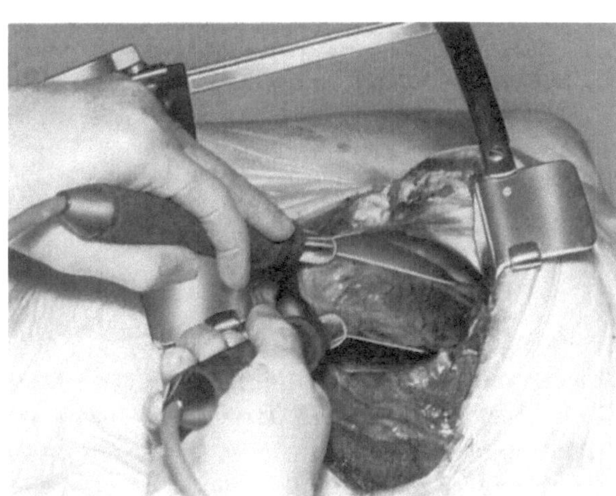

Abb. 91 Anlegen der Elektroden bei Defibrillation am offenen Thorax

Besonderheiten der Intensivbehandlung bei Neugeborenen, Säuglingen und Kleinkindern

Neugeborene, Säuglinge und Kleinkinder sind keine kleinen Erwachsenen! Eine andere physiologische Zusammensetzung des Organismus, Unterschiede im Stoffwechsel und Fehlen von Abwehrmechanismen machen insbesondere die Überwachung von Neugeborenen und Säuglingen zu einer Spezialaufgabe, die auch von entsprechend geschultem Personal vorgenommen werden sollte. Als Neugeborene bezeichnen wir Kinder innerhalb der ersten Lebenswoche (bis zum Abfall der Nabelschnur). Der Operationserfolg in der Säuglingschirurgie hängt mit zunehmender Größe des Eingriffs immer mehr vom allgemein pädiatrischen Wissen des behandelnden Arztes und der pflegerischen Sorgfalt der Schwester ab. Für die Betreuung von Säuglingen auf einer Intensivbehandlungsstation muß daher eine genügend große Anzahl von Kinderkrankenschwestern zur Verfügung stehen. Überwachung und Pflege werden besser auf einer eigenen pädiatrischen Intensivbehandlungsstation durchgeführt. Das Mindestverhältnis von Schwester zu Säugling beträgt dabei 1:1.

Prinzipiell unterscheiden sich Intensivpflege und -behandlung von Neugeborenen, Säuglingen und Kleinkindern nicht von der Erwachsener. Bewußtsein, Kreislauf, Atmung, Ernährung, Flüssigkeits-, Elektrolyt- und Säure-Basen-Haushalt sind auch hier die vitalen und aufrechtzuerhaltenden Funktionen. Auf Grund anderer physiologischer Verhältnisse sind Diagnose und therapeutische Konsequenzen jedoch verschieden.

Laboratoriumseinrichtung

Die heutigen Apparate erlauben durch entsprechende Mikromethoden eine exakte Bestimmung der gewünschten Parameter. Die wichtigsten zur postoperativen Überwachung von Säuglingen sind:

Hämoglobingehalt, *Hämatokrit* (Mikromethode oder elektronische Bestimmung), *Leukozytenzahl*, *Thrombozytenzahl* (direkt in der Zählkammer); Bestimmung der Erythrozytenzahl ist nicht erforderlich, da Hämatokrit ein exakteres Ergebnis liefert;

Elektrolyte im Serum: Natrium, Kalium, Kalzium;

Bestimmung des Gesamteiweißes, *Eiweißelektrophorese;*

Säure-Basen-Haushalt: pH, pCO_2, pO_2 (ASTRUP-Mikromethode);

Harnuntersuchungen: Zucker, Eiweiß, Harnstoff, Sediment;

Harnstoff im Serum;

Blutungs- und Gerinnungszeit, QUICK-*Wert.*

Die apparative Ausrüstung deckt sich mit der einer Erwachsenenintensivpflegestation.

Transport von Neugeborenen und Säuglingen

Jeder Transport soll nur in Begleitung einer erfahrenen Kinderschwester oder eines Kinderarztes in einem eigenen Transportinkubator erfolgen. Abbildung 92 zeigt den von der Intensivbehandlungsstation der Universitätskinderklinik Düsseldorf konstruierten Inkubatorwagen zum Transport vom und zum Operationssaal. Die Kinder werden da-

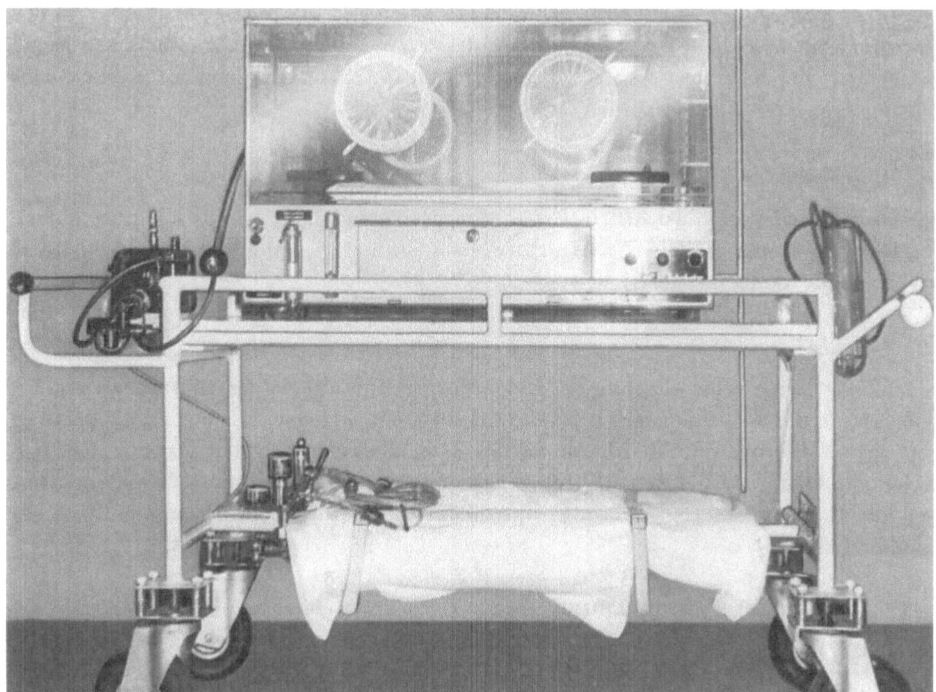

Abb. 92 Transportinkubator für den Transport vom und zum Operationssaal (Universitätskinderklinik Düsseldorf)

durch vor Wärmeverlust geschützt. Zufuhr von Sauerstoff und auch künstliche Beatmung sind mit diesem Spezialwagen möglich.

Bei *Ileuszuständen* und *Dyspnoe* empfiehlt sich das Einlegen einer *Magensonde*, durch die alle 10 Minuten aktiv aspiriert werden muß. Die endotracheale Intubation ist bei längeren Transportwegen durch die technisch schwierige Beatmung nur dann sinnvoll, wenn ein Anästhesist oder ein auf diesem Gebiet erfahrener Arzt die Beatmung durchführt.

Intravenöser Zugang

Nabelvene

Beim Neugeborenen sind Darstellung und Einführung eines vorn verschlossenen und mit seitlichen Öffnungen versehenen Polyäthylenkatheters in eine Nabelvene einfach und rasch vorzunehmen. Dieser intravenöse Zugangsweg sollte prinzipiell benutzt werden. Nur bei unsauberem Nabel (Infektion) muß die operative Freilegung einer Vene erfolgen.

Venae sectio

Bei Säuglingen und Kleinkindern auf einer Intensivbehandlungsstation ist, wenn ein venöser Zugang für längere Zeit erforderlich wird, die Vene operativ freizulegen. Die sonst in der Pädiatrie bewährte Infusion über Kanülen und Schädelvenen hat sich in der *Intensivbehandlung nicht bewährt*, da diese Kanülen beim Transport, während der Operation und vor allem bei notwendig werdenden Wiederbelebungsmaßnahmen leicht verstopfen oder herausgerissen werden und dann im entscheidenden Augenblick kein Zugang zum Kreislauf vorhanden ist.

Sublinguale Injektion

Sie ist ein weiterer, hinsichtlich Resorptionsgeschwindigkeit praktisch intravenöser Zugang. Mit dünner Kanüle (Nr. 14) ist sie wenig schmerzhaft und vor allem für kardial wirksame Medikamente geeignet.

Pflege

Eine ausreichende Überwachung bei gleichzeitiger Prophylaxe der meisten Komplikationen ist in den verschiedenen Intensivpflegeinkubatoren gewährleistet. Sie gestatten, ohne das Kind aus dem Inkubator zu nehmen, alle erforderlichen Maßnahmen, wie Absaugen, Füttern, Injektionen, Blutentnahmen und Röntgenaufnahmen, durchzuführen. Die Röntgenkassette wird dabei unter dem Inkubator in ein besonderes Fach geschoben (Abb. 93).

Apparative Überwachung

Die Kontrolle der Atemfrequenz, Temperatur und Herzfrequenz ist technisch weitgehend gelöst und gerade bei Überwachung von Säuglingen und Kleinkindern wegen der sich

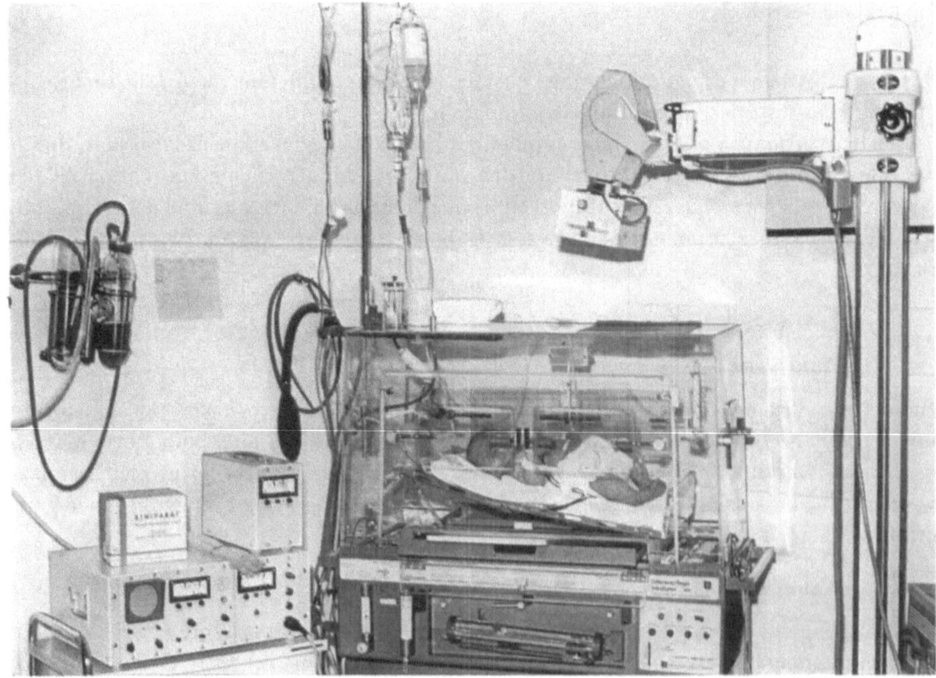

Abb. 93 Apparative Überwachung und Röntgenaufnahme eines Säuglings im Intensivinkubator

oft rasch verändernden Befunde besonders angezeigt. Dauernde Kontrolle der Apparate durch das Pflegepersonal und Vergleich mit den klinisch faßbaren Parametern (Puls und Atmung) sind wesentliche Voraussetzungen für die sinnvolle Verwendung dieser Monitoren.

Überwachung des Herz-Kreislauf-Systems

Im Vordergrund der Überwachung des Herz-Kreislauf-Systems steht bei Neugeborenen und Säuglingen die Zählung der *Pulsfrequenz*. Wenn auch eine Blutdruckmessung technisch möglich ist, so sind die Werte oft ungenau. Tabelle 21 zeigt die Beziehung zwischen Körpergewicht, Puls, arteriellem und venösem Blutdruck.

Tabelle 21

Körpergewicht	Puls min Schlaf-Wachzustand	arterieller Druck mm Hg	venöser Druck cm H_2O
4000 g	130–160	75/50	3
6000 g	120–160	80/60	3–4
10000 g	115–150	90/60	4–5
15 kg	80–140	100/70	5
20 kg	75–140	100/70	5–7

Blutvolumen

Es ist beim Säugling und Kleinkind gegenüber dem des Erwachsenen vermehrt und beträgt 10% des Körpergewichts. Jeder nach außen sichtbar werdende Blutverlust muß sofort ersetzt werden! Ein Verlust von 50 ml beim Neugeborenen entspricht einem Verlust von über 1000 ml beim Erwachsenen! Prinzipiell ist die Messung des Blutvolumens auch bei Säuglingen und Kleinkindern mittels Isotopenmikromethode möglich, doch wird man sich beim Blutersatz in erster Linie nach den klinischen Kriterien des Volumenmangels, dem Hämatokrit und Venendruck richten.

Flüssigkeitsbedarf

Die Gesamtwassermenge des Körpers beträgt beim Säugling 70 bis 80% des Körpergewichts gegenüber 60% beim Erwachsenen. Die extrazelluläre Flüssigkeitsmenge liegt mit 30 bis 40% des Körpergewichts gegenüber 20% beim Erwachsenen ebenfalls deutlich höher.

Bei jeder Zufuhr muß die Einlaufgeschwindigkeit in Tropfen je Minute angegeben werden. Die erforderliche Tropfenzahl errechnet sich leicht nach der Formel

Flüssigkeitsmenge in l/24 Stunden $\times$ 14 = Tropfen/Minute,
z. B. 0,75 $\times$ 14 = 10/Minute.

Besser und exakter ist die Zufuhr mittels eines kontinuierlichen Infusionsgeräts (Abb. 94).

Der Flüssigkeitsbedarf setzt sich ganz allgemein *aus laufendem Bedarf, Flüssigkeitsdefizit und zusätzlichen Verlusten zusammen.*

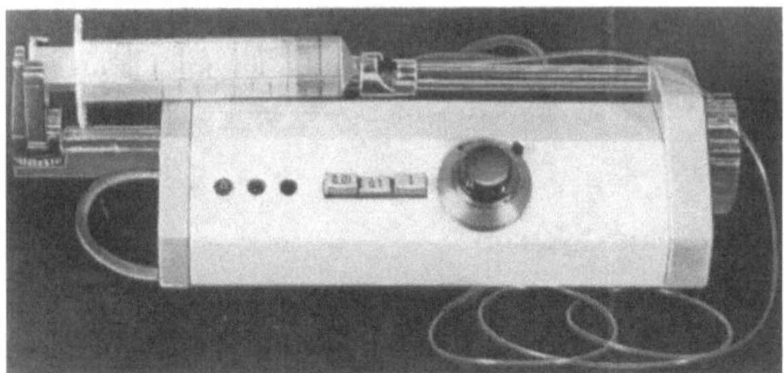

Abb. 94a Dauerinfusor für stufenlos regulierbare Zufuhr einer bestimmten Flüssigkeitsmenge in 24 Stunden

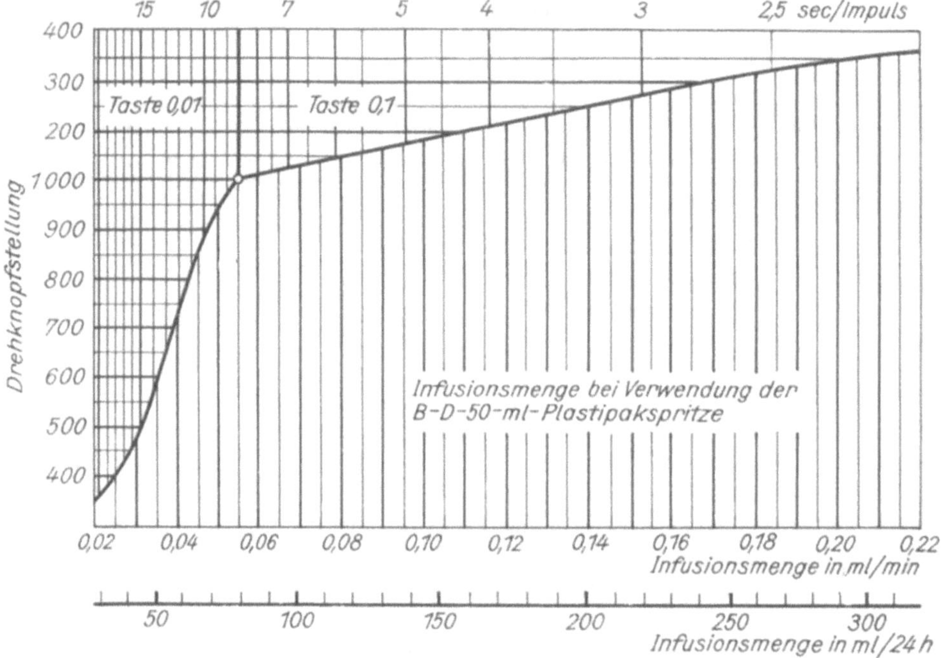

Abb. 94b Nomogramm für Infusionspumpe Typ 5002

Neugeborenes: Der Flüssigkeitsbedarf ist gering. Er beträgt etwa 60 bis 100 ml/kg Körpergewicht/Tag. Wird der Säugling im weiteren Verlauf der Behandlung in einer feuchtigkeitsangereicherten Atmosphäre (im Inkubator bis 100%) überwacht, genügt in der Regel eine tägliche Flüssigkeitszufuhr von 40 ml/kg Körpergewicht. Den Erhaltungsbedarf an Flüssigkeit, Natrium und Kalium innerhalb von 24 Stunden zeigt das nach Carré geänderte Schema in Abbildung 95.

Für die ersten 8 Lebenstage müssen die aus der graphischen Darstellung abgelesenen Werte mit dem Faktor $\frac{\text{Alter in Tagen} - 1}{7}$ multipliziert werden.

Säugling: Sein täglicher Flüssigkeitsbedarf beträgt je nach Hydratationszustand etwa 130 ml/kg Körpergewicht/Tag. Dies entspricht der normalen Trinkmenge!

Kann die Flüssigkeitszufuhr »nicht oral« erfolgen, muß die notwendige Menge parenteral verabreicht werden.

Flüssigkeitsdefizit und zusätzliche Verluste

Neben dem aus Abbildung 95 ersichtlichen täglichen Flüssigkeitsbedarf sind bei besonderen Verlusten, wie sie vor allem im Säuglings- und Kindesalter häufig vorkommen (Pylorusstenose, Ileus, Erbrechen aus anderer Ursache, Hyperpyrexie usw.), zusätzliche Flüssigkeitsmengen erforderlich. Die Berechnung bzw. Abschätzung der zuzuführenden Menge erfolgt dabei neben Bestimmung der Serumelektrolyte Natrium und Kalium sowie dem Hämatokrit am besten nach klinischen Parametern. *Hautturgor, Zustand der Fontanellen, Augäpfel, Schleimhäute, das Vorhandensein von Temperatursteigerungen, Auftreten von Krämpfen* sind gute Möglichkeiten, das ungefähre Defizit abzuschätzen. Durch einen Flüssigkeitsverlust kann die Operationsfähigkeit von Säuglingen und Kleinkindern eingeschränkt oder aufgehoben sein.

»Kein Säugling soll ohne ausreichende Korrektur seines Hydrationszustandes operiert werden.«

Tabelle 22 zeigt die Beziehung zwischen Operationsfähigkeit, Grad der Dehydration und deren klinischen Zeichen sowie den zur Korrektur erforderlichen Bedarf an Flüssigkeit und Elektrolyten.

Tabelle 22

Grad der Dehydratation	klinische Zeichen	zusätzlicher Bedarf an		
		Flüssigkeit ml/kg	Natrium mval/l	Kalium mval/l
leicht = 5%	Turgor vermindert	50 ml/kg	4	2
Operation noch möglich	Schleimhäute leicht trocken Gesicht gerötet Augen haloniert			
mittel = 10%	Turgor stark vermindert	100 ml/kg	8	6
Operation nach 4 bis 6 Stunden	Schleimhäute sehr trocken Fontanellen eingesunken Haut blaß, Oligurie, Fieber, Tachykardie			
schwer = 15%	schwerstkrankes Aussehen	150 ml	12	9
Operation nach 24 Stunden	Somnolenz, Apathie, Krämpfe, hohe Temperatur, Anurie			

Erst nach Korrektur des Flüssigkeits- und Elektrolytdefizits soll operiert werden. Zur Korrektur verwenden wir als Basislösung eine Mischung aus 1 Teil physiologischer Kochsalzlösung und 4 Teilen 5%iger Glukose. Entsprechend dem angeführten Schema oder *noch besser nach dem Ionogramm* werden die Elektrolyte hinzugefügt.

Eine ausreichende Harnausscheidung zeigt die Korrektur des Flüssigkeitsdefizits an.

Flüssigkeitsbilanz. Die normale Harnausscheidung des Neugeborenen und Säuglings beträgt etwa 120 bis 180 ml/Tag. Die Messung kann mit aufgeklebtem Harnbeutel bei

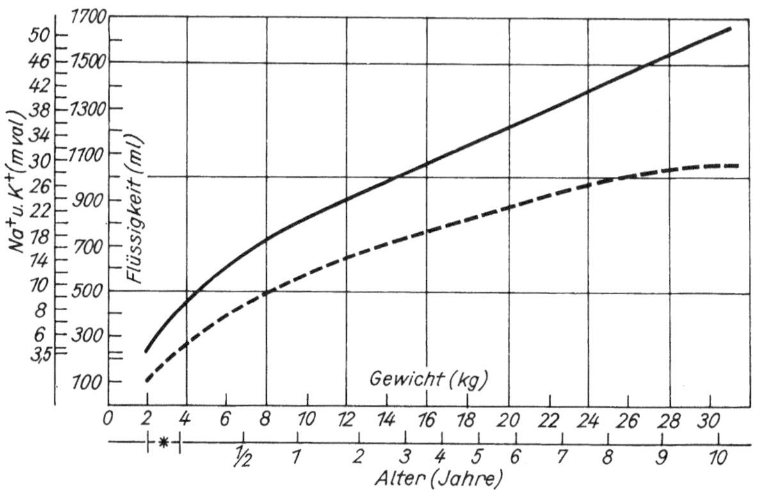

Abb. 95 Erhaltungsbedarf an Flüssigkeit, Natrium und Kalium je 24 Stunden
——— = Flüssigkeit, - - - - - = Natrium, Kalium

Knaben erfolgen, ist jedoch technisch oft schwierig. Um Austrocknung oder Überwässerung des Säuglings zu vermeiden, haben sich neben der *klinischen Beurteilung* von Haut und Unterhautgewebe, insbesondere an Extremitäten und Augenlidern (Ödeme), die *tägliche Bestimmung des Hämatokrits* und *exakte Gewichtskontrolle* bewährt. Die überragende Bedeutung einer täglichen Gewichtskontrolle zur Beurteilung des Flüssigkeitshaushalts eines Neugeborenen oder Säuglings kann nicht stark genug hervorgehoben werden!

Ernährung

Das Neugeborene braucht innerhalb der ersten 24 Stunden keine Kalorienzufuhr. Dann beträgt der tägliche Kalorienbedarf unter normalen Bedingungen etwa 80 Kalorien/kg Körpergewicht. Bei Fieber liegt er noch höher.

Enterale Ernährung

Sie ist der parenteralen Nahrungszufuhr unbedingt vorzuziehen! 12 Stunden nach der Geburt beginnt man mit 20 bis 30 ml 5%iger Glukose als Tee für 12 Stunden, nach 24 Stunden Übergang auf 40 bis 50 g Frauenmilch oder künstlich adaptierte Milch (z. B. Humana/KiNa). In der postoperativen Behandlung darf die enterale Ernährung jedoch nach keinem starren Schema erfolgen; sie muß individuell auf den jeweiligen Fall eingestellt werden. Erst nach Einsetzen der Darmmotorik, d. h. wenn Darmgeräusche deutlich hörbar sind und kein Rückfluß aus der Magensonde mehr erfolgt, darf mit einer allmählichen Nahrungszufuhr begonnen werden. *Schrittweise wird die parenteral zugeführte Menge abgebaut und durch orale Nahrung ersetzt.* Man gibt zunächst zweistündlich 5 g 5%ige Glukose als Tee oder Frauenmilch und kontrolliert nach 6 Stunden durch die liegende Magensonde, ob eine Entleerung des Magens stattfand. Erst danach darf die Zufuhr vermehrt werden. Diese Steigerung soll täglich etwa 10 bis 40 g betragen, bis die normale Trinkmenge (etwa $^1/_6$ des Körpergewichts) erreicht ist. Nach

24 Stunden Traubenzucker oder Tee geht man entweder auf Frauenmilch oder Humana (KiNa) (der Muttermilch künstlich angenäherte Süßmilch) über. Bei größeren Kindern mit mehreren Breimahlzeiten empfiehlt sich Hafer- oder Reisschleim. Zur kalorisch vollwertigen enteralen Ernährung, die auch durch die liegende Magensonde ideal verabreicht werden kann, haben sich die von der Industrie in Pulverform gelieferten Sondennahrungen (Sonana) hervorragend bewährt.

Die *Anzahl der Mahlzeiten* soll zunächst 8 bis 12 betragen. Wird dies gut vertragen, kann auf größere Intervalle übergegangen werden.

Vitamine. Der gesteigerte Vitaminbedarf des Neugeborenen und Säuglings soll durch regelmäßige Gabe von Multivitaminpräparaten gedeckt werden. In den ersten Lebenstagen ist die Zufuhr von Vitamin K (1 bis 2 mg/kg Körpergewicht) angezeigt. Bei besonderem Bedarf kann zusätzlich Vitamin C verabreicht werden.

Parenterale Ernährung

Der tägliche Kalorienbedarf des Säuglings von etwa 80 Kalorien/kg Körpergewicht ist parenteral nur sehr schwer auszugleichen. Man gibt 10%ige Glukose und 10- bis 20%iges Plasma, Eiweiß wird vom Säugling verhältnismäßig rasch abgebaut und erneut synthetisiert. Eine prä-, intra- und postoperative Plasmazufuhr als Eiweißersatz ist deshalb beim Säugling im Gegensatz zum Erwachsenen sinnvoll. Fettemulsionen können beim Säugling und Kleinkind unter den gleichen Infusionsbedingungen wie beim Erwachsenen angewendet werden. Die Verträglichkeit ist relativ gut, doch ist auch hier mit Nebenwirkungen zu rechnen. Die Dosierung beträgt 1 bis 3 g/kg Körpergewicht in Form einer 10%igen Fettemulsion unter Heparinzusatz (5 IE/ml).

Säure-Basen-Haushalt

Auch bei Neugeborenen, Säuglingen und Kleinkindern ist ein normaler Säure-Basen-Haushalt anzustreben. Eine metabolische Azidose muß sofort behandelt werden (Tab. 23). Die Diagnose erfolgt dabei mit der Mikromethode nach ASTRUP. Die Errechnung der zu verabreichenden Menge nach der Formel

$$\text{Basenüberschuß} \times \text{kg Körpergewicht} \times 0{,}3 = \text{ml einer 1molaren Bikarbonatlösung}$$

reicht jedoch zur Korrektur einer metabolischen Azidose in der Regel nicht aus. Laufende Kontrolle und entsprechende Pufferzufuhr müssen den Ablauf kontrollieren

Tabelle 23 Behandlungsschema der metabolischen Azidose

leichte Azidose:	pH 7,3–7,35, BE negativ Natriumbikarbonat (6%ig), 3 mval/kg Körpergewicht = 4,3 ml/kg Körpergewicht/24 Stunden
mittlere Azidose:	pH 7,2–7,3, BE negativ Natriumbikarbonat (6%ig), 6–8 mval/kg Körpergewicht = etwa 10 ml/kg/24 Stunden
schwere Azidose:	pH unter 7,2, BE negativ Natriumbikarbonat (6%ig), 10 mval und mehr/kg Körpergewicht = etwa 14 ml/kg Körpergewicht/24 Stunden.

Kontrolle des Säure-Basen-Haushalts ist nach 3 Stunden erforderlich!

und regulieren. Da eine 1molare Natriumbikarbonatlösung (8,4%) technisch schwieriger herzustellen und vor allem schwer zu sterilisieren ist, verwendet man zur Korrektur der metabolischen Azidose auch Natriumbikarbonat (6%ig), das dann 0,7 mval/ml enthält.

Medikamentöse Behandlung

Es kann in diesem Rahmen nur auf einige wenige für die postoperative Betreuung von Neugeborenen, Säuglingen und Kleinkindern besonders wesentliche Medikamente eingegangen werden. Die angegebene Dosierung ist nur als Richtlinie zu betrachten und kann entsprechend dem Zustand des einzelnen Kindes sowohl gesteigert als auch vermindert werden.

1. *Schmerzbekämpfung.* Es kommen Novalgin, Metapyrin, 20 mg/kg Körpergewicht intramuskulär oder sublingual in Frage. Novalgin, Metapyrin, wirkt dabei auch gleichzeitig temperatursenkend. Dolantin, Dolcontral, soll erst bei Kleinkindern (ab 15 kg Körpergewicht) und dann nur ausnahmsweise gegeben werden. Alle Analgetika senken den Blutdruck!

2. *Digitalis.* Eine Digitalistherapie kann entweder intravenös oder mit Sublingualtropfen nach folgender Dosierung durchgeführt werden: Lanicor, Dolanacin, etwa 0,1 mg/kg Körpergewicht/die.

Die Menge kann unter häufiger EKG-Kontrolle bei fehlender Wirkung und Nebenwirkung durchaus gesteigert werden.

3. *Diuretika.* Die zur Zeit besten Diuretika scheinen Furosemid (Lasix) und Etakrinsäure (Hydromedin) zu sein.

Dosierung: 1 mg/kg Körpergewicht intramuskulär, -venös (sublingual); bei oraler Gabe 2 mg/kg Körpergewicht. Die Wirkung tritt schon nach kurzer Zeit ein und hält etwa 3 bis 4 Stunden an. Bei Bedarf kann die Gabe wiederholt werden. *Keine Steigerung der Diurese durch Furosemid (Lasix) oder andere Medikamente ohne zusätzliche Kaliumzufuhr per os oder parenteral.* Wenn die Dosierung nicht nach dem Ionogramm erfolgt, sind etwa 1 mval/kg Körpergewicht/24 Stunden nötig.

Besondere Maßnahmen nach Thoraxoperationen

Der Säugling ist respiratorisch auch ohne Operation gerade kompensiert. Postoperativ ist daher alles zu vermeiden, was diesen Zustand verschlechtert. Dazu dienen Schmerzbekämpfung, Sauerstoffzufuhr und Aspirationsprophylaxe. Jede Thorakotomie schmerzt, und Schmerzen behindern die Atmung. Dazu kommen die immer liegenden Thoraxdrainagen als weiterer Faktor.

Schmerzbekämpfung. Sie soll frühzeitig in der auf Seite 24 angegebenen Dosierung einsetzen. Die Wiederholung der Zufuhr muß sich nach klinischen Kriterien richten.

Sauerstoffzufuhr. Sie erfolgt am besten über den Inkubator. Auf gute Anfeuchtung des Sauerstoffs durch Ultraschall- oder Düsenvernebler ist zu achten. Die relative Feuchtigkeit soll möglichst 100% betragen. Wegen der Gefahr der retrolentalen Fibroplasie sollte die O_2-Konzentration in der Regel nicht über 40% liegen. Da die Entstehung

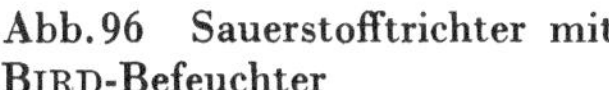

Abb. 96 Sauerstofftrichter mit BIRD-Befeuchter

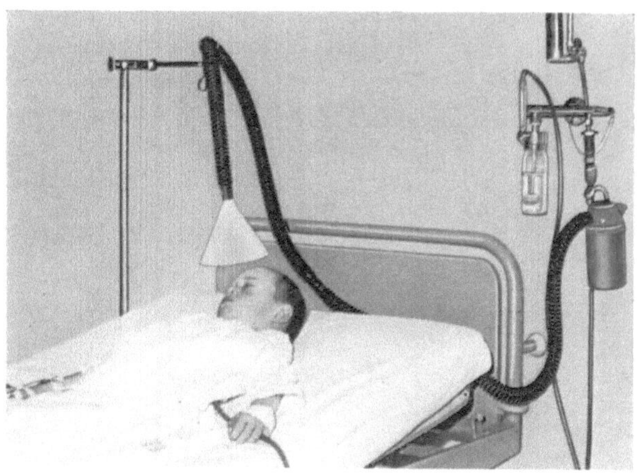

der retrolentalen Fibroplasie aber von der Sauerstoffkonzentration des arteriellen Blutes abhängig ist, bestehen bei zyanotischen Kindern keine Bedenken, die Sauerstoffkonzentration bis zum Verschwinden der Zyanose zu erhöhen. *Sauerstoffzufuhr über Nasenschläuche bei Säuglingen* ist wegen der überwiegenden Nasenatmung und der dann durch die liegenden Schläuche behinderten mechanischen Ventilation *nicht angezeigt.* Sie soll besser über Maske oder Trichter erfolgen, wobei dieser größer als der Kopf des Kindes sein soll (Abb. 96). Auch dabei ist auf eine gute Anfeuchtung zu achten. Ist bei größeren Kindern neben der Sauerstoffzufuhr auch eine gleichzeitige Klimatisierung zur eventuellen Temperatursenkung erwünscht, empfiehlt sich die Anwendung eines Sauerstoffzelts.

Aspirationsprophylaxe. Die häufigste Ursache der sogenannten postoperativen Pneumonie bei Säuglingen ist die *Aspiration.* Das postoperative Einlegen einer dünnen Magensonde und deren regelmäßiges Absaugen alle 15 Minuten bis zum Eintreten der Darmtätigkeit sind die besten und sichersten Methoden, eine Aspiration zu verhindern. *Eine dicke Magensonde behindert die Atmung!* Da außerdem der Hustenreflex bei Säuglingen häufig nicht ausreichend funktioniert, müssen zusätzlich Mund und Rachen abgesaugt werden. Um die Atmung zu erleichtern und einen Reflux von Mageninhalt, der auch bei liegender Magensonde vorkommen kann, auszuschließen, soll auch der Säugling in einem schrägen Winkel von 25° gelagert werden. Atelektasen entstehen beim Säugling sehr leicht. Stündliches regelmäßiges Umlagern unter Vermeidung der Rückenlage und regelmäßiges Absaugen des Rachenraums können die Atelektasenbildung verhindern. Schreien fördert die Lungenausdehnung!

Thoraxdrainagen. Sie sind *keine Kontraindikation* zum Umlagern! Durch einen Dauersog von 5 bis 8 cm H_2O wird der Abfluß des Sekrets erleichtert. Zur Beurteilung der Drainagemenge empfiehlt sich ein graduiertes kleineres Gefäß, das einer BÜLAU-Drainage vorgeschaltet wird. Die BÜLAU-Drainage funktioniert dabei als Einwegventil zwischen Thorax und Außenluft (Abb. 97). Die Drainagestelle am Thorax selbst soll immer durch eine nicht geknotete Matratzennaht gesichert sein, die dann nach dem Ziehen der Drainage unter Dauersog mit einem Motorsauger geknotet wird. Dadurch erreicht man auch beim Säugling trotz der dünnen interkostalen Weichteile einen

Abb. 97 Drainageanordnung nach Thoraxoperationen bei Säuglingen und Kleinkindern

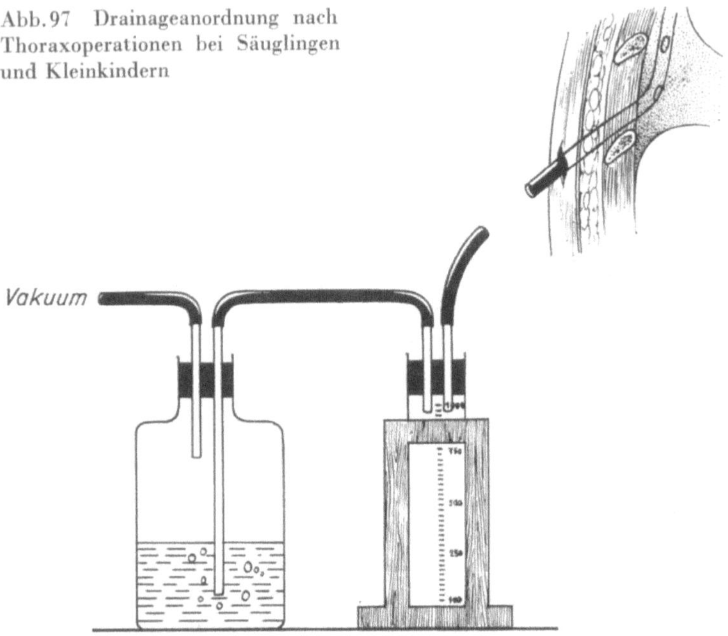

luftdichten Thoraxwandverschluß. Die Drainagestelle wird mit einer Salbenplatte und Leukoplast (Gothaplast) für 48 Stunden abgedeckt.

Nach jeder Drainageentfernung muß eine Röntgenaufnahme die Lungenausdehnung kontrollieren.

Besonderheiten nach Darmoperationen

Bei Darmatresien oder anderen Ileusformen wird man die parenterale Ernährung so lange fortführen, bis die Darmfunktion ausreichend ist. Die Magensonde, die laufend aspiriert werden soll, bleibt mindestens 48 Stunden liegen. Sie darf erst nach spontaner Stuhlentleerung entfernt werden. *Prostigmin (Neoeserin) fördert die Darmtätigkeit.* Ist nach 12 Stunden noch keine ausreichende Peristaltik vorhanden, so kann man bei guten Kreislaufverhältnissen Prostigmin, Neoeserin (Neugeborene 0,05 mg, Säuglinge 0,1 mg, Kleinkinder 0,2 mg) intramuskulär in 4stündlichen Intervallen verabreichen; intravenös im Dauertropf: 0,1 mg/kg Körpergewicht/24 Stunden.

Klysma. Wenn nach 48 Stunden keine spontane Stuhlentleerung erfolgt, kann eine solche oft durch vorsichtige rektale Untersuchung mit dem gut gefetteten kleinen Finger ausgelöst werden. Andernfalls ist eine vorsichtige Spülung mit Ringer-Lösung unter Glyzerinzusatz oder ein Mikroglyzerinklistier angezeigt. Auch eine *rektale Tropfinfusion* mit physiologischer Kochsalzlösung unter Zusatz von 1 Eßlöffel Kochsalz kann die Darmperistaltik anregen. Die zugeführte Menge sollte nicht mehr als 50 bis 80 ml beim Säugling in 24 Stunden betragen. Sie ist wegen der guten rektalen Resorptionsfähigkeit in die Flüssigkeitsbilanz einzubeziehen. Eine Elektrolytkontrolle (Natrium) ist ebenfalls erforderlich.

Physiotherapie. Vibrationsmassage zur Prophylaxe von Atelektasen und regelmäßiges Durchbewegen sämtlicher Extremitäten mindestens 2mal täglich sollte in der postoperativen Behandlung von Neugeborenen und Säuglingen Routine sein.

Operative Maßnahmen

Venöser Zugang

Jede operative Freilegung einer Vene ist, wenn irgend möglich, zu vermeiden! Neben den üblichen Metall- und Plastikkanülen haben sich die perkutan einzuführenden, bis zu 50 cm langen Einmalplastikkatheter inzwischen so bewährt, daß die operative Freilegung einer Vene nur mehr in Sonderfällen, wie im Schock, bei Adipositas oder Kindern indiziert ist.

Wahl des venösen Zugangs

Die voraussichtliche Dauer der intravenösen Therapie bestimmt den Ort und die Art des Zugangswegs: bei kurzfristiger Infusionsbehandlung mit isotonischen Lösungen periphere Venen, andernfalls zentralvenöse Infusion in die Hohlvenen. Je größer der Venendurchmesser, d. h. je größer das Volumen, mit dem sich die Infusionslösung sofort nach Austritt aus dem Infusionsschlauch mischt, um so geringer ist der Reiz auf die Venenwand und um so später zeigen sich thrombophlebitische Reizzustände. Kommt es jedoch in größeren Venen zur Thrombophlebitis aseptischer oder sogar septischer Natur, sind die daraus resultierenden Folgen dagegen wesentlich schwerwiegender.

Periphervenöser Zugang

Der Unterschenkel ist infolge der rasch auftretenden Thrombophlebitis für eine längere Infusiontherapie nicht geeignet! Wegen der anatomisch fixierten Lage der V. saphena magna vor dem Innenknöchel ist in akuten Fällen, wenn andere oberflächliche Venen nicht auffindbar sind, die Freilegung an dieser Stelle zum raschen Volumenersatz jedoch gerechtfertigt. In allen übrigen Fällen ist die obere Extremität der Ort der Wahl für den intravenösen Zugang. Bei voraussichtlich kurzfristiger Dauer einer Infusionsbehandlung legt man, peripher am Handrücken beginnend, auf den Unterarm, und auf die Ellenbeuge übergehend, Metall- oder Plastikkanülen ein. Die Abbildung zeigt das Vorgehen

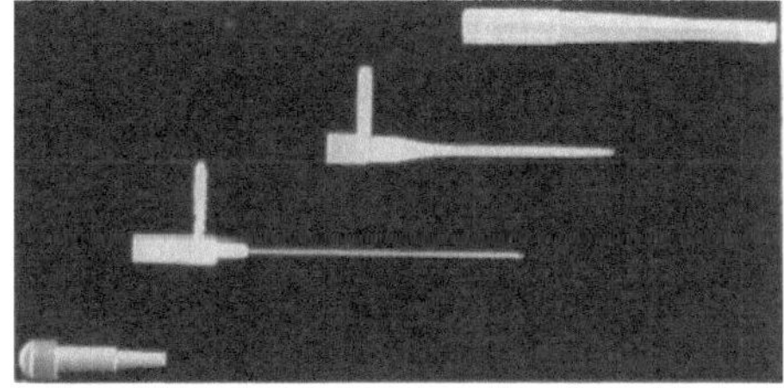

Abb. 98 Bestandteile der Braunüle. *Von oben nach unten* Schutzkonus, im Gefäß verbleibende Plastikkanüle, Punktionsnadel, Verschlußstopfen mit durchstechbarer Membran

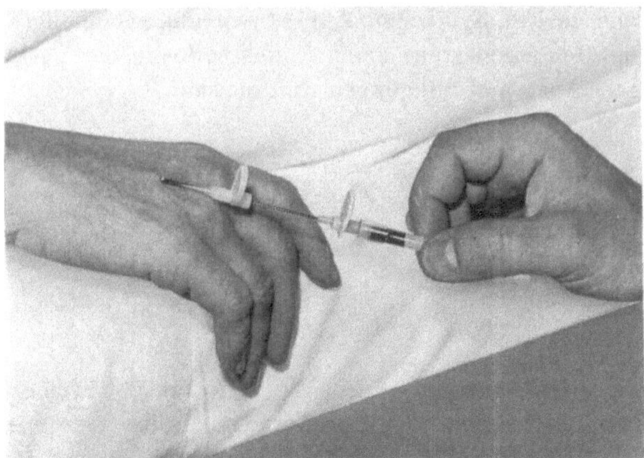

Abb. 99 Einlegen einer Braunüle; Entfernung der innen befindlichen Punktionsnadel

beim Einlegen einer Plastikkanüle (Braunüle) (Abb. 98 und 99). Diese Kanülen sollen 24 bis 48 Stunden liegenbleiben und dann gewechselt werden.

Zentralvenöser Zugang

Prinzipiell stehen die obere Hohlvene über die Vv. basilica, jugularis externa und brachiocephalica sowie die untere Hohlvene über die Vv. saphena und femoralis als Zugangsweg zur Verfügung. Welchen Weg man wählt, hängt neben der persönlichen Erfahrung des infundierenden Arztes von der Art und Häufigkeit der Komplikationen ab. Danach ausgerichtet, benutzen wir

1. V. mediana cubiti – V. cava superior, möglichst perkutan durch Punktion, sonst operative Freilegung;
2. V. jugularis externa – V. cava superior, möglichst perkutane Punktion, sonst operative Freilegung;
3. V. brachiocephalica, durch perkutane Punktion;
4. V. femoralis – V. cava inferior, durch perkutane Punktion;
5. V. saphena magna – V. femoralis – V. cava inferior, durch operative Freilegung.

Indikationen

Parenterale Ernährung über einen längeren Zeitraum insbesondere mit hochprozentigen Zucker- oder Elektrolytlösungen, Aminosäuregemischen und Fettemulsionen, bei Tetanus, Verbrennungen, Schädel-Hirn-Traumen, Langzeitbeatmungen, nach ausgedehnten Operationen an der Speiseröhre usw., sind die häufigsten Indikationen für den Kavakatheter. Der Zeitpunkt soll jedoch nicht erst nach Verödung sämtlicher oberflächlicher Venen als gegeben angesehen werden, da dann die Komplikationsrate wesentlich ansteigt. Die frühzeitige und gezielte Indikation ist die beste Voraussetzung für einen komplikationslosen Verlauf. Ein zusätzlicher Vorteil des Kavakatheters ist die Möglichkeit, jederzeit den zentralen Venendruck zu messen.

Technik

Nur eine nicht thrombosierte Vene ist als Zugangsweg geeignet! Jeder Punktion oder Freilegung einer Vene sollen daher, um eine unnötige Traumatisierung des Gewebes bei der Präparation oder mehrmaliges Stechen zu vermeiden, genaue *Inspektion* und *Palpation* der in Frage kommenden gestauten Vene folgen. *Erst wenn man sich überzeugt hat, daß die Vene tast- oder sichtbar und nicht thrombosiert ist, darf die Punktion oder Freilegung vorgenommen werden.* Die perkutane Einlegung eines Venenkatheters ist ebenso wie die Venae sectio ein *streng aseptischer Eingriff* und soll unter entsprechenden Kautelen geschehen. Nach zweimaliger Desinfektion des Operationsgebiets wird dasselbe breit steril abgedeckt. Auch für die Einführung eines Venenkatheters durch Punktion soll der Arzt steril gewaschen und angezogen sein. Handschuhe allein genügen nicht!

Perkutaner Venenkatheter

1. Lokalanästhesie mit 1%iger Scandicain-(Xylocitin-)Lösung;

2. Punktion der Vene und Vorschieben des gefüllten Katheters mit zwei Pinzetten. Der Katheter wird beim Erwachsenen etwa 40 bis 50 cm tief eingeführt;

3. die Punktionskanüle wird zurückgezogen und über dem Konus am Ende des Katheters fixiert;

4. neuerliche Desinfektion der Punktionsstelle, Bedecken derselben mit sterilen Tupfern und Heftpflasterverband;

5. das herausragende Katheterende (etwa 5 cm) wird durch einen gesonderten Heftpflasterstreifen fixiert (Abb. 100 und 101).

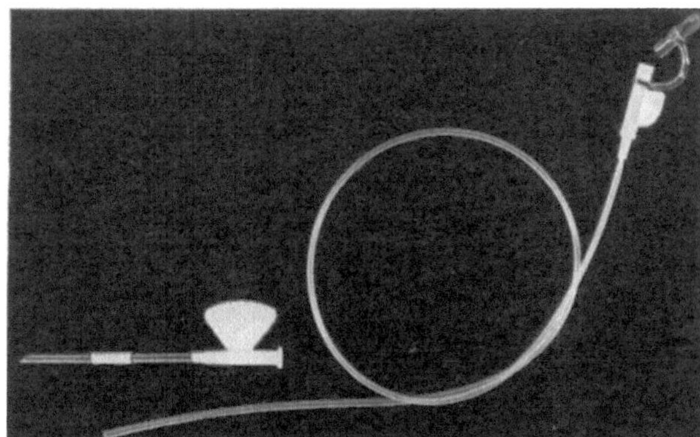

Abb. 100 Bestandteile des perkutan einlegbaren Venenkatheters

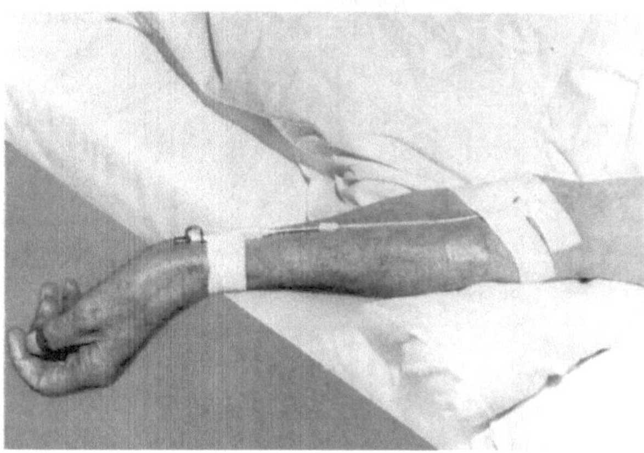

Abb. 101 Fixation des herausragenden Katheterendes

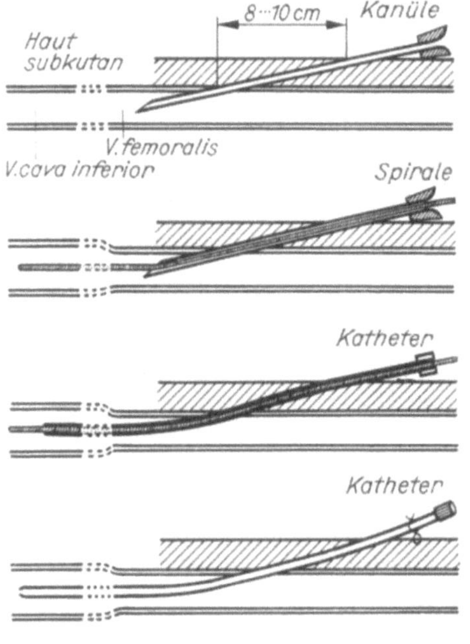

Abb. 102 Schematisches Vorgehen bei der perkutanen Einführung eines V.-cava-inferior-Katheters nach Punktion (nach BRÜCKE et al.)

Punktionstechnik für den unteren Kavakatheter

In Anlehnung an die SELDINGER-Technik erfolgt nach BRÜCKE et al. nach Desinfektion, steriler Abdeckung und Lokalanästhesie der Einstich mit der Punktionsnadel drei Querfinger unterhalb des Leistenbands (Abb. 102). Die Nadel wird nun schräg nach aufwärts geführt, und man gelangt relativ leicht in die medial der A. femoralis gelegene Vene. Tropft dunkles Blut aus der Kanüle, dann werden die Drahtspirale eingeführt, die Kanüle entfernt und über die Drahtspirale der entsprechende Venenkatheter (Größe 6 und 7, BRAUN, Melsungen) vorgeschoben. Die Katheterspitze soll etwa in Höhe der Nierenarterien zu liegen kommen. Das übrige Vorgehen ist mit dem bei der Venae sectio identisch.

Infraklavikuläre Punktion der V. brachiocephalica dextra

Prinzipiell besteht die Möglichkeit, auch die V. subclavia sinistra zu punktieren; die V. brachiocephalica dextra ist wegen des größeren Kalibers jedoch vorzuziehen. Durch die bindegewebige Fixierung bleibt ihr Lumen immer offen, doch besteht gleichzeitig dauernd die Gefahr der Luftembolie (Abb. 103).

Nach Desinfektion, Lokalanästhesie, erneuter Desinfektion und breitem sterilem Abdecken wird der untere rechte Schlüsselbeinrand von außen nach innen bis zur knöchernen Abdeckung der 1. Rippe abgetastet. Von dort etwa 1 cm nach lateral wird die etwa 10 cm lange Kanüle mit aufgesetzter 10-ml-Spritze unmittelbar unter dem Schlüsselbein nach medial, kranial und dorsal geschoben (Abb. 104). Der Winkel zur Horizontalen soll ungefähr 30 bis 40° betragen.

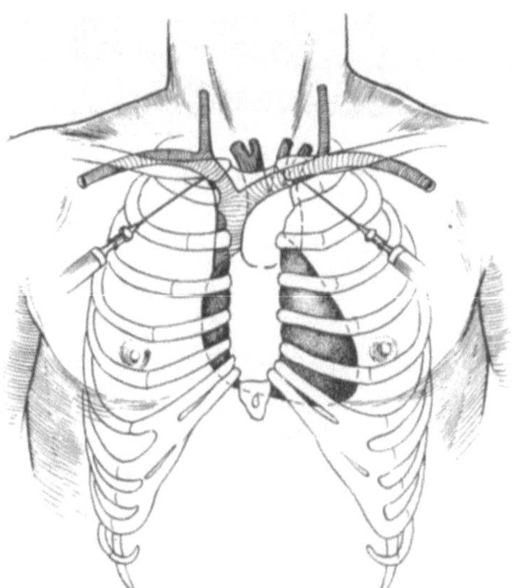

Abb. 103 Beziehung der V. brachiocephalica dextra und sinistra zum Skelett der vorderen Thoraxwand

Abb. 104 Stichrichtung zur Punktion der V. brachiocephalica dextra

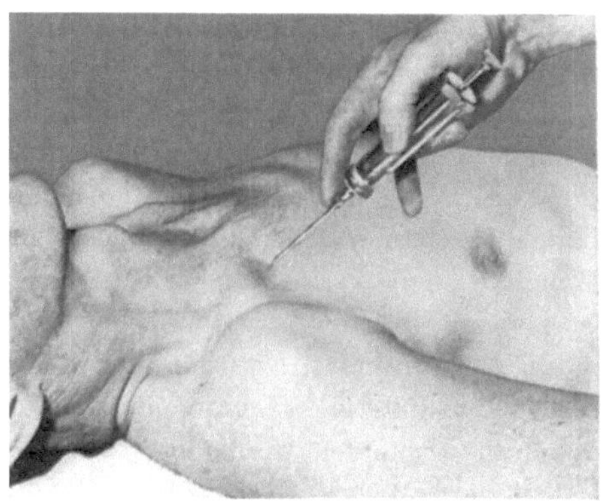

In 3 bis 5 cm Tiefe wird die V. brachiocephalica punktiert. Die Kanüle wird entweder belassen, oder es wird ein Venenkatheter durch das Lumen in die Vene eingeführt und die Kanüle entfernt. Dann erst wird der vorher in einem Abstand von etwa 8 cm markierte Katheter bis zum Erscheinen der Marke zurückgezogen. Er soll 3 bis 5 cm in der Vene liegen. Ein Zurückziehen des Katheters bei liegender Kanüle kann leicht zum Durchtrennen des Katheters an der Kanülenspitze führen. Steriler Verband und Röntgenkontrolle siehe Venae sectio.

Muß ein Kavakatheter aus irgendeinem Grund kurzfristig verschlossen werden, dann ist er mit Heparin-Kochsalz-Lösung zu füllen!

Venae sectio

1. Palpieren, Desinfizieren und Lokalanästhesie;

2. neuerliche Desinfektion und breites steriles Abdecken. Die Abdeckung muß groß genug gewählt werden, um den 50 bis 60 cm langen Katheter bequem hinlegen zu können;

3. Inzision der Haut quer über der tastbaren Vene (V. mediana cubiti) oder zwei Querfinger unterhalb des Leistenbandes und fingerbreit medial der tastbaren A. femoralis für die V. saphena magna;

4. Darstellung der Vene. Die Präparation erfolgt mit stumpfer feiner Schere immer in der Verlaufsrichtung der Vene, bis diese vollständig isoliert ist;

5. Unterfahrung der Vene mit einer Pinzette, welche die Vene gleichzeitig spannt, und Anschlingen mit Seide;

6. man kann nun die Vene punktieren und den Katheter ohne weitere Ligatur einführen. Dies hat den Vorteil, daß das Blut entlang dem Katheter weiterfließt, doch besteht die Möglichkeit, daß bei längerem Liegen Blut und Flüssigkeit aus der Punktionsstelle in das umgebende Gewebe austreten. Wir bevorzugen die distale Ligatur der Vene, worauf nach *querer* Inzision der angeschrägte Katheter mit der Schnittfläche nach unten eingeführt wird (Abb. 105). Unter langsamem Drehen wird der Katheter eventuell unter gleichzeitigem

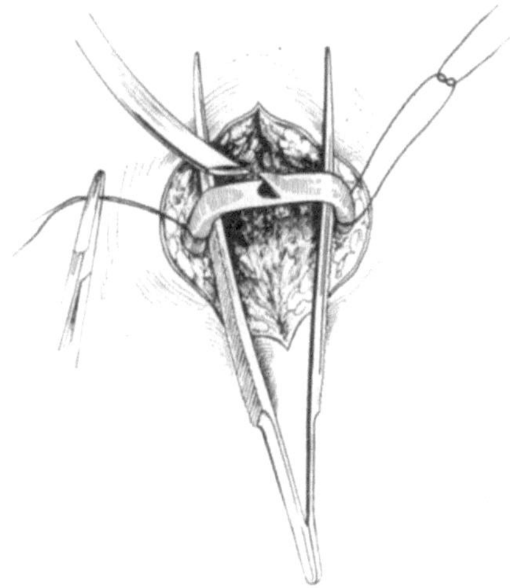

Abb. 105 Schematische Darstellung der Einführung des Katheters bei der Venae sectio

Spritzen von physiologischer Kochsalzlösung 40 bis 50 cm vorgeschoben und dann mit der proximalen Ligatur in der Vene fixiert;

7. eine zusätzliche Sicherheitsmaßnahme zur Vermeidung von Infektionen ist das gesonderte Herausleiten des Katheters 2 bis 3 cm distal der Freilegungsstelle. Dazu wird nach einer kleinen Stichinzision mit einer Rillensonde das Gewebe durchbohrt und ein Tunnel geschaffen. Der Katheter wird zunächst auf der Rillensonde durch den Hauttunnel bis an die Freilegungsstelle geführt und dann unter Bildung einer großen Schleife in die Vene eingebracht;

8. Nebacetinpuder, Hautnähte und Verband;

9. um ein zufälliges Herausreißen des Katheters oder ein Einschwemmen in den Blutstrom zu vermeiden, kann der Katheter am Anschlußstutzen durch eine gesonderte Naht fixiert werden. Zusätzlich empfiehlt sich das lockere Legen einer Schleife;

10. der gesamte Katheter wird mit Leukoplast (Gothaplast) fixiert. Unter den Anschlußstutzen wird eine kleine sterile Platte gelegt, die vor jedem Anschluß einer neuen Infusion zu wechseln ist;

11. jeder feuchte Verband ist sofort zu wechseln;

12. die Lage des Katheters wird durch gleichzeitige Injektion von 5 bis 10 ml Adipiodone oder Urografin und Röntgenaufnahme kontrolliert.

Komplikationen

1. *Der Katheter nimmt einen falschen Verlauf.* Die Diagnose erfolgt durch Röntgenkontrolle. Eine sofortige Korrektur ist durchzuführen, da sonst der Sinn des Kavakatheters nicht erfüllt wird und Thrombophlebitiden resultieren;

2. *Verstopfen des Katheters.* Dies kann nur durch ständiges Laufen der Infusion verhindert werden. Schon kurzfristige Pausen bewirken Rücklaufen von Blut und Gerinnselbildung im Katheter. Er muß dann sofort entfernt werden;

3. *Infektion an der Eintrittspforte.* Der Katheter muß sofort entfernt werden;

4. *Thrombophlebitis im Verlauf der Vene*, besonders bei Benutzung der V. mediana cubiti. Der Katheter muß sofort entfernt werden;

5. *Einschwemmen* des nicht durch Ligatur fixierten Katheters nach dessen Loslösen vom Ansatzstück bis in das rechte Herz und die A. pulmonalis. Die gesonderte Fixation des in einer Schleife gelegten und etwa 15 cm herausragenden Katheterendes mit einem Pflasterstreifen verhindert diese Komplikation. Der eingeschwemmte Katheter muß operativ entfernt werden;

6. *Abschneiden und Einschwemmen* eines Katheteranteils durch die scharfe Kanülenspitze beim Versuch, den Katheter bei noch im Gefäß liegender Kanüle zurückzuziehen;

7. *Bei Venenperforation* im Thoraxbereich, insbesondere bei infraklavikulärer Punktion der V. brachiocephalica, kann es neben Verletzung der A. subclavia auch zum Pneumo- und Serothorax (Infusionsthorax) kommen. Die immer durchzuführende Röntgenkontrolle läßt dies rasch erkennen. Der Katheter muß sofort entfernt werden!

Arterieller Zugang

Indikation

Die Gewinnung arteriellen Blutes und fortlaufende direkte Messung des arteriellen Blutdrucks sind die beiden Hauptindikationen zur Punktion einer Arterie auf einer

Frischoperierten- oder Intensivbehandlungsstation. Wenn auch die Mikromethoden zur Bestimmung der arteriellen Blutgase in der Regel ausreichende Werte liefern, ist in Grenzfällen bei verminderter peripherer Zirkulation die direkte Punktion einer Arterie angezeigt. Aus topographisch-anatomischen Gründen stehen jedoch nur wenige Arterien zur Verfügung. *Oberflächliche Gefäßlage*, *tastbare Gefäßpulsationen* und *gute Fixation der Arterie* durch umgebendes Bindegewebe sind dabei die Voraussetzungen. Für ein- oder mehrmalige Blutentnahmen bietet sich die A. femoralis an, während zur arteriellen Dauerkanülierung die A. radialis in Handgelenksnähe vorzuziehen ist. Bei arterieller Dauerkanülierung muß die Blutversorgung distal der Punktion auch nach Obliteration der Arterie an dieser Stelle gewährleistet sein, und die liegende Kanüle darf die Mobilität des Patienten nicht wesentlich einschränken. Die A. radialis in Handgelenksnähe erfüllt diese Bedingungen. Sie liegt oberflächlich fest fixiert, ist leicht zu komprimieren und hat in der A. ulnaris eine ausreichende Kollateralversorgung.

Punktion der A. femoralis

Der Patient wird in Rückenlage flach gelagert. Das Bein wird dabei leicht nach außen rotiert. Bei adipösen Patienten und tiefliegender Arterie kann man, um diesen Effekt zu verstärken, das ebenfalls auswärtsrotierte Bein über den Rand des Bettes herabhängen lassen. Die Pulsationen der A. femoralis, die sich zwischen dem lateral gelegenen N. femoralis und der medial gelegenen Vena femoralis befindet, sind unter dem Leistenband in der Regel leicht zu tasten (Abb. 106). Nach zweimaliger Desinfektion des Gebiets und eventueller Lokalanästhesie wird die pulsierende Arterie zwischen den parallel aufgelegten Zeige- und Mittelfinger fixiert. Mit einer kurz angeschliffenen Injektionskanüle (Nr. 1 und 2) wird die Haut senkrecht durchstochen und dann die Kanüle behutsam vorgeführt, bis man Arterienkontakt bekommt (Abb. 107). Bei guter Position bewegt sich die Kanüle dabei senkrecht auf und ab. Liegt die Kanüle dem Gefäß tangential an, dann schwingt der Kanülenansatz pulssynchron in der Richtung, in die man zur Lagekorrektur die Kanülenspitze verlegen muß (Abb. 108). Zur richtigen Placierung zieht man die Kanüle deshalb ein Stück zurück und ändert dann die Zielrichtung in entsprechender Weise so lange, bis sich die Nadel pulssynchron in ihrer Längsachse auf und ab bewegt.

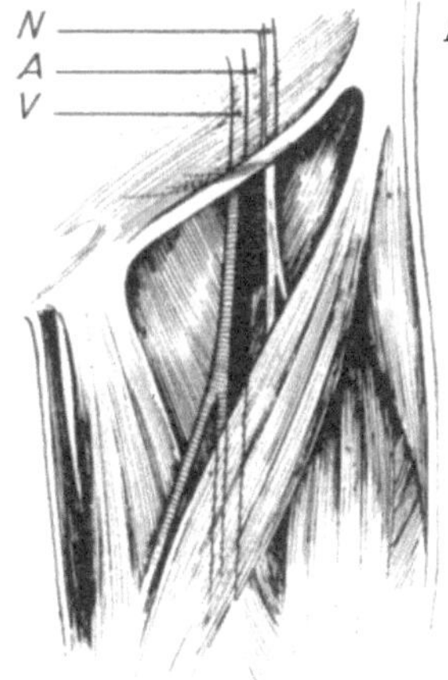

Abb. 106 Topographie der linken A. femoralis in der Leistenbeuge

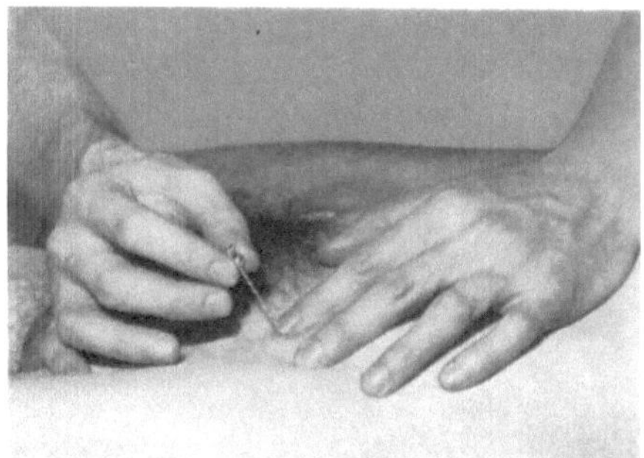

Abb. 107
Vorgehen bei der Punktion der A. femoralis; Fixierung des pulsierenden Gefäßes zwischen Zeigefinger und Mittelfinger

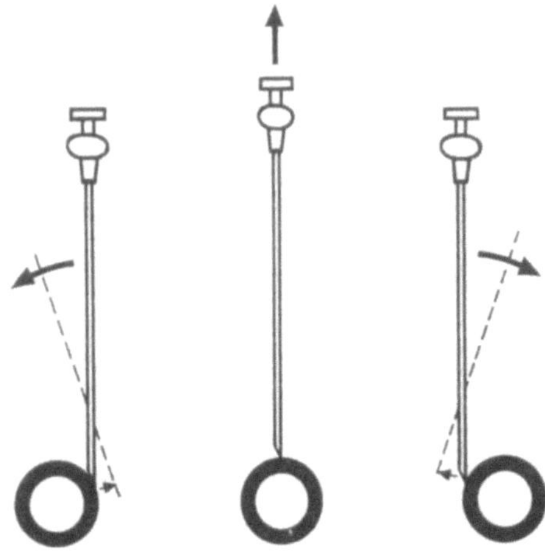

Abb. 108 Schema zur Lage und Korrektur einer paravasal liegenden Kanüle

Bei richtiger intraarterieller Lage muß sich hellrotes Blut pulsierend entleeren. Bei dünnen oder sklerosierten Arterien kann man das Gefäß leicht durchstechen. Dann wird die Kanüle langsam zurückgezogen. Fließt aus der Kanüle nur dunkelrotes Blut ohne zu pulsieren, dann hat man wahrscheinlich die V. femoralis punktiert und muß nach Zurückziehen der Kanüle einen neuerlichen Punktionsversuch etwa 1 cm lateral unternehmen. Entleert sich hellrotes Blut rhythmisch, wird die mit Heparin befeuchtete und luftleere Spritze aufgesetzt und gefüllt. Nach ruckartiger Entfernung der Kanüle komprimiert man die Punktionsstelle mit einem nicht zu kleinen Mulltupfer für mehrere Minuten.

Punktion der A. radialis

Dazu werden das Handgelenk überstreckt und das Ellbogengelenk leicht gebeugt. Der Arm wird auf einer Schiene gelagert, die Ellenbeuge und Hand überragt (Abb. 109). Nach Palpation der A. radialis werden die Punktionsstelle desinfiziert und eine Lokalanästhesie gesetzt, die auch das periarterielle Gewebe infiltriert. Durch eine 3 bis 4 mm lange Lanzetteninzision wird die Haut durchtrennt und damit der Hauptwiderstand an der Haut bei der Punktion mit zusammengesetzten Verweilkanülen beseitigt. Die Arterie wird nun tangential angestochen und, wenn sich hellrotes Blut aus der Kanüle entleert, die Führungsnadel entfernt. Dann schiebt man die Plastikkanüle weiter hoch, bis sie sicher intravasal liegt. Nach Abdrücken der A. radialis proximal der Kanülenspitze werden der flüssigkeitsgefüllte Dreiwegehahn auf die Plastiknadelöffnung aufgesetzt und die Kanüle sofort mit heparinisierter Kochsalzlösung durchgespült. Über die Punktionsstelle wird ein steriler Tupfer unter Druck mit Pflaster fixiert. Nun kann bei Bedarf entweder ein Katheter oder die Druckdose direkt zur intravasalen Druckregistrierung angeschlossen werden (Abb. 110).

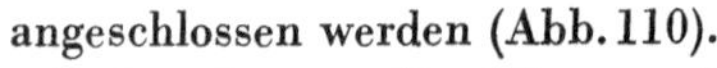

Bei perkutaner Kanülierung einer Arterie, deren Lumen nicht größer ist als der äußere Durchmesser der einzuführenden Plastiknadel, besteht die Gefahr, daß der scharfe Anschliff der Stahlführungsnadel die Wand der Radialarterie verletzt. Um

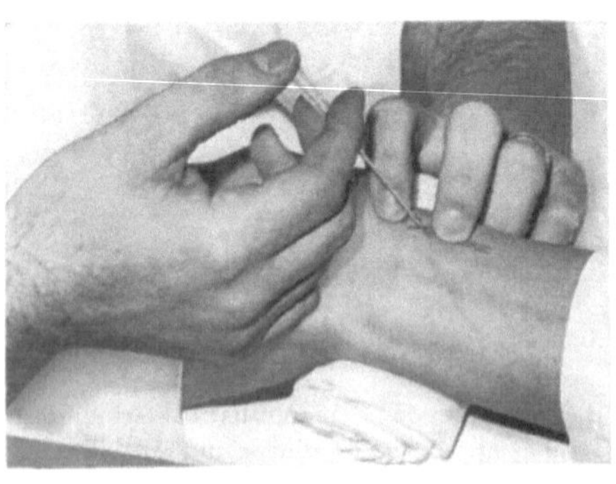

Abb. 109 Punktion der A. radialis am überstreckten und fixierten Handgelenk mit Verweilkanüle

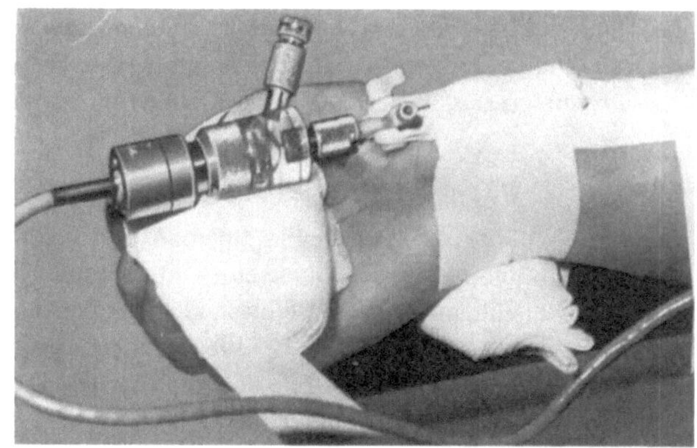

Abb. 110 Fixation der Verweilkanüle mit angeschlossenem Dreiwegehahn und Druckdose zur kontinuierlichen Druckmessung; gleichzeitige Entnahmemöglichkeit für arterielle Blutproben sowie Anschluß einer Dauerspülung der Kanüle

dies zu vermeiden, kann man primär die Arterie in stumpfem Winkel absichtlich perforieren und dann nach Entfernung der starren Metallführungsnadel die Plastikkanüle ganz langsam zurückziehen, bis ihre Öffnung intraarteriell liegt. Nun wird die Kanüle zur Patientenhand geneigt und ohne Gewaltanwendung im Gefäßlumen hochgeschoben. Die Fixation erfolgt in der vorher angegebenen Weise. Jede intraarterielle Verweilkanüle ist mit einem Pflasterstreifen gesondert zu kennzeichnen (Aufschrift: intraarteriell), damit Verwechslungen mit einem venösen Katheter vermieden werden. Zur Entfernung der Kanüle werden die Punktionsstelle kräftig mit einem Tupfer komprimiert und die Kanüle unter dem Tupfer herausgezogen. Unter leichtem Massieren wird die Arterie für mehrere Minuten komprimiert und anschließend ein Kompressionsverband angelegt.

Die Grenzen der perkutanen Dauerkanülierung der A. radialis sind anatomisch bedingt. Bei Kindern unter 5 Jahren und bei Erwachsenen im Schock oder unter Vasopressorentherapie sind die chirurgische Freilegung und Kanülierung einem perkutanen Punktionsversuch vorzuziehen.

Komplikationen

Sie treten fast nur bei Patienten über 60 Jahren auf und zeigen sich in einer Ischämie der Hand. Schmerzen im Handbereich, Blässe und Temperaturunterschied im Vergleich zur anderen Hand sind Frühsymptome, und die Plastikkanüle soll dann sofort entfernt werden. Vermeidbare Komplikationen entstehen durch versehentliche intraarterielle Injektion von Medikamenten oder hypertonen Lösungen. Als *Spülflüssigkeit* darf nur *sotonische heparinisierte Kochsalzlösung* verwendet werden.

Pleurapunktion und -drainage

Indikation

Jede größere Luft- und Flüssigkeitsansammlung mit Ausnahme geringer Winkelergüsse im Pleuraraum sollen wegen der sich sonst später entwickelnden Schwarte durch Punktion entfernt werden.

Nach jeder Thorakotomie mit Ausnahme von Pneumonektomien, bei rezidivierendem Pneumothorax, rezidivierenden Pleuraergüssen und jedem infizierten Pleuraerguß ist die Dauerdrainage angezeigt. *Während Punktion und Drainage beim Pneumothorax am höchsten Punkt* (2. Interkostalraum medioklavikular) erfolgen sollen, wird bei *Flüssigkeitsansammlungen*, insbesondere beim Empyem an der *tiefsten Stelle* abgeleitet.

Diagnose

Bei stärkeren Ergüssen und beim Pneumothorax genügt neben einer Thoraxröntgenübersichtsaufnahme die physikalische Untersuchung durch Perkussion und Auskultation. Zur Höhenlokalisation bei Flüssigkeitsansammlungen kann man die gesunde Seite als Vergleichsbasis heranziehen. Bei kleineren abgekapselten oder interlobären Ergüssen bestimmt man die Punktionsstelle mittels Durchleuchtung vor dem Röntgenschirm und markiert den Nahpunkt an der Haut.

Pleurapunktion zur Entfernung von Flüssigkeit (Abb. 111)

Liegt der Erguß im unteren Thoraxdrittel, dann erfolgt die Punktion im Sitzen. Dazu wird der Patient seitlich an das aufgestellte Kopfteil des Bettes gelehnt. Ein Kissen unter dem Arm erleichtert ihm diese Stellung (Abb. 112).

1. Desinfektion, Lokalanästhesie, erneute Desinfektion und breites steriles Abdecken in der üblichen Weise;

2. mit einer dicken Kanüle wird nun unter gleichzeitiger Aspiration am Oberrand der Rippe schräg nach aufwärts möglichst flach eingestochen, bis Flüssigkeit angesaugt werden kann. Tangentiales Einstechen verhindert Lungenverletzungen;

3. die ersten Milliliter werden zur bakteriologischen Untersuchung in zwei Portionen eingeschickt;

4. über einen Dreiwegehahn mit einer 20-ml- oder Rotandaspritze (100 ml) wird die gesamte Flüssigkeit entfernt. Die früher übliche Begrenzung auf 800 bis 1000 ml beim Erwachsenen ist nicht mehr angezeigt;

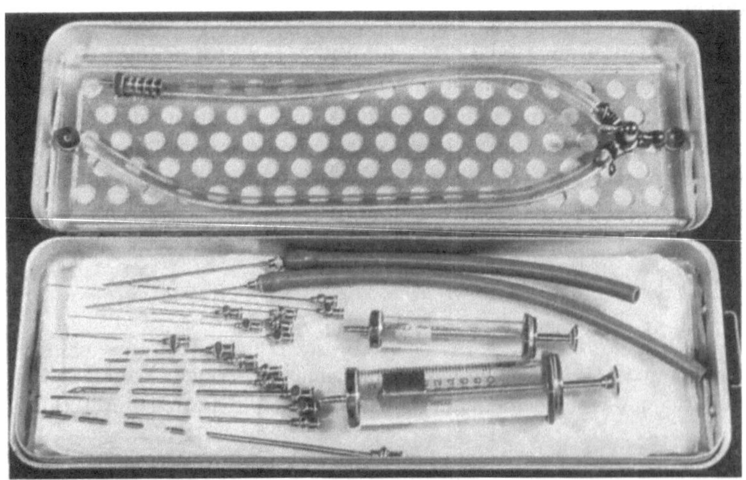

Abb. 111 Instrumentarium zur Pleurapunktion von Flüssigkeit und Luft

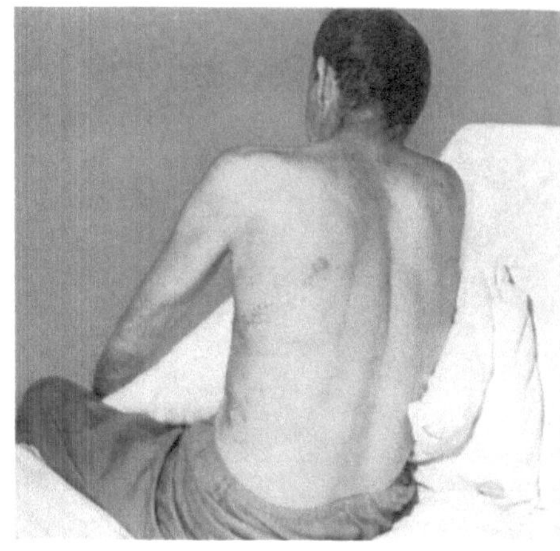

Abb. 112 Sitzender seitlich angelehnter Patient zur Pleurapunktion

5. tritt bei Berührung der Pleura visceralis mit der Kanülenspitze Hustenreiz auf, dann soll man die Kanüle weiter zurückziehen oder entfernen, da dies ein Zeichen für die weitgehende Entfernung des Ergusses ist;

6. Desinfektion und steriler Verband.

Läßt sich beim ersten Punktionsversuch keine Flüssigkeit oder Blut gewinnen, soll man einen Interkostalraum höher oder an einer anderen Stelle einen weiteren Versuch unternehmen. *Bei Vorliegen eines Kuppelergusses kann die Punktion auch in Kopftieflagerung senkrecht in der Körperachse von oben in die Pleurakuppel erfolgen* (Abb. 113).

Pleurapunktion zur Entfernung von Luft

Liegt ein Pneumothorax vor, dann wird die Luft am höchsten Punkt abgesaugt. Nach Desinfektion und sterilem Abdecken – Lokalanästhesie ist wegen der dünnen Kanüle meist nicht erforderlich – wird am liegenden Patienten im 2. Interkostalraum in der Medioklavikularlinie tangential nach kranial mit einer dünnen Subkutankanüle, die mehrere seitliche Löcher besitzt, eingestochen. Über den Gummischlauchansatz der Kanüle wird mit einem Motorsauger die Luft abgesaugt (Abb. 114). Diese Prozedur ist einfach und rasch vorzunehmen. Läßt sich der Pneumothorax damit nicht beseitigen, so liegt meist ein endobronchialer Verschluß vor, der Atelektase bewirkt. Dieser muß dann durch *endobronchiale Absaugung* behoben werden. Ist damit keine Entfernung des Ergusses oder eine Ausdehnung der Lungen zu erzielen, soll in Allgemeinnarkose

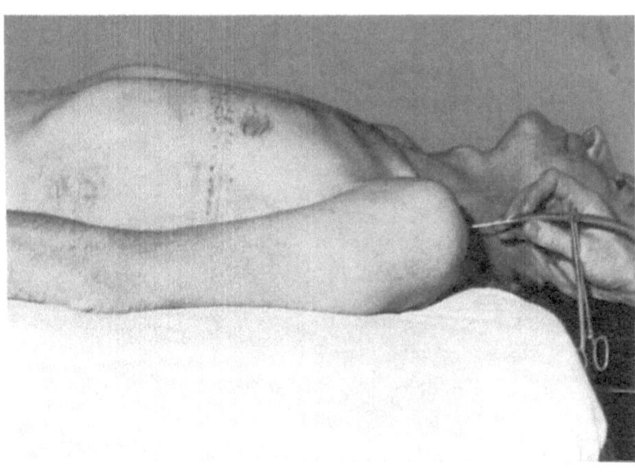

Abb. 113 Punktion eines Kuppelergusses mit Siebkanüle und Motorsauger bei Kopftieflagerung

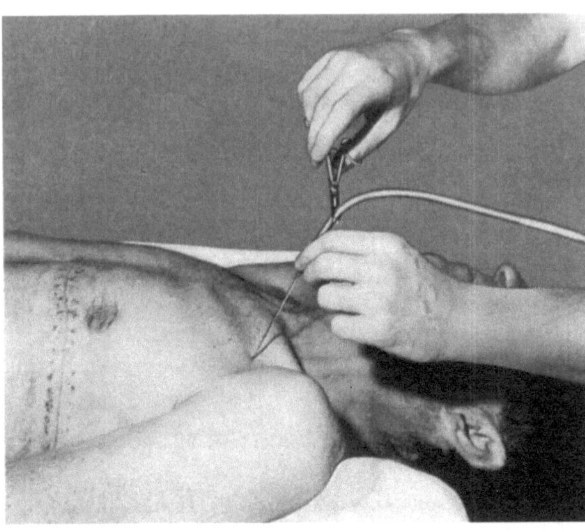

Abb. 114 Pleurapunktion am höchsten Punkt zur Entfernung von Luft mit Siebkanüle und Motorsauger

kombiniert vorgegangen werden. Der intubierte Patient wird vor dem *Röntgenschirm gezielt endobronchial abgesaugt* und *simultan die Pleurahöhle punktiert.* Durch Überdruckbeatmung kann die Ausdehnung der Lungen wirkungsvoll unterstützt und erreicht werden. Sieht man dann vor dem Durchleuchtungsschirm, daß die Lunge wieder kollabiert, muß zur Dauerabsaugung geschritten werden.

Pleuradrainage

Zur Dauerableitung von Blut und Exsudat aus dem Thoraxraum wird bei jedem thoraxchirurgischen Eingriff die entsprechende Pleurahöhle am tiefsten Punkt drainiert. Ist aus anderer Indikation eine Dauerdrainage erforderlich, so wird sie am geschlossenen

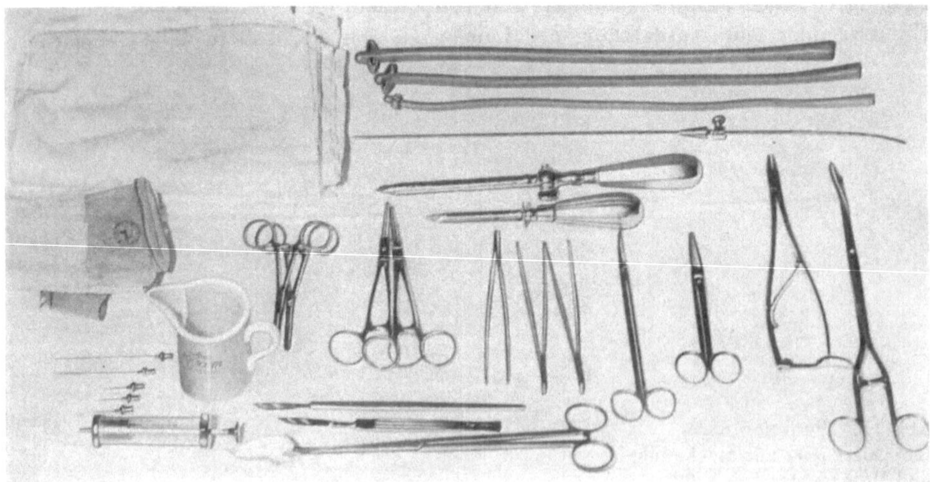

Abb. 115 Instrumentarium zur Pleuradrainage

Thorax eingelegt. Das hierzu notwendige Instrumentarium zeigt Abbildung 115. Der Durchmesser des Trokars soll groß genug sein, um den gespannten Schleifenkatheter leicht passieren zu lassen. Da die Schleifen beim Spannen manchmal reißen, sind immer mehrere Katheter dem Instrumentarium beizufügen.

Technik

1. Desinfektion, Lokalanästhesie, Desinfektion und breites steriles Abdecken;
2. Nach Stichinzision der Haut wird der Trokar tangential vom Oberrand der Rippe nach kranial eingestochen. Das tangentiale Einstechen verhindert Lungenverletzungen und Abknicken des Katheters;
3. Der über dem Dorn gespannte und gut angefeuchtete Schleifenkatheter wird eingeführt, der Dorn zurückgezogen und der Trokar vorsichtig über den Schleifenkatheter entfernt (Abb. 116);
4. Dann werden der Schleifenkatheter bis zum Anschlag zurückgezogen und das Ende in ein Gefäß mit steriler Kochsalzlösung gehalten. Ausperlen von Luft beweist die intrapleurale Lage;
5. Die Fixation des Katheters erfolgt durch eine aufgeschobene Gummimuffe und Naht, die die Drainagestelle einengt und den Katheter oberhalb der Muffe fixiert (Abb. 117).
6. Desinfektion, Nebacetinsalbe, steriler Tupfer und luftdurchlässiger Elastoplastverband beenden den Eingriff.

An Stelle des Schleifenkatheters verwendet man heute in zunehmendem Maße Einmalelastikkatheter verschiedener Stärke, die ähnlich dem Prinzip der Braunüle (s. S. 167)

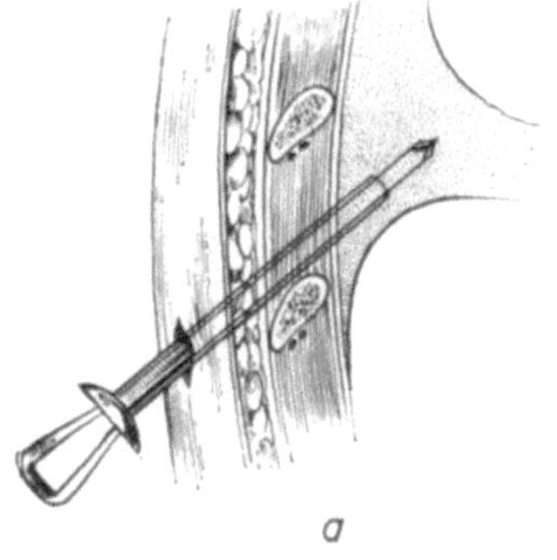

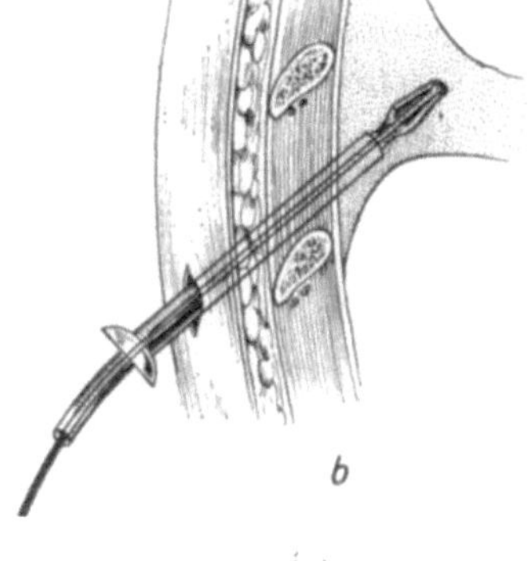

Abb. 116 Schematische Darstellung der Einführung des Trokars *a* und des gespannten Schleifenkatheters *b*

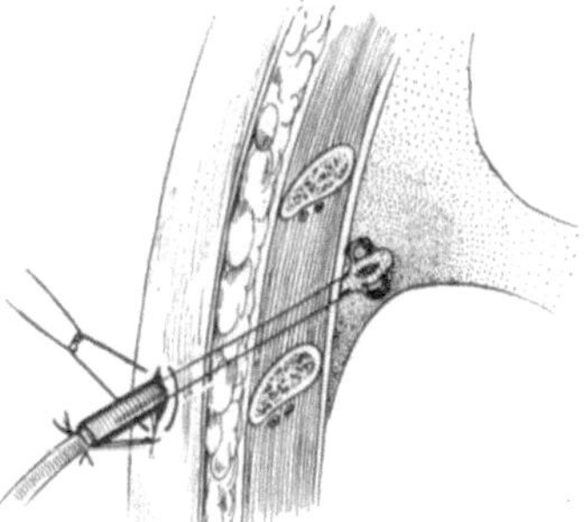

Abb. 117 Fixation des Schleifenkatheters durch gesonderte Naht; nicht geknotete Matratzennaht bei Säuglingen zur Abdichtung der Inzision nach Entfernung der Drainagen

im Innern einen Metalldorn besitzen und mit einem im Röntgenbild sichtbaren Streifen versehen sind. Nach Desinfektion, Lokalanästhesie, Abdecken und Stichinzision der Haut wird der Katheter mit dem im Innern befindlichen Dorn wie der Trokar eingestochen (s. Abb. 116). Dann wird der Dorn entfernt. Die Beurteilung der richtigen Lage des Katheters erleichtert man sich durch eine Markierung, welche 2 cm von der Spitze oder vom letzten seitlichen Loch angebracht wird. Nun zieht man den Katheter so lange zurück, bis die Markierung an der Haut erscheint. Dann werden der Katheter in der üblichen Weise fixiert (s. Abb. 117) und die richtige Lage durch eine Röntgenaufnahme kontrolliert.

Liegt nur ein mäßiger Spitzenpneumothorax vor, kann man an Stelle der relativ dicken Katheter auch einen perkutanen Venenkatheter zur Dauerableitung von Luft verwenden (s. Abb. 100, S. 69).

Ableitung der Pleuradrainage

Sie werden über einen Wasserspiegel an BÜLAU-Flaschen im Sinne einer Heber-Drainage angeschlossen. Dadurch wird das Eindringen von Luft in die Pleurahöhle verhindert (Abb. 118). Das atemsynchrone Spiel des Flüssigkeitsspiegels im eintauchenden Rohr zeigt die richtige Lage und die offene Verbindung zur Pleurahöhle an. ***Bei Verstopfung durch Blutgerinnsel führt ein kräftiges Melken wieder zum Freiwerden der Schläuche.*** Perlt Luft aus dem eintauchenden Rohr, so bestehen Lungenfisteln oder ein Leck in der Drainage. Die häufigsten Ursachen sind Herausrutschen des letzten seitlichen Lochs der Drainage aus der Thoraxwand und undichte Verbindungsstücke. Beides muß sofort überprüft werden!

Am Steigen des Flüssigkeitsspiegels in der BÜLAU-Flasche läßt sich die Drainagemenge ablesen und auf einem aufgeklebten Pflasterstreifen die Zeit der Ablesung fixieren. Die in die BÜLAU-Flasche eingeführte sterile Flüssigkeitsmenge sollte immer gleich groß sein und das Ausgangsniveau am Pflasterstreifen markiert werden. Um eine exaktere Messung des Blutverlusts zu ermöglichen, kann man an Stelle der großen BÜLAU-Flasche schmälere und graduierte Gefäße verwenden (Abb. 119).

Bei Bedarf und immer bei Kindern soll durch Unterdruck von 10 bis 12 cm H_2O die Saugwirkung der Heber-Drainage verstärkt werden. Dies geschieht entweder durch Motorsauger oder zentrale Niedervakuumanlage. Die Feinregulation erfolgt dabei einfach durch verschieden tiefes Eintauchen eines Glasrohrs in destilliertes Wasser. Die entsprechenden Regulationsgefäße sind dabei entweder direkt am Motorsauger (Abb. 120) oder an der Wand angebracht. Man kann sie sich aber auch einfach aus einer BÜLAU-Flasche selbst herstellen.

Um beim Überlaufen der Drainagegefäße eine Verunreinigung des Motorsaugers bzw. der zentralen Sauganlage zu verhindern, ist es empfehlenswert, eine Leerflasche vorzuschalten.

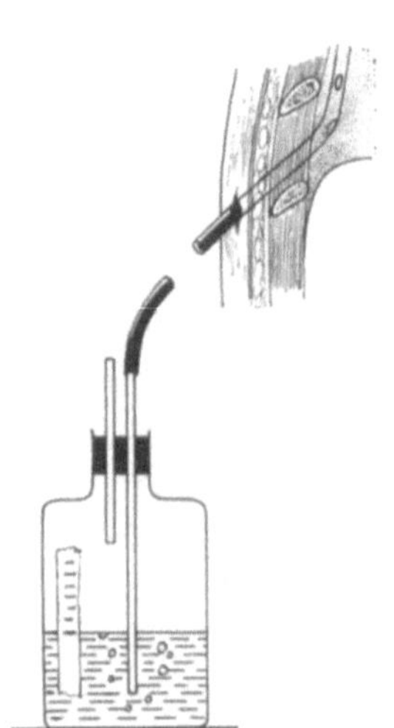

Abb. 118 Ableitung der Pleuradrainage in eine BÜLAU-Flasche

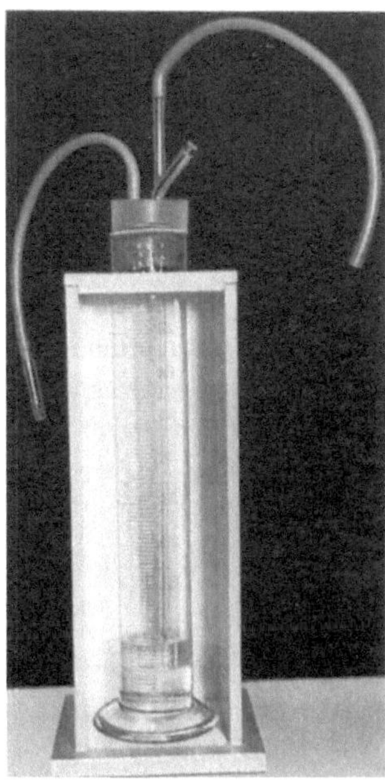

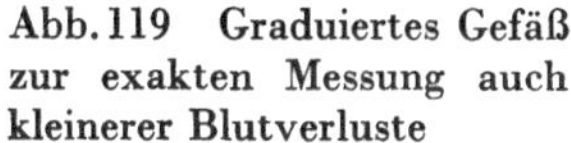
Abb. 119 Graduiertes Gefäß zur exakten Messung auch kleinerer Blutverluste

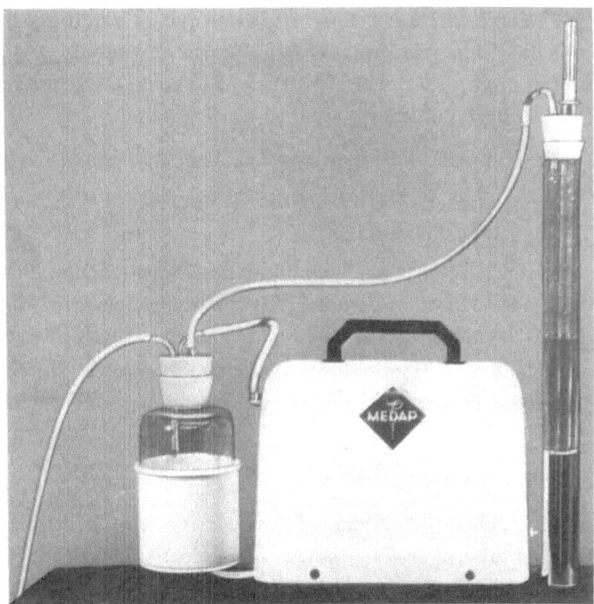

Abb. 120 Motorsauger mit angebrachter Regulationseinrichtung im Niedervakuumbereich

Entfernung der Pleuradrainage

Die Thoraxdrainagen werden unter kontinuierlichem hohem Sog mit einem Motorsauger entfernt. Dadurch werden das Eindringen von Luft und die Entstehung eines Pneumothorax verhindert. Ein luftdichter Verschluß der Drainagestelle wird durch Abdecken mit einer dicken Salbenplatte und Heftpflaster erreicht. Bei Kindern sichert eine zusätzliche Matratzennaht, die beim Einbringen der Drainage gelegt wurde und nach Beseitigung geknotet wird, den luftdichten Verschluß.

Tracheotomie

Indikationen

Bei mechanischer Verlegung der Luftwege den vom Erstickungstod Bedrohten durch einen Luftröhrenschnitt zu retten, war die klassische Indikation zur Tracheotomie. Hinzu kamen in den letzten Jahren die Behandlungsmöglichkeiten der Ateminsuffizienz, wodurch der Anwendungsbereich wesentlich erweitert wurde. Die Verringerung des anatomischen Totraums und des Atemwiderstands durch Wegfall der oberen Luftwege wurden als bedeutende Vorteile gewertet. Neuere Untersuchungen haben jedoch gezeigt, daß eine Verkleinerung des anatomischen Totraums von unwesentlicher Bedeutung für die alveoläre Ventilation ist und daß der Durchmesser einer Tracheotomiekanüle beim Erwachsenen mindestens 10 mm betragen muß, um ein Absinken des Atemwiderstands gegenüber der normalen Atmung zu bewirken. Da die Tracheotomie außerdem mit einer ganzen Reihe von Gefahren belastet ist und durch die prolongierte Intubation eine gute

Möglichkeit zur kurz- bis mittelfristigen Behandlung der Ateminsuffizienz besteht, hat sich die Indikation zur Tracheotomie gewandelt. Sie ist als alleinige Maßnahme zur Behandlung einer Ateminsuffizienz nie ausreichend und muß immer mit künstlicher Beatmung kombiniert werden.

Die Hauptindikationen zur Tracheotomie sind:

1. mechanische Verlegung der Atemwege im Kehlkopf und in den oberen Anteilen der Trachea (Tracheomalazie);

2. wenn durch das Grundleiden eine wochenlange Beatmung wahrscheinlich wird (fehlender Hustenreflex bei Bewußtlosen, schwere Thoraxverletzungen mit respiratorischer Insuffizienz zur inneren Schienung durch positive Überdruckbeatmung);

3. wenn die Möglichkeiten der prolongierten Intubation erschöpft sind (alveoläre Hypoventilation von mehrtätiger Dauer beim Erwachsenen).

Komplikationen

Beim Tracheotomierten entfallen der Nasenrachenraum als Staubfilter, das Wärme- und Befeuchtungsaggregat, sowie die Glottis als notwendiges Überdruckventil für den Hustenmechanismus. Dadurch kommt es zu *Austrocknung der Trachealschleimhaut*, Verlust des Flimmerepithels, Eindickung des Bronchialsekrets, Unmöglichkeit angesammeltes Sekret abzuhusten, Atelektasenbildung, Infektion und damit über eine Bronchopneumonie zur abzedierenden Pneumonie verschiedenster Ausdehnung.

Infektion

Im Vordergrund aller Komplikationen steht die Infektion des Tracheobronchialsystems mit gramnagativen Keimen, insbesondere Bacterium pyocyaneum. Nur die konsequente Durchführung einer entsprechenden Infektionsprophylaxe kann die Gefahr mindern. Auch ein Übergreifen vom Tracheostoma auf das Mediastinum, vor allem nach medianer Sternotomie, ist bei den meist sehr abgeschwächten Patienten möglich.

Trachealfisteln, Ulzera, Ösophagotrachealfisteln

Bei Verwendung von Metallkanülen können die scharfen Kanten bei längerem Liegen durch Drucknekrose diese Komplikationen hervorrufen. Einen gewissen Schutz stellt die Benutzung geeigneter Kanülen aus Kunststoff oder bei Verwendung von Metallkanülen das regelmäßige Wechseln der am besten verschieden gekrümmten und unterschiedlich langen Kanülen dar. Werden solche Metallkanülen mit aufblasbaren Gummimanschetten für Beatmungszwecke verwendet, soll zwischen den einzelnen Kanülenwechseln der Manschettendruck immer wieder kurzzeitig abgelassen werden.

Blutungen

Die gleichen Ursachen, die zu Trachealfisteln und Ulzera führen, können durch Drucknekrose auch größere Gefäße (A. brachiocephalica) arrodieren und akute Verblutung hervorrufen.

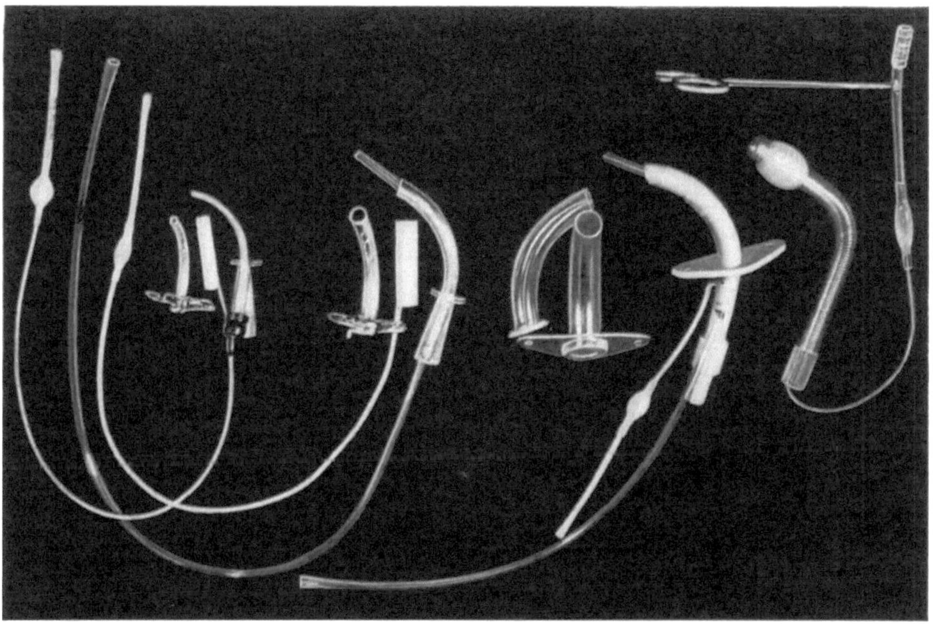

Abb. 121 Tracheotomiebeatmungskanülen. *Von links nach rechts* Silberdoppelkanülen mit gesonderter aufblasbarer Gummimanschette, Plastikdoppelkanüle (nach BIESALSKI) (Aufsatz zur Beatmung fehlt), Gummikanülen mit eingearbeiteter aufblasbarer Manschette, flexible Stahldraht-Plastik-Kanüle (nach RÜGHEIMER)

Kanülen

Die bis vor Jahren üblichen doppellumigen Metallkanülen, deren Herstellung technisch nur im Kreisbogensystem möglich war und welche für Beatmungszwecke mit einer gesonderten, aufblasbaren Gummimanschette versehen werden mußten, waren durch ihre unphysiologische Form für die Mehrzahl der durch Kanülen hervorgerufenen Komplikationen verantwortlich. Heute stehen uns dagegen flexible Kanülen aus PVC-Material wahlweise mit aufblasbarer Manschette und Beatmungskonus zur Verfügung (BIESALSKI). Diese Kunststoffkanülen sind weich, elastisch, gewebsfreundlich und können erforderlichenfalls auf eine bestimmte Länge gekürzt werden. Am besten haben sich jedoch Kanülen aus feinem Stahldraht mit Latexüberzug und eingearbeiteter aufblasbarer Manschette bewährt (RÜGHEIMER) (Abb. 121). Diese Kanülen werden zusammen mit einem Plastikfixationskonus an einem Leinenband und Absaugkatheter zum Einmalgebrauch bereits sterilisiert und verpackt geliefert (Abb. 122).

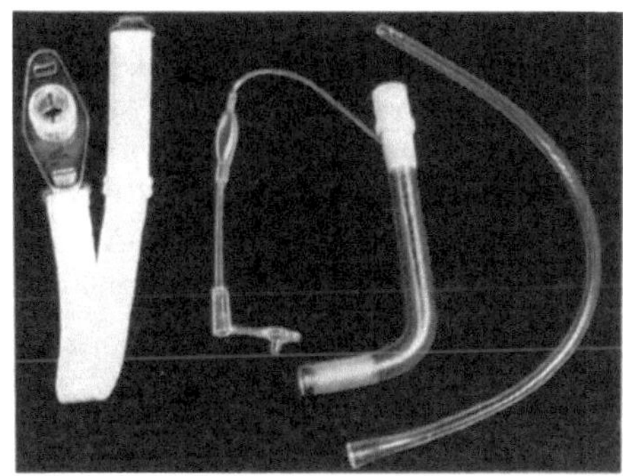

Abb. 122 Einmalbeatmungsset für Tracheotomierte (nach RÜGHEIMER)

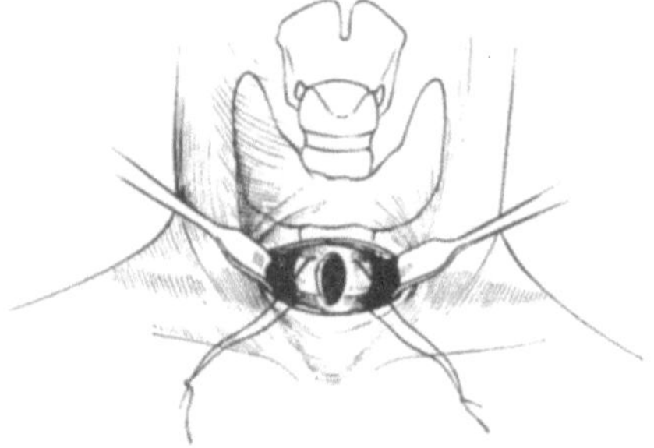

Abb. 123 Schematische Darstellung der subisthmischen Tracheotomie mit temporären Haltefäden der Trachea

Technik

In Intubationsnarkose wird unmittelbar unter dem Isthmus der Schilddrüse eine Längs- oder Querinzision in der Haut angelegt. Nach Beiseiteschieben der geraden Halsmuskulatur und Ligatur eventuell vorhandener Venen wird aus der Trachea in Höhe des 3. bis 4. Trachealrings ein dem Durchmesser der Kanüle entsprechendes Loch geschnitten. Dieses soll zwei Drittel des Trachealdurchmessers nicht überschreiten (Abb. 123). Nach Zurückziehen des intratrachealen Tubus und Einführen der Trachealkanüle wird die Haut durch zwei Adaptationsnähte verschlossen und die Kanüle durch Verknoten der zwei seitlich angebrachten Bändchen in der richtigen Lage fixiert. Zwei Haltefäden um die benachbarten Trachealknorpelringe bis zur Bildung eines Granulationskanals nach dem 2. bis 3. Tag erleichtern das Einführen der Kanüle und ihren täglichen Wechsel. Der direkte Kontakt der Abdeckplatte mit der Haut ist durch Zwischenlegen eines Neomyzinsalbentupfers, der laufend gewechselt werden muß, zu vermeiden.

Pflege

Neben entsprechender Technik bei der Tracheotomie und Verwendung geeigneter Kanülen ist besonders die Nachbehandlung tracheotomierter Patienten zur Vermeidung von Komplikationen von wesentlicher Bedeutung. Die Pflege des Tracheotomierten erstreckt sich gleichrangig auf verschiedene Punkte:

Erwärmung und Befeuchtung der Einatmungsluft, Freihalten der Atemwege durch Bronchialtoilette und Infektionsprophylaxe.

Erwärmung und Befeuchtung der Einatmungsluft

Die Anfeuchtung der Atmungsluft soll am besten durch Kaltvernebler (Ultraschall) erfolgen, wobei gleichzeitig eine Infektionsprophylaxe durch ein spezifisches Lokalantibiotikum betrieben werden kann.

Künstliche Nasen beruhen auf dem Prinzip, die bei der Ausatmung entwickelte Feuchtigkeit und Wärme zu speichern und der Einatmungsluft wieder zuzuführen. Bei einem relativ geringen Atemwiderstand von 1 bis 2 mm H_2O und einem Totraum von 12 ml hat die künstliche Nase vom DRÄGER-Apparat eine Nutzleistung von rund 80%. Der Hauptnachteil ist die Möglichkeit einer plötzlichen Blockade bei Verstopfung mit Schleim.

Bronchialtoilette

Sie soll aseptisch und atraumatich sein. Durch Beachtung dieser Grundregeln sind die wichtigsten Komplikationen der Tracheotomie vermeidbar. Das Instrumentarium zur

Bronchialtoilette besteht aus sterilen Gummi- oder Einmalplastikhandschuhen, sterilen Absaugkatheters, steriler NaCl-Lösung zum Anfeuchten der Katheter, Y-Stück aus Plastik zur Verbindung mit dem Motorsauger und Abwurfeimer für gebrauchtes Gerät.

Technik. Zur Absaugung der rechten Lunge Kopf nach links drehen;
zur Absaugung der linken Lunge Kopf nach rechts drehen;
mit sterilen Handschuhen den sterilen befeuchteten Absaugkatheter anschließen und bei offenem Y-Stück maximal einführen;
dann 1 cm zurückziehen, das Y-Stück verschließen und innerhalb von 10 Sekunden und beständigem Rotieren den Katheter entfernen.
Diese Absauganweisung soll bei jedem beatmeten Patienten *schriftlich* vorliegen.

Infektionsprophylaxe

Neben der aseptischen Bronchialtoilette hat sich die regelmäßige Aerosolbehandlung Tracheotomierter als entscheidend für die Vermeidung von lokalen Infektionen erwiesen. Um die peripheren Teile des Bronchialsystems zu erreichen, ist eine Teilchengröße von unter 2 μ erforderlich. Diese kann mit einem Ultraschallvernebler leicht erreicht werden, wobei auf diesem Weg Sekretolytika und lokal wirksame Antibiotika (vor allem Neomyzin) an ihren Wirkungsort herangebracht werden können.

Bakterienkulturen und Resistenzbestimmungen sind täglich oder mindestens in 48stündlichen Abständen durchzuführen, so daß eine auftretende Infektion rasch erkannt und gezielt behandelt werden kann. Neben dem Staphylococcus aureus sind vor allem gramnegative Keime, wie B. pyocyaneus und E. coli, vorhanden. Mit Ausnahme des B. pyocyaneus sind diese Erreger in der Regel gegen penizillasestabile Penizilline, erweiterte Penizilline und Kephaloridine empfindlich. Für B. pyocyaneus, dem Problemkeim Nr. 1, steht bis heute nur Polymyxin-B-Sulfat und Polymyxin E (Colistin) zur Verfügung. Colistin kann auch als Aerosol (1 Mega Colistin in 5 bis 10 ml physiologischer NaCl-Lösung) 3- bis 4mal täglich appliziert werden, doch muß diese Menge mit 50% von der parenteral verabreichten abgezogen werden.

Behandlungsschema bei Infektion: Ampizillin 4 × 1000 mg oral in 24 Stunden, oder 4 × 500 mg parenteral; Colistin 2 bis 3 g in 24 Stunden. Diese Dosen können ohne Bedenken bis auf das 3fache erhöht werden (s. auch Antibiotikatherapie).

Literaturverzeichnis

Lage, Aufbau und Einrichtung

Horatz, K., und R. Frey, Probleme der Intensivbehandlung. Anästhesiologie und Wiederbelebung. Bd. 17, 1966

Lawin, P., Praxis der Intensivbehandlung. Thieme, Stuttgart 1968

Opderbecke, H. W., Planung, Organisation und Einrichtung von Intensivbehandlungseinheiten am Krankenhaus. Anästhesiologie und Wiederbelebung. Bd. 33, 1969

Randall, H. T., J. D. Hardy and F. D. Moore, Manual of preoperativ and postoperativ Care. Saunders, Philadelphia-London 1967

Allgemeine Maßnahmen

Foldes, F. F., M. Swerdlow und E. S. Siker, Morphinartige Alangetika und ihre Antagonisten. Anästhesiologie und Wiederbelebung. Bd. 25, 1968

Lindenschmidt, Th. O., und E. Carstensen, Kompendium der prä- und postoperativen Therapie. Thieme, Stuttgart 1966

Lundsgaard-Hansen, P., Antibiotika in der Chirurgie. Huber, Bern 1968

Marget, W., und M. Kienitz, Praxis der Antibiotikatherapie im Kindesalter. Thieme, Stuttgart 1964

Schmitt, W., Chirurgie der Infektionen. Barth, Leipzig 1968

Walter, A. M., und L. Heilmeyer, Antibiotika-Fibel. 3. Aufl. Thieme, Stuttgart 1968

Wiemers, K., E. Kern, M. Günther und H. Buchardi, Postoperative Frühkomplikationen. 2. Aufl. Thieme, Stuttgart 1968

Ernährung, Flüssigkeits- und Elektrolythaushalt

Braun, L., Das akute Nierenversagen. Enke, Stuttgart 1968

Bücherl, E. S., F. Krück, W. Leppla und F. Scheler, Postoperative Störungen des Elektrolyt- und Wasserhaushaltes. Pathophysiologie und Therapie. Schattauer, Stuttgart-New York 1968

Carstensen, E., Infusionstherapie und parenterale Ernährung in der Chirurgie. Schattauer, Stuttgart-New York 1964

Fritz, K. W., Die Hämodialyse. Thieme, Stuttgart 1966

Gruber, U. F., und M. Allgöwer, Infusionsprobleme in der Chirurgie. Anästhesiologie und Wiederbelebung. Bd. 5, 1965

Kunin, C. M., und M. Finnland, Restrictions imposed on Antibiotic therapy by renal failure. Arch. Intern. Med. **104** (1959) 1030

Lang, K., R. Frey und M. Halmágy, Parenterale Ernährung. Anästhesiologie und Wiederbelebung. Bd. 6, 1966

— — —, Infusionstherapie. Anästhesiologie und Wiederbelebung. Bd. 13, 1966

Reissigl, H., Praxis der Flüssigkeitstherapie. Urban & Schwarzenberg. Wien-München 1965

Truninger, B., Wasser- und Elektrolytfibel. 2. Aufl. Thieme, Stuttgart 1969

Wetzels, U., Hämodialyse und Peritonealdialyse. Springer, Berlin-Heidelberg-New York 1969

Überwachung der Hirnfunktionen

Bushart, W., und P. Rittmeyer, Kriterien der irreversiblen Hirnschädigung bei Intensivbehandlung. Med. Klin. **64** (1969) 184

Fuchsig, P., Neuere Erkenntnisse in Pathogenese und Therapie der Fettembolie. Langenbecks Arch. klin. Chir. **316** (1966) 243

Gerstenbrand, F., Das traumatische apallische Syndrom. Springer, Wien-New York 1967

Klingler, M., Das Schädelhirntrauma. Leitfaden der Diagnostik und Therapie. 2. Aufl. Thieme, Stuttgart 1969

Schneider, M., Die Wiederbelebungszeit verschiedener Organe nach Ischämie. Langenbecks Arch. klin. Chir. **308** (1964) 252

Sevitt, S., Fat Embolism. Butterworth, London 1962

Überwachung des Herz-Kreislauf-Systems

Babb, R. R., und V. M. Smith, Endotoxinschock bei Bakteriämie von gramnegativen Keimen. Fortschr. Med. **85** (1967) 812

Braimbridge, M. V., und P. E. Ghadiali, Post-operative Cardiac Care. Blackwell. Scient. Publ., Oxford 1965

Current Status of Drugs in Heart Disease and Hypertension I, II and III. Progr. in Cardiovasc. Dis. Bd. XI, Heft 5 und 6, Bd. XII, Heft 1 (1969)

Friedemann, M., Die Kardioversion. Huber, Bern-Stuttgart 1968

Gauer, O. H., Kreislauf des Blutes, in: Landois-Rosemann, Lehrbuch der Physiologie des Menschen. Urban & Schwarzenberg, München 1960

Gruber, U. F., Blutersatz. Springer, Berlin-Heidelberg-New York 1968

Hamilton, W. F., und Ph. Dow, Circulation. Handbook of Physiolog. Bd. II/1 und 2. Americ. Physiol. Soc., Washington 1962

Holzmann, M., Herzrhythmusstörungen. Schattauer, Stuttgart-New York 1968

Jürgens, J., und F. K. Beller, Klinische Methoden der Blutgerinnungsanalyse. Thieme, Stuttgart 1959

Just, O. H., und H. Lutz, Genese und Therapie des hämorrhagischen Schocks. Thieme, Stuttgart 1966

Linder, F., und E. Enke, Postoperative Nachblutung in der allgemeinen Chirurgie. Langenbecks Arch. klin. Chir. **316** (1966) 50

Loo, J. van der, und R. Gross, Blutgerinnung und Fibrinolyse. Schriftenreihe Bayer, Leverkusen 1965

Mills, L. C., und J. H. Moyer, Shock and Hypotension. Grune and Stratton, New York-London 1965

Powers, M. E., und F. Storlie, The Cardiac Surgical Patient. Pathophysiologic considerations and nursing care. Macmillan, London 1969

Schoedel, W., und F. Grosse-Brockhoff, Orthologie und Pathologie der Kreislauffunktion. Handbuch der allg. Pathologie, Bd. V/1. Springer, Berlin-Göttingen-Heidelberg 1961

Vossschulte, K., Lungenembolie, Lungeninfarkt, in: O. Diebold, H. Junghanns und L. Zuckschwerdt, Klinische Chirurgie für die Praxis. Bd. II. Thieme, Stuttgart 1961

Wachsmuth, W., und H. J. Viereck, Prophylaxe und Therapie fibrinolytischer Nachblutungen in der Thoraxchirurgie. Thoraxchir. und Vascul. Chir. **16** (1968) 308

Wille, P., Operation und Blutgerinnung. Barth, Leipzig 1964

Zuckschwerdt, L., und H. A. Thies, Blutstillung. VIII. Hamburger Symposion 1965. Schattauer, Stuttgart 1966

Herz-Kreislauf-Stillstand und Wiederbelebung

Irmer, W., F. Baumgartl, H. E. Grewe und M. Zindler, Dringliche Thoraxchirurgie. Springer, Berlin-Heidelberg-New York 1967

Körner, M., Der plötzliche Herzstillstand. Heidelberger Taschenbücher. Bd. 21. Springer, Berlin-Heidelberg-New York 1967

Milstein, B. B., Cardiac Arrest and Resuscitation. Lloyd-Luke (medical books) Ltd., London 1963

Intensivbehandlung bei Säuglingen und Kleinkindern

Carré, H., Guide to intravenous fluid and electrolyte therapie in children. Practitioner **181** (1958) 184

Harnack, G. A. v., Pädiatrische Dosistabellen. Deutscher Apotheker-Verlag, Stuttgart 1968

Hecker, W. Ch., Kinderchirurgie: in Kompendium der prä- und postoperativen Therapie. Th. O. Lindenschmidt und E. Carstensen. Thieme, Stuttgart 1966

Kiesewetter, W. B., Pre- and postoperativ Care in the Pediatric Surgical Patient. Year Book Publishers, Chicago 1956

Rickham, P. P., Infusionstherapie im Neugeborenen- und Säuglingsalter bei chirurgisch kranken Kindern. Chirurg **35** (1964) 193

Stadler, H., und D. Helbig, Prä- und postoperative Infusionsbehandlung in der Kinderchirurgie. Langenbecks Arch. klin. Chir. **300** (1962) 509

Operative Maßnahmen

Biesalski, P., Tracheotomie und tracheotomieähnliche Noteingriffe. Das erschwerte Dekanülement, in: Hals-Nasen-Ohren-Heilkunde, hrsg. von Berendes, Link und Zöllner. Bd. I, 629. Thieme, Stuttgart 1964

Brücke, P., K. Kucher, K. Steinbereithner und O. Wagner, Technik und Ergebnisse des perkutanen V. cava inferior-Katheters bei 100 Patienten einer Intensivpflegestation. Prakt. Anästhesiologie und Wiederbelebung **1** (1966) 319

Tracheotomie. Prakt. Anästhesiologie und Wiederbelebung **1** (1966) 5

Wrbitzky, R., und W. Vogel, Zur Technik der infraclavicularen Funktion der Vena subclavia und Indikation des Subclaviakatheters. Prakt. Anästhesiologie und Wiederbelebung **2** (1967) 120

Ateminsuffizienz und Säure-Basen-Haushalt

Andersen, O. S., The acid-base status of the blood. The Williams & Wilkins Co., Baltimore 1964

Astrup, P., O. S. Andersen, K. Jørgensen and K. Engel, The acid-base metabolism. A new approach. Lancet **1** (1960) 1035

Bartels, H., E. Bücherl, C. W. Hertz, R. Rodewald und M. Schwab, Lungenfunktionsprüfungen. Springer, Berlin 1959

Bendixen, H. H., L. D. Egbert, J. Hedley-Whyte, M. B. Laver and H. Pontoppidan, Respiratory care. C. V. Mosby Company, Saint Louis 1965

Bücherl, E., F. Krück, W. Leppla und F. Scheler, Postoperative Störungen des Elektrolyt- und Wasserhaushaltes. Schattauer, Stuttgart 1968

Comroe, J. H., R. E. Forster, A. B. Duboist, W. A. Briscoe und E. Carlsen, Die Lunge. Schattauer, Stuttgart 1964

Eckmann, L., Internationales Tetanus-Symposion. Huber, Bern 1966

Feldman, St. A., Tracheotomy and artificial ventilation in the treatment of respiratory failure. Arnold, London 1967

Horatz, K., und R. Frey, Probleme der Intensivbehandlung. Springer, Berlin 1966

Just, O. H., und H. Stoeckel, Die Ateminsuffizienz und ihre klinische Behandlung. Thieme, Stuttgart 1967

Lawin, P., Praxis der Intensivbehandlung. Thieme, Stuttgart 1968

Lindenschmidt, Th. O., und E. Carstensen, Kompendium der prä- und postoperativen Therapie. Thieme, Stuttgart 1966

Mushin, W. W., L. Rendel-Baker und P. W. Thompson, Automatische Ventilation der Lungen. Akademie-Verlag, Berlin 1962

Safar, P., Respiratory therapy. Blackwell, Oxford 1965

Schwab, R. S., Menagement of myasthenia gravis. New Eng. J. Med. **268** (1963) 596

–, W. E. Wilkins, J. M. Head, H. Pontoppidan and H. R. Viets, Thymectomy in myasthenia gravis. J. Amer. med. Ass. **187** (1964) 850

Ulmer, W. T., E. Reiff und W. Weller, Die obstruktiven Atemwegserkrankungen. Thieme Stuttgart 1966

Sachverzeichnis